荆楚名医学术思想与医案丛书（第一辑）

审证求因·培元固本

主编◎王平

长江出版传媒

湖北科学技术出版社

图书在版编目（CIP）数据

审证求因　培元固本 / 王平主编 . —武汉：湖北
科学技术出版社，2023.12

（荆楚名医学术思想与医案丛书 . 第一辑）

ISBN 978-7-5706-2940-4

Ⅰ . ①审… 　Ⅱ . ①王… 　Ⅲ . ①病因（中医）—研究

Ⅳ . ① R228

中国国家版本馆 CIP 数据核字（2023）第 201880 号

| 策　　　划：冯友仁 | 责任校对：王　璐 |
| 责任编辑：徐　丹 | 封面设计：曾雅明 |

出版发行：湖北科学技术出版社
地　　址：武汉市雄楚大街 268 号（湖北出版文化城 B 座 13—14 层）
电　　话：027-87679454 　　　　　　　　　　　　　邮　　编：430070

印　　刷：荆州市翔羚印刷有限公司 　　　　　　　　邮　　编：434000

| 710×1000　　　1/16 | 14 印张　　　250 千字 |
| 2023 年 12 月第 1 版 | 2023 年 12 月第 1 次印刷 |

定　　价：42.00 元

《审证求因　培元固本》
编委会

主 编 简 介

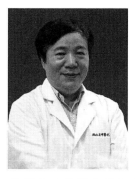

　　王平，国家首批岐黄学者，享受国务院政府津贴专家，二级教授，主任医师，博士生导师，博士后指导老师。湖北中医药大学原党委常委、副校长。现任湖北中医药大学老年医学研究所所长，湖北时珍实验室首席科学家，教育部老年脑健康中医药防护技术与新产品研发工程研究中心负责人，国家中医药管理局老年性痴呆醒脑益智重点研究室主任，国家高水平重点学科内经学学科带头人。兼任世界中医药学会联合会李时珍医药研究与应用专业委员会会长、睡眠医学专业委员会副会长、中华中医药学会常务理事、中华中医药学会老年病分会副主任委员、湖北省中医药学会老年医学专业委员会主任委员。先后获评首批"国家中医药领军人才支持计划——岐黄学者"、第三届"岐黄中医药传承发展奖""中华中医药科技之星"、全国名老中医学术经验师承指导老师、湖北省医学领军人才工程第一层次培养对象等。主要从事《黄帝内经》《本草纲目》等中医经典研究，脑病及老年病防治与中药新产品研发。

　　主持科技部重点研发计划"中医药现代化研究"专项，国家自然科学基金重点项目、国家"重大新药创制"科技重大专项等国家级科研课题多项。研究成果获湖北省人民政府科技进步一等奖2项、二等奖3项，中国中西结合学会科技进步一等奖1项。获国家教学成果一等奖、湖北省教学成果一等奖各1项。担任国家精品视频公开课《黄帝内经养生概论》课程负责人，主编全国中医药行业高等教育"十四五"规划教材《内经选读》《中医养生文献学》、国家卫生和计划生育委员会"十三五"全国高等中医药院校研究生规划教材《〈黄帝内经〉理论与实践》，主编《本草纲目新编》《中医元气论》等学术专著15部，发表学术论文300余篇，获专利8项。

前　言

　　中医学认为，元气的盛衰与疾病的发生发展及预后关系密切，甚至决定着机体的存亡，"培元固本"则是疾病防治的重要手段。重视中医元气研究是疾病谱不断变化的客观要求，也是实现由医疗向保健和预防转变的需要。梳理中医元气理论的基本概念和理论内涵，从中医元气理论文献及培元固本学术流派整理研究、元气损伤病因病机及高龄人群元气亏损调查研究、培元固本相关产品及养生保健方法体系开发研究、培元固本有效方药作用机制实验研究以及培元固本治法延缓衰老及防治老年病应用研究等方面入手，探讨其在医学临床和养生保健中的应用，对于推动中医药理论体系发展、提高全民健康水平具有重要意义。

　　国家岐黄学者王平教授是第三批全国老中医药专家学术经验继承工作优秀继承人，第六批、第七批全国老中医药专家学术经验继承工作指导老师，师承国家级名老中医邱幸凡、张六通、陈如泉教授，从事中医临床、教学、科研 30 余载，临床实践经验丰富。王平教授在诊疗疾病过程中十分重视元气对疾病的影响，带领团队精研经典，系统梳理中医元气理论体系，提出了"元气损伤、痰瘀阻络"是老年病、慢性疾病的基本病机的学术观点，确立了"培元固本、化痰祛瘀通络"防治老年病、慢性疾病的特色治法。出版《中医元气论》专著，该书由国医大师陆广莘作序，并肯定这是继中医藏象理论之后的又一重大理论成果。主持国家中医药管理局面向临床的 25 个中医优势病种古籍文献挖掘与出版——"虚劳古籍文献挖掘与出版"项目。建立了元气亏虚动物模型，研究大补元煎、人参养荣汤等对元气亏虚动物模型的作用机制。同时，结合理论研究和临床实践，积极开展相关中药新产品的研发，以培元通络治法理论为基础，开展了益智温胆颗粒、复元丹、固本健脑液和福苓御面等技术项目的推广应用。

　　现将王平教授关于培元固本治法防治老年病、慢性病的宝贵经验和团队研究成果整理成册，付梓出版，以期进一步传承名老中医的临证学术精华。全书共三章，第一章元气为本，总结王平教授在临床从元气立论辨治疾病的学术经验。第二章审证求因，主要分享团队在中医病因病机理论研究与实践方面的成果。第三章脏腑病形，阐述王平教授运用中医藏象理论辨治老年病、慢性病的心得。本书在编著过程中，参考引用了大量的期刊论文及文献资料，未能全部列出，在此，编者对原期刊杂志和论文作者表示诚挚的歉意和深深的谢忱。烛其幽隐，发其微义，如果能够些许启发读者思路，在理论研究、临床诊疗及养生实践中有所帮助，则是编者莫大的欣慰。囿于编者学识浅陋，水平有限，书中谬误及欠妥之处在所难免，敬请专家同仁和广大读者斧正为谢！

编者

2023 年 8 月

目 录

第一章 元气为本

第一节 中医元气理论研究的意义及思路

元气是较为普及的中医概念之一，老百姓大病久病之后往往有"元气大伤"的感慨，与此同时，元气也是中医学理论中表述较为模糊的一个基本概念，这种"人体最根本、最重要的气"往往与肾气、真气、正气等概念混杂一团，对元气的有关论述也只是散在于卷帙浩繁的历代医籍之中，缺乏系统的整理研究。然而，"脉有根本，人有元气"（《难经》），元气这种人体生命活动的原动力与人体健康与疾病的关系是毋庸置疑的。中医理论发展要重视中医元气理论的研究，追本溯源，系统整理历代元气的有关文献，从中医理论自身发展的脉络出发，梳理中医元气论的基本概念和理论内涵，探讨其在中医学临床和养生保健中的应用，树立"未病培元、既病保元、病后复元"的预防和诊疗观，并指导以元气为主题的养生方法体系和相关医疗保健产品的研发。

一、中医元气的理论渊源

元气学说源远流长，春秋战国时期，人们就已经形成了万物由气构成的思想，认为气是构成自然界各种物质的本源。《管子·内业》提出天地间上至列星，下至五谷皆生于精气的观点。这种观点经西汉董仲舒、东汉王充、北宋张载等先贤的不断发挥，逐渐形成了"气聚则为万物"的元气理论。

中医元气理论起源于《黄帝内经》，《黄帝内经》把先秦哲学的气论思想应用到中医学，把元气论作为哲学思想和方法论应用于人体生理、病理的论述之中。《黄帝内经》虽无"元气"或"原气"的概念，但有"真气"之说。元气、原气、真气都主要指先天之气。元气的生成来源是肾中所藏的先天精气，又赖于后天水谷

1

精微的涵养，随着生、长、壮、老、已的生命规律而壮盛、衰亡，是生命的根本。

在中医学典籍中，《难经》首先提到"元气"一词。除"元气"外，《难经》尚有"原气"。《难经》的八难、三十六难、三十八难、六十六难集中讨论了元气（原气），在《黄帝内经》有关真气论述的基础上，形成了中医元气论的雏形。真气与元气在人体"天真本原之气"及生命原动力意义上是相通的，后世又称之"真元之气"或"元真之气"，如《金匮要略》中强调："五脏元真通畅，人即安和。"《黄帝内经》对"真气"和《难经》对"原气"的论述，都强调元气由禀受于父母的先天之精所化，发源于肾或命门，是人体内存在的最根本的一种气，得到后天水谷之精的资助才能壮大；元气沿三焦自下而上运行全身，推动和协调各脏腑经络的功能活动，为生命活动的原动力，并维系生命活动的健康。

中医元气理论继承和阐发于汉唐时期，争鸣于宋元时期，在明清时期得以充实与完善。如刘完素在《素问玄机原病式》中指出："夫太乙天真元气，非阴非阳，非寒非热也。是以精中生气，气中生神，神能御其形，由是精为神气之本，形体之充固，则众邪难伤，衰则诸疾易染。"李东垣在《脾胃论·脾胃虚则九窍不通论》中指出："真气又名元气，乃先身之精也，非胃气不能滋之。"《温疫论》认为"凡元气胜病者为易治，病胜元气者为难治。"《寿世保元》曰："夫人之一身，有元神，有元气，神官于内，气充于体，少有不保，而百病生矣。余谬为保元云者，正欲保其元神，常为一身之主，保其元气常为一身之辅，而后神固气完，百邪不能奸，百病无由作矣。"中医元气论被历代医家所重视，不仅是因其理论深妙，更在于其重要的临床价值。中医学强调"生病起于过用"，重视"内外合邪"的疾病观，认为所有疾病的向愈性都取决于人体自身的自我修复、防御和调控能力，这正是元气激发、推动等功能所在。

二、中医元气理论相关研究的意义

（一）元气亏虚是百病之源

《黄帝内经》指出"邪之所凑，其气必虚""正气存内，邪不可干"，认为正气强盛，血气充盈，则人体内脏功能正常，外邪无从侵入，疾病也就无从发生。《难经》也谈到"所谓生气之原……此五脏六腑之本、十二经脉之根，一名守邪之神"，明确指出元气是"守邪之神"，具有护卫人体肌表、防御和抵抗病邪能力的重要作用。明代医家萧京继承和发展了《黄帝内经》《难经》的发病学理论，从自己的临床体会出发，指出"每见虚而受补者十居八九，实而耐攻者十仅二三"，认为时人先天禀赋不足，真元易于受损、脱失，先天元气易于亏虚者占大多数。他在《轩岐救正论》中说："六气之入，未有不先于元气虚弱，以致卫气不能卫外，而任邪气侵卫，营气不能营内，而任邪气攻内也。"认为元气亏虚，护卫肌表，防御外邪入侵的功能减弱是引起六淫入侵的关键因素。他又指出："劳倦不能耐，则肺之元气虚，思虑不能周，则心之元气虚，饮食不能运，则脾之元气虚，智谋不能决，则肝之元气虚，精血不能充，则肾之元气虚。"元气是维持人体生命活动的物质基础，元气充实则人体脏腑经络的功能旺盛，抗病能力强盛，邪气难以入侵。若元气亏虚，则致人体防御功能减退，邪气易于侵犯人体而发病。因此，张景岳强调："常见今人之病，亦惟元气有伤，而后邪气得以犯之。"（《景岳全书·中兴论》）

（二）重视中医元气研究是疾病谱不断变化的客观要求

随着社会物质生活水平的不断提高和生活压力的逐步增大，损伤元气的因素越来越多，来自生活、工作、环境、饮食等方面的致病因素在损伤元气的同时，常常引起变证蜂起，痼疾纷繁。例如，精神性疾病、恶性肿瘤、糖尿病、免疫力下降、衰弱症等逐渐成为棘手的医学问题；人口老龄化的迅猛发展，使得解决老年人的生理、心理和精神障碍成为医疗保健的严峻挑战；经济全球化推进速度的加快、人类活动范围的扩大和对地球的过度开放、全球性环境恶化日趋严重，使得环境医学已成为新的重要的医学研究的组成部分。而对绝大多数属于复杂性状疾病的病因和发病机制了解不多和不全面，有的更是知之甚微，这些疾病很难在早诊早治和预防等重要环节上采取有效办法和干预措施，针对它们的防治将成艰巨的任务。对目前的多发病、慢性病、疑难病（如高血压、肿瘤、糖尿病、冠心病、代谢综合征等疾病）的病因研究表明，人体自身功能的紊乱和免疫力的下降是重要因素。这与中医元气亏虚致病的理论不谋而合。因此，重视中医元气理论和实践应用的相关研究，一方面对于丰富和完善中医理论体系有重要意义，另外还能够更有效地指导中医临床治疗，更好地发挥中医药治疗老年病、慢性病的特色与优势。

（三）重视中医元气研究是实现由医疗向保健和预防转变的需要

将研究重点从治已病前移至治未病（预防、保健），以期阐明重大疾病和其他常见病、多发病的发病机制，提出预防、诊断和伤害救治原则及技术，提高疾病防控能力，改善人民的医疗和生活环境，这是当今医学界的共识。我国是一个发展中的人口大国，人口控制和人民健康的保障只有坚持以预防为主，研究、应用、治理和服务的重点前移，才是最经济、最有效、最正确的战略方向。在这个过程中，注重内外环境关联性和复杂性的中医元气理论研究，无疑凸显出其巨大的价值。元气是中医"治未病"理论的重要概念之一，中医元气理论相关研究能否在今后一段历史时期内有所突破，在一定程度上影响着由"医疗"向"保健"和由"以医生为中心"向"以保健为中心"转变的进程。

三、中医元气相关研究的思路与方法

（一）中医元气理论文献及培元固本学术流派整理研究

收集古今文献资料，整理分析历代医著中有关元气和培元固本的相关文献，构建中医元气的信息库，编撰深入研究元气的学术著作，形成中医元气学的专门学科，以推进中医元气理论的推广和应用。

（二）元气损伤的病因病机及高龄人群元气亏损的调查研究

进行相关流行病学调查，从复合病因研究的角度探讨现实情况下人体元气损伤的原因，以及元气损伤证候的病机特点，揭示其在相关疾病中的反应机制。开展中老年人群尤其是高龄人群元气亏损的调查研究，分析元气与长寿的相关性。

（三）培元固本治法延缓衰老及防治老年病应用研究

充分发挥中医药在延缓衰老和防治老年病方面的优势，以元气亏虚为切入点，开展培元固本治法延缓衰老及防治老年病的临床研究，应对日益严峻的人口老龄化挑战。

（四）培元固本有效方药作用机制实验研究

围绕临床常见的元气损伤所致疾病开展研究，构建元气损伤证候结合动物模型，观察培元固本有效方药的作用机制和病因之间的相互作用关系，为中医元气的系统研究奠定基础，为临床复杂疾病的治疗提供新的思路和依据。

（五）培元固本相关产品及养生保健方法体系开发研究

加强以元气为主题的养生方法体系和相关医疗保健产品的研发，并同时开展中医元气理论的普及宣传，树立"未病培元、既病保元、病后复元"的预防和诊疗观。

自伏羲制九针、岐黄问道以降，中医学历经扬弃，形成了以"治未病"为根本理念的医学体系。当今人类疾病谱发生了很大变化，慢性疾病和难治性疾病逐渐成为医学领域的重大研究课题。老年医学和环境医学提上重要议事日程，现实情况需要医疗向保健和预防转变。在这样的背景下，中医元气的研究会得到越来越多的重视，其研究的深入不仅会丰富中医理论体系，而且还会对中医临床诊疗技术带来广泛而深远的影响。

第二节 中医气虚证评价指标

气虚证是指元气不足，脏腑组织功能活动减退所表现的虚弱证候。形成的原因很多，如禀赋不足、年老虚衰、久病失养、外感六淫、劳倦过度、情志所伤等，均可造成气虚证。气虚证波及的范围甚广，在病机演变过程中也可累及全身多个脏腑经络系统。近年来学者从不同层面对气虚证型进行研究，本节从中医气虚证评价指标方面对其进行梳理，以期对临床客观评价及诊断提供帮助。

一、量化评分

（一）分级量化诊断

气虚证的病机主要表现在温煦、鼓动、卫外、固摄、气化等功能的失职，出现全身虚弱的证候。依据国家技术监督局发布的《中医临床诊疗术语（证候部分）》，气虚证常见有气短乏力、神疲懒言、自汗、舌淡、脉虚等。《中医诊断学》以神疲乏力、少气懒言、自汗，活动时诸症加剧，脉虚为辨证要点。2002 版《中药新药临床研究指导原则（试行）》则将其分为主症：气短，乏力，神疲，脉虚；次症：自汗，懒言，舌淡。具备主症 2 项及次症 1 项即可诊断。

其他标准还有《中医虚证辨证参考标准》《中医临床气虚证证候分级表》等，临床可酌情参考。

（二）相关因素赋分

气的生成运化功能正常，内则护养脏腑周身、协调有度，外则荣于形体官窍、活动有常，反之气不足者也会在四诊情况中表现出来。应用数理统计方法，学者们根据症状积分权重，确定诊断阈值及分级计算标准，如林韵怡得出桥本甲状腺炎气虚证的相关因素有17项：神疲、乏力、健忘、畏寒、失眠、口干、痛经（女）、舌淡、舌淡红、舌淡暗、舌暗红、苔薄白、苔白、苔白腻、脉沉、脉细、脉弱，通过对其赋分并计算得出气虚证的诊断阈值为13分，13～20分为轻度，21～42分为中度，43分或以上为重度。此方法较单纯根据经验分析更能客观反映临床实际。

（三）患者报告结局（PRO）

PRO是一种直接源于患者的对于其自身健康状况各个方面的测量证据，具有客观、准确、重复的特点。郭晓慧运用决策树C5.0和CART两种算法，对脾肾气虚夹湿热瘀阻证慢性肾脏病患者的PRO进行数据挖掘，判断正确率分别为75.11%与75.11%。周冬等研究以肺气虚表现为主的慢性阻塞性肺疾病(chronic obstructive pulmonary disease, COPD）PRO中医评价量表发现，患者的中医证候、生理功能、心理状态、日常生活活动能力、总体评价等，均有不同程度的负性改变。但由于气虚证涉及证候较广，PRO量表不能面面俱到，尚难以完全满足中医辨证所需。

（四）其他相似量表的研究

根据气虚证的表现，其他疾病相关量表也可作为本证的辅助评价工具。如慢性疲劳综合征的中医证候以气虚证最为多见，贡献度与水谷化生、形体失养、卫表不固等方面相关，较高的指标有神疲、乏力、懒言、气短及自汗等。其评价量表包括疲劳量表、汉密顿焦虑量表、汉密顿抑郁量表等。再如由全身多系统储备能力下降或身体衰退引起的虚弱综合征，多发于老年群体，以力量和耐力减少、生理功能降低为主要特征。表型常见体质量减轻、乏力感、体力活动减弱、步速减慢、握力减退等，与气虚症状相似度高。常用的评估项目有虚弱表型及虚弱指数、SOF量表、FRAIL-NH量表等，都具有较好的信度和效度。

二、免疫指标

《黄帝内经》认为："邪之所凑，其气必虚。""正气存内，邪不可干。"人体的气具有抵抗外邪、清除有害物质、促进康复及对外界环境的适应能力。这种能力和现代免疫功能颇为一致。研究表明，COPD肺脾气虚证大鼠的IgG、IgM、IgA水平及$CD3^+$、$CD4^+$、$CD4^+/CD8^+$显著低于正常对照组，非特异性免疫调节反应中IL-8、TNF-α mRNA表达升高，胸腺、脾脏等免疫器官指数均低于正常水平。与健康人比较，气虚证者$CD3^+$、$CD4^+$、$CD4^+/CD8^+$均下降，IgG、C4有不同程度的上升趋势。在疾病治疗中，唐志民等采用黄芪注射液治疗气虚自汗症患者，结果治疗组T淋巴细胞亚群、免疫球蛋白、补体C3均得到明显改善；凌家艳等针刺治疗气虚型慢性疲劳综合征患者，发现治疗后$CD3^+$、$CD4^+$T细胞比例明显增高，$CD4^+/CD8^+$明显下降。提示气虚证在免疫方面的表现较有特异性。但检测指标在不同报道、不同疾病中存在差异，还需进一步验证。

三、呼吸、循环功能检测

气为血之帅，能生血、行血、摄血；血为气之母，能养气、载气。二者一阴一阳，相互维系。气血功能的发挥失常，会表现为呼吸、循环系统的改变。

（一）氧合指标

芦煜等将血氧饱和度选定为气虚个体量化指标，合并动态屏气试验改变血氧饱和度间接揭示机体的代谢状况。研究还发现，与非气虚组比较，气虚组的动脉血氧分压、动脉血氧饱和度、动脉血氧含量水平显著降低，动脉血二氧化碳分压、动脉血二氧化碳总量、碳酸氢根水平显著升高，提示气虚证患者体内氧代谢失调。

（二）血液学指标

王尚洪等观察发现，气虚SD大鼠在高、中及低切变率下，全血黏度和血浆黏度高于正常组。结合患者情况，血液学指标会有不同表现，如妇科腹腔镜术后气虚证出现白细胞、中性粒细胞百分比升高，红细胞、血红蛋白、红细胞比容、血小板计数、总蛋白、白蛋白下降，红细胞沉降率明显加快；气虚型红细胞增多症患者主要发生在海拔3 000m左右地区，随着海拔升高，红细胞数、血红蛋白、血细胞比容也升高，且兼证增多。

（三）心、肺功能检测

实验证明，心气虚小鼠左心室结构及功能有所改变。临床发现气虚证患者重点指标心率变异性总功率低于健康者。肺气虚证患者的肺功能指标也有不同程度的异常，王国俊等提出肺气虚证分级标准：第 1 秒用力呼气容积 ≥ 50% 为轻度，< 30% 为重度，介于之间者为中度，供临床诊断参考。

四、分子生物学检测

代谢组学是中医药现代化研究的热门之一，早有学者认为三磷酸腺苷应为中医"气"的物质基础之一，而自噬是正气亏虚下机体的自救方式，因此体内代谢物质会随之改变。有学者认为蛋白质组总的功能状态或气场即"气"。陈银芳等发现，与空白组、人参组比较，气虚大鼠能量代谢、糖代谢、电解质平衡及物质转运、炎症和细胞骨架相关蛋白表达均明显下调。丛培玮发现肺气虚证模型大鼠会出现肾组织中相关蛋白的变化。临床研究肾气虚证的输卵管性不孕症患者，卵泡液有 43 个蛋白质斑点与对照组存在显著差异，其中与内分泌或免疫系统相关的视黄醇结合蛋白、甲状腺运载蛋白、载脂蛋白 –A、补体 C4–B 及结合珠蛋白差异具有统计学意义。

基因组及其气场化生的各种蛋白质参与人体活动，完成物质代谢，应是气在人体发挥功能的过程。临床报道心力衰竭患者 NE 转运体基因启动子区总甲基化率与气虚积分均呈正相关，提示气虚会增加心力衰竭风险。还有学者发现脾虚证患者在涉及脂肪、蛋白质、核酸和糖代谢的相关基因表达异常，表现为脂肪酸分解和胆固醇转化降低，蛋白质合成和糖基化和磷酸化修饰降低，蛋白质泛素化降解异常，参与尿素循环、自主神经等生物学过程的氨基酸代谢降低，DNA 复制和转录降低，DNA 损伤修复增加，聚糖和糖原合成降低等。

五、甲状腺功能与元气

元气是中医学理论中非常重要的概念，为人体最根本、最重要的气，是构成人体和维持人体生命活动的原始物质和原动力，是人体脏腑功能的综合体现。元气也是中医学理论中较为模糊的概念，相关研究不论从深度还是广度上均未达到其应有的状态，至今仍缺乏能够客观科学地观测中医元气的指标。中医学概念的内涵相当丰富，其实质并非一个或几个现代医学指标就能揭示。相比之下，寻找合适的生物标志物对中医学概念进行客观的观测或许更加容易实现。通过查阅大量文献，发现中医学元气与甲状腺功能存在一定的相关性。

（一）生理方面的相似性

1. 生成与分布

《难经·三十六难》曰："命门者……原气之所系也。"元气禀受于先天，先天之精化生的元气生于命门，肾中先天之精禀受于父母的生殖之精，胚胎时期即已存在。现代医学研究证实，人类甲状腺发育起源于妊娠第 3 周，甲状腺滤泡组织在 10～12 周发育完成。可见元气与甲状腺在生成方面表现出一致的先天性。对于元气的运行，《难经》认为，三焦是元气（原气）之别使，元气经由三焦进入经脉，进而通行经历于五脏六腑。根据这一观点，三焦是人体元气（原气）升降出入的道路，认为元气经命门 – 三焦 – 经络 – 脏腑体系运行，通过三焦，沿经络系统和腠理间隙循行全身，内而五脏六腑，外而肌肤腠理，无处不到。甲状腺是人体最大的内分泌器官，其主要功能是合成和储存甲状腺激素。甲状腺激素在甲状腺合成后，从甲状腺滤泡中释放入血，随血流到达全身各处，通过经典核受体作用途径和非经典核受体作用途径发挥其生理效应。元气与甲状腺均经一定途径循行至全身各处而发挥生理功能，且现代中医药研究显示，元气循行所依赖的经络，与甲状腺激素运输所依赖的血液循环有着一定的契合性。

2. 功能

（1）促进生长发育。元气与甲状腺在促进机体的生长发育方面均具有重要的作用。中医学认为，人体元气的盛衰变化与生长发育衰老等生命现象息息相关。从胎儿开始，元气以先天之精为基础，得到后天之精的补充而逐渐充盛，促进生长发育。从婴幼儿成长到青壮年，元气化生充足，机体发育，形体壮实，筋骨健强，同时产生了天癸，具备了生殖能力；进入中老年以后，由于生理性的自然消耗和病理性的异常损耗，元气逐渐显示出衰惫之态，形体也就相应出现衰老之象，而生殖功能也渐渐衰退直至丧失；待到元气衰亡，生命也就终止。与此相应，现代医学认为，甲状腺激素在胎儿发育中也具有重要影响。妊娠 11 周之前，来自母亲体内的少量游离四碘甲状腺原氨酸（T_4）和三碘甲状腺原氨酸（T_3）对人类胎儿的早期脑发育非常重要；妊娠 11 周以后，胎儿则主要依赖自己的甲状腺分泌激素。若胎儿期缺乏甲状腺激素，大脑发育和骨骼成熟会明显受到影响，导致呆小症。

（2）激发脏腑功能。元气与甲状腺对人体脏腑组织器官均表现出显著的激发作用。元气通过三焦和经络布散全身，全面地促进和调控全身各脏腑经络形体官窍的生理活动。《医贯》云："心无此，则神明昏，而万事不能应矣；脾胃无此，则不能腐熟水谷，而五味不出矣；肝胆无此，则将军无决断，而谋虑不出矣；肾无此则无以作强，而伎巧不出矣；膀胱无此，则三焦之气不化，而水道不行矣；大小肠无此则变化不行，而二便闭矣。"现代研究证明，T_3可以直接作用于心肌、血管平滑肌和内皮细胞，甲状腺激素对心脏有正性肌力和正性频率的作用；甲状腺激素还是胃肠道黏膜生长和分化的调节物，它能激活一些靶基因的表达从而调节细胞的增殖分化和凋亡；对成人、儿童心脏手术和心脏移植术后低T_3状态者的大量研究证实，T_3治疗可改善术后血流动力学和心脏功能。

（3）温煦机体功能。元气与甲状腺均表现出对机体体温的稳定和维持作用。中医学认为，"气主煦之，血主濡之"，元气是人体热量的来源，人体需要元气的温煦以维持恒定的体温，"血得温则行，遇寒则凝"，人体的血和津液等液态物质都需要元气的温煦才能正常循行运行。现代医学认为，甲状腺激素具有明显的产热效应，甲状腺激素的产热效应主要发生于心、肝、肾及骨骼肌，甲状腺激素既可以影响机体的适应性产热，也可以影响必然性产热。

（二）病理及治疗方面的相关性

1. 甲状腺疾病

甲状腺功能减退症（简称甲减）是由多种原因引起的甲状腺激素合成、分泌或组织利用不足导致的全身代谢降低综合征，以甲状腺激素的生物效应不足为特征，多见怕冷无汗、表情淡漠、颜面水肿、反应迟钝、食欲减退、疲劳乏力、记忆力下降等表现。目前临床主要采取甲状腺激素制剂替代疗法，常需终生服药。本病属于中医学"虚劳""水肿"等范畴，辨证多属脾肾阳虚、痰湿内停证，脾肾阳虚尤其肾阳虚是本病的主要病机。梁军等提出，虽然甲减患者表现出阳虚的征象，但病理实质是"无阴则阳无以生"，因此，临床辨证时，除发现肾阳、肾气不足的症状外，还必须观察肾阴不足的表现。元气乃肾精所化，是生命的根本，其运动的表现形式有阴阳两个方面，是谓元阴、元阳。先天元阳，振奋一身阳气，阳气虚衰，化气不及，无力温煦蒸腾则怕冷无汗，无力鼓动运化则精微不化、水湿不行而乏力、水肿。根据本病的发展规律，结合临床实际，多以温阳益气、活血化瘀、化痰行水治之，但原则仍以温阳益气为主，常选用巴戟天、仙茅、附子、干姜、党参、肉桂、黄芪等温阳补肾益气方药。

2. 非甲状腺疾病

临床所见不以甲状腺为原发疾病的重症患者发生急性、慢性体内甲状腺激素水平下降至正常参考值以下，称为非甲状腺疾病综合征（NTIS）。NTIS多见于重症感染、严重创伤、烧伤、饥饿状态、慢性营养不良以及心、肝、肾、肺等全身多脏器衰竭。研究证实，危重患者甲状腺激素的降低程度与个体死亡率呈正相关。许多严重疾病、创伤患者可出现甲状腺激素水平的变化，与病情有相关性，甲状腺激素水平可作为预后的观察指标。研究显示，游离T_3浓度降低可预测死亡。更有研究显示，在未经选择的ICU患者中，游离T_3是预测死亡率最为有力的独立预测因素；另有研究发现，肝癌小鼠甲状腺激素水平在肿瘤发生后下降。上述资料说明，甲状腺激素水平的变化与患者基础疾病的严重程度及病程有一定关系。元气亏虚为百病之源，《黄帝内经》曰："邪之所凑，其气必虚。""正气存内，邪不可干。"明代医家萧京在《轩岐救正论》中也说："六气之入，未有不先于元气虚弱，以致卫气不能卫外，而任邪气侵卫，营气不能营内，而任邪气攻内也。"认为正气强盛，血气充盈，则人体内脏功能正常，外邪无从侵入，疾病也就无从发生；元气亏虚，护卫肌表，防御外邪入侵的功能减弱是引起六淫入侵的关键因素。元气损伤常见于先天禀赋不足、六淫外感、疫气损伤、情志失调、饮食不节、劳逸失度，以及手术、外伤、分娩、放疗、化疗等。人体元气的盛衰变化与生、长、壮、老、已的生命自然规律密切相关，待到人体的元气衰亡，生命也就终止。《难经·十四难》有云："脉有根本，人有元气，故知不死。"元气未败，即使病情较甚，但生命之根本不绝，因而生机尚存，强调元气之存亡关系疾病转归预后。研究显示，胃肠肿瘤患者术后甲状腺激素水平的变化与术后机体元气的变化在时间上呈现高度平行，用四君子汤培补元气可直接抑制小鼠膀胱肿瘤的生长。可见机体甲状腺功能水平与中医元气在非甲状腺疾病的病理过程中也表现出相似的变化趋势，二者皆可反映病情的严重程度和估计疾病的预后。

中医元气理论是中医理论体系中非常重要的组成部分，目前中医元气理论的研究不论从深度还是广度上均未达到其应有的状态，这与"元气"缺乏客观明确的观测指标密不可分。如前所述，甲状腺功能与机体元气在生理方面明显相似，在病理及治疗方面密切相关，均广泛出现在多种病理过程中，且均可反映病情的严重程度、估计疾病的预后，甚至肿瘤患者术后的甲状腺激素水平与元气的变化在时间上呈现出平行关系，这提示以甲状腺功能测评中医学元气具有一定的可行性。从甲状腺功能探讨中医学元气的作用，并不是要在中医元气与甲状腺功能之间画上等号，更不是要将某一项或几项现代医学指标当作中医元气的本质，而是希望寻找一个科学客观的"标尺"来衡量机体元气的盛衰，以便客观测评机体元气的变化，为进一步开展元气的深入研究奠定基础。

六、其他检测

（一）穴位变化

"气"是针灸理论的重要基础，Yang E S 等推测其为机械波、声波剪切波和钙离子波等不同波形的总称，这些波形介导进入从中枢神经系统中分离出来的独立细胞通信通道发挥第二信使的作用。通过观察气虚患者穴位变化，可以发现太渊、太溪两穴电阻明显低于正常人；心气虚患者内关穴区红外辐射强度多数显示高温特征；对比补气要穴足三里针刺前后间质液，显示腺苷浓度显著升高，其他嘌呤的浓度也有所增加。

（二）肠道菌群

粪便肠道菌群变性梯度凝胶电泳指纹图谱显示，老年脾虚证患者的肠道菌群结构与其他证型相较具有明显特异性，并与临床诊断结果基本一致。黄沁对 2 型糖尿病患者干预前后的血清进行差异代谢物筛选，在气虚型患者的血清中发现与肠道菌群有关的差异代谢物——氧化三甲胺。实验则发现脾虚小鼠模型肠道双歧杆菌、乳酸杆菌、大肠杆菌、脆弱拟杆菌数量与正常鼠相比均上升，且菌落计数法计算所得 B/E 值下降，应用益气健脾药物对肠道菌群具有调节和改善作用。

另外还有学者报道在激素水平、微量元素、骨密度、神经功能、超微结构等方面，气虚模型患者或也存在特异性改变。

气虚证的概念比较广泛，包括了元气、宗气、中气、脏腑之气虚等，临床中又常兼见精、血、津液的改变，如《景岳全书·诸气》言："气之为用，无所不至，一有不调，则无所不病。"因此实际的诊疗中很难见到单纯的气虚证。虽然气虚证型复杂，但不论何种气虚，关于"气"缺少的机制变化是一致的，学者们从不同层面、不同角度进行研究探讨，提出了许多新的思路及观点，同时也存在一些问题：①没有提出一个统一、确定的"气虚"证现代诊断标准，相应的国家标准比较具有主观性。②某些检测指标在不同报道、不同疾病中存在差异，临床检验效果不佳，还需进一步验证。③元气虚、中气虚、脏腑气虚等不同气虚证型之间存在怎样的差异，尚需进一步深入研究。在气虚证辨证诊断中，文中所列气虚证相关指标之间关联性较高，可供临床诊疗参考，但仍需医生根据患者性别、年龄、体质、疾病、季节、环境等综合评价、统筹判断，以保证临床诊疗效果。

第三节　培元安神法论治失眠伴健忘

失眠是以频繁而持续的入睡困难和（或）睡眠维持困难，导致以睡眠感不满意为特征的睡眠障碍。主要表现为在适宜的睡眠条件下，仍入睡困难、易醒、早醒和醒后再难入睡等。失眠可作为单独的疾病存在，也可以作为其他躯体或精神疾病的并发症。中医将其归为"不寐""不得卧""卧不安""目不瞑"等范畴。长期失眠会导致机体免疫力、记忆力减退。不同研究表明，睡眠质量影响记忆功能，充足的睡眠有利于脑细胞能量的贮存，促进大脑功能的发育和发展，巩固记忆等。如果睡眠障碍长期得不到改善，其记忆力必将受到影响而严重下降。

一、失眠伴健忘的病因病机

《灵枢·大惑论》从卫气的运行状况与阳跷脉的关系论述了失眠的发病机制，认为失眠是由于卫气不得入于阴，留滞于阳分，阳跷气盛，阴分气虚。由此可见，失眠的基本病机是阳盛阴衰，阴阳失交；情志不畅，肝失疏泄是不寐的关键病因，心神不宁贯穿始终。《灵枢·海论》则认为健忘是由于肾虚髓减，脑失所养，从而表现为眩晕耳鸣、健忘、腰膝酸软等。《石室秘录》曰："呆病……痰气最盛，呆气最深。"健忘的病性有虚实之分，本虚以心、脾、肾的精气阴阳亏损为病理基础，标实以痰浊瘀血蒙蔽清窍为发病关键。

临床上失眠与健忘常相伴发生，失眠伴健忘为本虚标实之证，以虚证、虚实夹杂者多见，总属神的病变，以元气亏虚、阴阳失交、五脏神失养失藏为主，常夹气滞、痰瘀、火热之邪。

本虚——元气亏虚，五脏神失所养。五脏藏五神，《素问·宣明五气》曰："五藏所藏，心藏神、肺藏魄、肝藏魂、脾藏意、肾藏志。"神安则寐，神不安则不寐。神不仅是人体生命活动现象的一种高度概括，如《灵枢·天年》载："黄帝曰，何者为神？岐伯曰：血气已和，营卫已通，五脏已成，神气舍心，魂魄毕具，乃成为人。"神也是人的精神意识思维情感活动，是五脏精气的外在表现，如《灵枢·本神》云："肝藏血……脾藏营……心藏脉……肺藏气……肾藏精。"故五脏所藏精气是神的物质基础，脏腑所藏精气盛衰决定了神的盈亏和功能状态。五脏元气亏虚，五脏神失所养，五脏神不安而出现失眠。《黄帝内经素问集注》云："诸阳之神气，上会于头，诸髓之精，上聚于脑，故头为精髓神明之府。"脑为奇恒之腑，脑总统诸神，对五脏所主之神——神、魄、魂、意、志具有统帅作用，正如《金匮玉函经·证治总例》云："头者，身之元首，人神之所注。"故五脏元气亏虚，五脏神失所藏，脑失所养，神明失聪，则令人健忘。

标实——肝郁气滞，痰瘀阻滞，火热扰神，情志不调，则可影响气机、损伤脏腑，引起精血亏损、阴阳失调而出现失眠，如《针灸甲乙经》言："情有所倚则卧不安。"情志病变亦可致健忘，如《灵枢·本神》曰："肝悲哀动中则伤魂，魂伤则狂妄不精。""肾盛怒而不止则伤志，志伤则喜忘其前言。"痰瘀阻滞脉络，神明受损不安，不仅会出现失眠，如《秘传证治要诀》云："不寐有二种，有病后虚弱及年高人阳衰不寐，有痰在胆经，神不归舍，亦令不寐。"《医林改错》载："夜不安者，将卧则起，坐未稳又欲睡，一夜无宁刻……此血府血瘀。"痰瘀留滞，脑络不通，亦会导致健忘，如《丹溪心法·健忘》云："健忘，精神短少者多，亦有痰者。"《伤寒论》载："阳明病，其人喜忘者，必有蓄血。所以然者，本有久瘀血，故令喜忘。"明确提出瘀血可导致健忘。清代唐容川认为："血虚火妄动则神不安，阴虚痰扰神不安，盖以心神不安，非痰即火。"火热之邪扰神，神不安则会出现失眠，火热损伤脑络，神机失用则健忘。

二、培元安神、标本兼顾为治疗原则

在治疗失眠伴健忘时，以培元安神、标本兼顾为主要治疗原则。治疗多用安神药（如酸枣仁、柏子仁、首乌藤、合欢皮、茯神等）、益智药（如人参、益智仁、石菖蒲、远志、灵芝等）、补气血药（如丹参、当归、熟地黄、阿胶、黄芪、川芎等）、滋阴潜阳药（如知母、百合、玄参、沙参、麦冬、生地黄、黄精、墨旱莲、磁石、珍珠母、煅龙骨、煅牡蛎等）；同时兼顾气滞痰瘀火热之邪，治疗多用理气药（如柴胡、枳壳、厚朴、香附等）、祛痰药（如陈皮、法半夏、苍术、白术、竹茹、佛手等）、化瘀药（如乳香、没药、土鳖虫、郁金等）、清热药（如黄连、栀子、夏枯草等），处方用药常在古人的基础上多有拓展，通过辨病与辨证相结合，随证加减安神益智、调气血、祛痰湿及化瘀类中药，补中寓行，治病求本，疗效显著。

常用方剂有交泰丸、安寐丹、生慧汤、归脾汤、柴胡疏肝散、三草安神方、百合地黄汤、酸枣仁汤、天王补心丹、栀子豉汤等。研究发现，睡眠障碍损害学习记忆功能，其可作为认知障碍疾病重要的危险因素之一，酸枣仁汤可能通过抑制 Toll 样受体 4/ 核因子 –κB 通路，减轻神经炎症，进而改善睡眠剥夺诱导的学习记忆功能；安寐丹通过调节食欲素 A（OXA）、食欲素 B（OXB），能改善不同周期睡眠剥夺模型大鼠的学习记忆水平；三草安神方通过调节脑内神经递质，有助于提高抑郁症失眠大鼠学习记忆力和改善睡眠状态；生慧汤能有效减少 APP/PS1 双转基因痴呆小鼠自主活动，使其恢复昼伏夜出的活动节律，与上调一系列下丘脑生物钟基因有关，可改善其昼夜节律紊乱。

◇ **验案举隅：**

病案1 患者，女，39岁。2019年11月17日初诊，主诉：失眠10余年。患者自诉10余年来睡眠欠佳，产后加重，入睡可，多梦，易醒，醒后再难入睡，记忆力下降明显，易疲劳、乏力，面色萎黄，睡眠不佳时纳差，二便调。2009年、2016年行剖宫产手术。舌淡红，苔稍黄腻，边齿痕明显，脉细稍弦。西医诊断：失眠症，记忆力减退；中医诊断：不寐、健忘，证属心肝血虚，脾虚湿盛。治宜养血安神，健脾祛湿。予以酸枣仁汤合安寐丹加减：酸枣仁30g，川芎10g，知母10g，茯神15g，百合15g，首乌藤30g，五味子15g，麦冬15g，生晒参10g，丹参15g，太子参15g，石菖蒲10g，栀子10g，苍术10g，枳壳10g，炙甘草6g。14剂，每日1剂，水煎，分3次温服。

二诊（2019年12月1日）：患者诉治疗后睡眠较前改善明显，记忆力稍改善，近期要参加考试，注意力不集中，头昏沉感，多梦。舌淡红，苔薄白，脉濡稍弦。宗上方加当归10g，黄芪30g，合欢皮、益智仁各10g。14剂，煎服法同前。

服药2周后，睡眠、记忆力较前明显改善，面色转红润，续上方7剂，诸症消除。

按：《景岳全书·不寐》引徐东皋曰，"有体素弱，或因过劳，或因病后，此为不足，宜用养血安神之类。凡病后及妇人产后不得眠者，此皆气虚而心脾二脏不足，虽有痰火，亦不宜过于攻，治仍当以补养为君，或佐以清痰降火之药。"此患者因剖宫产后失眠加重，考虑产后元气不足，气血亏虚，心失所养，心神不安而失眠，脑髓失充，记忆力减退。正如《景岳全书·不寐》所说："无邪而不寐者，必营气之不足也，营主血，血虚则无以养心，心虚则神不守舍。"元气亏虚、心神失养是产后失眠的根本病机。《本草纲目》曰："脑为元神之府。"元气不足，元神无以充养，脑失供养则见记忆力减退。此外，面色萎黄为心肝血虚不能上荣于面所致；患者易疲劳、乏力，睡眠不佳时纳差，舌淡红，苔稍黄腻，边齿痕明显，兼夹脾虚湿盛之象，脾虚气血生化乏源，进一步加重气血亏虚，脾虚水湿难化，虚实夹杂，致心脑失养，痰蒙清窍，亦可导致患者出现失眠伴记忆力减退。治疗以养血安神、健脾祛湿为法，方中重用酸枣仁养肝宁心安神，茯神、首乌藤助酸枣仁加强养心安神之功，五味子敛心气，安心神；麦冬、百合、知母合用以滋阴养血以安神除烦；丹参养血活血，合川芎血中气药，则补而不滞；生晒参、太子参、石菖蒲、苍术、枳壳合用，补气健脾兼祛湿，使气血生化有源，痰去则神清；栀子清热除烦，炙甘草益气兼调和诸药，药后疗效显著。二诊患者症状明显缓解，故在原方基础上加用黄芪、当归益气养血，益智仁、合欢皮益智安神，固本培元，养心益智安神以巩固疗效。

病案2　患者，男，31岁。2019年9月1日初诊，主诉：失眠10余年，加重2年。患者自诉10余年前因学习压力大出现失眠，入睡困难，眠浅多梦，甚至彻夜不眠，反应较慢，头昏，记忆力下降；近2年无明显诱因失眠加重，每晚仅睡1~2h，纳可，大便可，小便偏黄，自汗，动则汗出，手心明显，盗汗、口干、口苦，易焦虑，舌尖稍红，舌苔黄厚，脉细弦。西医诊断：失眠症，记忆力减退；中医诊断：不寐、健忘，证属气阴两虚，痰热扰心。治宜益气养阴，清化痰热，予以酸枣仁汤、生脉散合黄连温胆汤加减：酸枣仁30g，川芎10g，知母10g，茯神10g，首乌藤20g，五味子15g，百合15g，太子参15g，沙参15g，丹参15g，益智仁10g，合欢皮10g，石菖蒲10g，炒栀子10g，苍术10g，黄连6g，竹茹10g，法半夏10g，厚朴10g，浮小麦20g，炙甘草6g。7剂，每日1剂，水煎，分3次温服。

二诊（2019年9月8日）：患者自诉服上方后失眠症状好转，偶有多梦，口干、口苦好转，自汗、盗汗减轻，头昏、记忆力下降较前稍缓解，纳可，二便可。舌红苔薄白，脉细弦。宗上方去合欢皮、苍术、黄连、竹茹、法半夏、厚朴、浮小麦，加生晒参 10g、玄参 15g、枸杞子 10g、夏枯草 10g、白芍 15g。14 剂，煎服法同前。

随访：药后睡眠正常，记忆力改善。

按：患者曾因学习压力大而出现失眠，情志不遂，肝气郁结，日久化火，火邪炼津为痰，痰湿蒙蔽心窍，痰热扰动心神，心神不安而不寐。正如《古今医统大全·不得卧》言："痰火扰乱，心神不宁，思虑过伤，火炽痰郁而致不眠者多矣。"患者手心汗出，盗汗，脉细，此为阴虚之象，阴虚则阳偏亢，火盛神动而神志不宁。如《景岳全书·不寐》中提到"真阴精血不足，阴阳不交"是导致神志不安的原因。患者情志不遂，肝郁日久，痰热上扰脑窍，阴虚脑窍失养，皆可导致记忆力减退。方中酸枣仁、首乌藤养心安神；石菖蒲、益智仁开窍益智安神；知母、百合、太子参、沙参、丹参益气滋阴养血以安神，川芎行气血，全方补而不滞，浮小麦、五味子益气除烦、敛心安神；半夏、竹茹化痰湿；苍术健脾化痰；厚朴理气和胃；黄连、炒栀子清心泻火除烦以安眠，诸药合用，共奏益气养阴、清化痰热、安神益智之效。患者二诊诸症明显缓解，痰热之象已不明显，故去苍术、黄连、竹茹、法半夏、厚朴、浮小麦，防止苦寒燥湿药过久伤阴，再加生晒参、玄参、枸杞子以增益气养阴血之功，白芍、甘草酸甘化阴，夏枯草清热除烦，紧扣病机，随症加减，药后疗效显著。

长期失眠，其记忆力必将受到影响而严重下降，即出现健忘，而许多健忘的患者亦会伴发严重的睡眠障碍，二者互为因果。失眠伴健忘病因复杂，病位广泛，病情多虚实夹杂，临床表现各有侧重，治当培元安神，标本兼顾，证候结合，以培补元气，调理脏腑功能为本，安神为先，临床常以安神、益智、补气血、滋阴潜阳、理气、祛痰、化瘀、清热为主。将理论、实验与临床紧密结合，通过辨证论治，调整脏腑气血阴阳，以达安神益智之功，充分改善患者睡眠及记忆功能，提高患者生活质量。

第四节　培元安神法论治产后失眠

产后失眠，中医称为产后不寐，多表现为入睡困难、睡眠不深、易醒、早醒、多梦、醒后疲乏。产后可能因母乳喂养、心理因素、切口疼痛、排尿困难等多种因素对产妇睡眠有不同程度的影响，其可以降低人体免疫力，引起内分泌紊乱，影响产妇的生活质量。产后元气亏虚、七情内伤、饮食不节、劳逸失调等诸多因素皆可引起产后失眠，但产后失眠发生的根本机制为元气亏虚，心神失养；治疗应以培元安神为先。

一、产后失眠元气亏虚是基础，心神失养是关键

元气，《黄帝内经》称为"真气"，《难经》称为"原气"，被认为是人体生命活动的原初物质和原动力。其根源于肾，由先天之精所化生并赖后天之精以充养，是维持人体生命活动的物质基础，元气亏虚是百病之源。由于分娩时体力消耗过大，或分娩时失血过多，或分娩出汗、产创导致元气耗损，其温煦、激发脏腑、经络等组织器官的功能被破坏，气血生化乏源，常导致产后体虚，正如《妇科玉尺》云："产后真元大损，气血空虚。"《千金方》云："妇人产讫五脏虚羸。"常见怕冷、怕风、出虚汗、腰膝酸软、小腹冷痛、心悸气短、四肢乏力、月经量少、月经色黑、白带多、经期水肿、面色晦暗、色斑、性冷淡等症状。

神是由精气即元气所化生，《灵枢·本神》说："生之来谓之精，两精相搏谓之神。"元气生成神以后亦需得到后天精气的滋养方能进行正常的生理功能活动，元气生神，元气养神，神又统御元气，神与元气共存亡。明代袁黄所著《摄生三要·存神》强调："聚精在于养气，养气在于存神。神之于气，犹母之于子也。故神凝则气聚，神散则气消，若保惜精气而不知存神，是茹其华而亡其根矣。"故神是元气及一切生命活动的主宰者，即《素问·移精变气论》中所说："得神者昌，失神者亡。"

中医的神既指人体生命活动的外在表现，又指人的精神、意识、思维活动。神的活动具有一定的规律性，随自然界的阴阳消长而变化，昼属阳，阳主动，故神营运于外，人寤而活动；夜属阴，阴主静，神归其舍，内藏于五脏，人卧寐而休息。产后元气亏虚，心气鼓动不足，血脉不充，血行无力，血虚不能养心，心神失养，阳不入阴，而致失眠。

二、培元安神为产后失眠的基本治则

治疗产后失眠应该标本兼治，以培补元气为本，养血安神为标，故在治疗此

类患者时，常选用保元汤、大补元煎、左归丸、右归丸、龟鹿二仙胶、当归补血汤、归脾汤、四君子汤为主方加减治疗以治其本，药用太子参、山药、大枣、黄精、龙眼肉、黄芪、当归、熟地黄、阿胶、生晒参、焦白术等培补元气，用酸枣仁汤、百合知母汤治其标，药用酸枣仁、柏子仁、龙眼肉、灵芝、夜交藤、远志、合欢皮等养血安神。正如《傅青主女科·产后编》云："凡病起于血气之衰，脾胃之虚，而产后尤甚。是以丹溪先生论产后，必大补气血为先，虽有他症，以未治之，斯言尽治产之大旨。"此外，还应注重配伍理气药物，以期达到气行则血行，神得所养的目的，常用陈皮、香附、法半夏等理气化痰。

其次应明辨证候虚实。临床上虽然常见产后体虚之证，但虚实夹杂者更为多见，这与妇女"产后多虚多瘀"的病理特点息息相关，血赖气行，气虚血行无力可致瘀血内停，常配伍川芎、赤芍、丹参、益母草、生山楂等活血药。此外，产后脏腑功能减退，对药物的吸收和自我调节能力较差，所以不能全部投以补益之剂，以防闭门留寇或者影响脾胃运行功能导致腹胀等不适，要遵循"勿拘于产后，亦勿忘于产后"的原则，主张以平补为主，忌峻补骤补，避免因过用辛辣之品而耗血伤阴，过用滋腻之品而碍脾伤阳。

◇ **验案举隅：**

患者，女，33岁，2014年4月15日初诊。自诉产后失眠1年，现症见时睡时醒（夜间睡3～4h）、多梦、易醒。刻下症：月经1年未至，伴脱发，顶部明显，白天精神疲惫，记忆力下降，二便可，舌尖边红苔白腻，脉弦细。西医诊断：失眠；中医诊断：不寐，证属元气亏虚，精血不足。治宜培补元气，养血安神，拟以归脾汤合二至丸加减治疗。处方：黄芪30g，当归10g，生地黄、熟地黄各15g，白术15g，茯神15g，百合15g，炒栀子10g，阿胶10g，夜交藤30g，侧柏叶15g，生首乌15g，酸枣仁30g，女贞子10g，旱莲草10g，骨碎补10g，焦三仙各10g。14剂，水煎服，日1剂，分3次服用。2014年5月20日复诊，自诉睡眠质量好转，日可睡6h，多梦缓解，夜间醒来次数减少，头发稍密，近期因工作压力大，月经仍未至，舌边尖稍红，脉弦细。处方：续上方加龙眼肉10g，黄精15g，红景天10g，党参15g，桑椹15g，炙甘草6g，煅龙骨、煅牡蛎各20g。14剂水煎服，日1剂，分3次服用。

按：产后元气不足，胞宫无以充养而致停经；发为血之余，血不足则发不生；元气亏虚则精神疲惫，如《医权初编》云："元气充足，则精神昌盛。若元气微虚，则神微去；若元气衰竭，则神去机息。"《本草纲目》提出"脑为元神之府"，元气不足，元神无以化生，脑失供养则见记忆力减退；不寐反过来导致心神不宁，可见舌边尖红。治疗以培补元气，养血安神为主，组方予以黄芪、白术培补元气为君药；当归、生地黄、熟地黄、桑椹、阿胶补血养血为臣药；茯神、百合、炒栀子、夜交藤、酸枣仁养心安神，女贞子、旱莲草、侧柏叶、生首乌、骨碎补、桑叶乌发生发共为佐药；炙甘草、焦三仙调和诸药、健脾养胃为使药。诸药相合，共奏培补元气、养血安神之功。

产后失眠是临床常见的疾病，以前人们多关注于产后腹痛、产后痉证、产后恶露不绝、产后发热、产后大便难、排尿异常、产后缺乳、产后出汗这些疾病，而忽视了产妇的睡眠问题，孰知产后失眠是影响产妇及新生儿身心健康的重要因素，严重者可能诱发产后抑郁症，因此，广大医务工作者及产妇家属应当高度重视产妇产后睡眠问题，及时沟通、预防。对于产后失眠的治疗也应该坚持以培补元气为本，养血安神为标的原则，兼以理气、活血，从而调整脏腑气血阴阳，使其复归于平衡，则产后得以安寐。另外，嘱患者调畅情志，注意起居饮食的护理，适度锻炼，对于防治产后失眠具有重要意义。

第五节　培元解郁法论治围绝经期失眠

围绝经期指女性从卵巢功能开始衰退直至绝经后 1 年内的时期，也被称为更年期。《素问·上古天真论》云女子围绝经期之时，有"任脉虚，太冲脉衰少，天癸竭，地道不通"的生理现象，常出现潮热、盗汗、失眠等症状。其中，失眠是围绝经期最为常见的证候之一，是指女性在绝经前后出现的以入睡困难、夜间反复觉醒、醒后难以复睡、早醒等为主要表现的疾病，属于中医"不寐"范畴；加之其发生在特殊的生理阶段，也在中医"绝经前后诸证"的讨论范围内。

近年来，随着生活节奏的加快与生活方式的改变，我国围绝经期失眠的发病率逐年上升。长期的睡眠不足或低质量睡眠可引发焦虑及抑郁情绪，降低机体免疫力，导致心脑血管等多系统疾病，影响围绝经期妇女的生活质量，对其远期身体健康也有一定影响。

寒温失宜、七情所伤、饮食不节、劳逸过度等诸因素均可引发围绝经期失眠，但其病机仍以元气亏虚、肝郁不舒者多见，治疗上应重视培元固本兼以解郁安神，补中寓行，治病求本，处方在古人的基础上常有拓展，每有疗效。

一、病机浅析

（一）元气虚衰是病变基础

元气，即"真气""原气"，为脏腑阴阳之根，《医学衷中参西录》谓元气："根基于肾，萌芽于肝，培养于脾。"元气是人体生理活动的物质基础及原动力，是一生盛衰的根本。《素问·上古天真论》中云女子自五七之年开始，阳明脉衰；阳明为多气多血之经，脾胃为气血生化之源，元气培养于脾，脾胃渐衰则元气生化无源。七七之年，天癸竭，地道不通，月经停止来潮，任脉虚，太冲脉衰少，冲为血海，任为阴脉之海，冲任虚衰则脏腑精血渐衰；肝肾渐衰，肾主藏精，精化气，是元气生成之本，肾虚则元气亦虚。元气亏虚为百病之源。中医认为人体之神的产生有其物质依赖性，由精化生，由气培养，即元气是神的物质基础。《景岳全书·不寐》曰："神安则寐，神不安则不寐。"强调人体睡眠和觉醒由神的活动主宰，元气为神的物质基础，元气虚则神衰，神衰则难以主宰寐寤，发而为不寐。

（二）肝郁不舒是病变关键

《妇科玉尺》云：妇女"系恋爱憎，入之深，着之固，情不自抑，不知解脱。"肝喜条达而恶抑郁，女性情感充沛，爱憎入深着固，故有肝气易郁滞的生理特性。《丹溪心法·六郁》云："气血冲和，万病不生，一有怫郁，诸病生焉。"围绝经期是女性生命过程中的特殊时期，此时一身精血渐亏，元气亏虚；气血不和，更易现肝气郁结之证。肝郁则疏泄失司，郁结化火，上扰心神，心神不宁则难定寐寤，发为不寐。肝失疏泄，气机失调，进可化生火邪、痰、瘀等多种病理产物，扰乱神明，使得魂不安藏，病发不寐。

（三）心神不宁是病变表现

女性围绝经期的病理特点主要是在元气亏虚的基础上伴有肝郁不舒。二者可相伴出现而扰乱心神，致心神失宁，发为不寐；元气虚衰与肝气郁滞不舒亦可相互作用，致使病情进一步进展，神无所养，夜不安寐。

二、综合施治

围绝经期失眠的因机复杂，然总属元气虚衰和气郁不舒，故在治疗上应当充分重视培元固本与调畅气机，并兼顾心神失养这一因素，临床治疗多采用培元固本，解郁安神之法。元气生于先天，根植于肾，故补益元气离不开补益肝肾精血；元气充于后天，培养于脾，故需注重同理脾胃，健脾助运，以充元气。同时，元气要流布于全身，更要调理元气。肝主疏泄，调畅气机，是一身之气出入之枢机，故而调理肝气、复其疏泄之职是调理元气的重要手段，血脉和利，一身气血阴阳复归平衡，精神乃居，人自安寐。

三、遣方用药

围绝经期失眠因机错杂，然万变不离其宗，抓住元气虚衰和气郁不舒的发病本质，兼顾关键因素心神不宁，在治疗上应采用培元固本，解郁安神的治疗方法。因此，在治疗此类患者时，常选用大补元煎、五福饮、七福饮、龟鹿二仙汤等培元固本之方与柴胡疏肝散、逍遥散、越鞠丸等疏肝理元之方合用，兼以酸枣仁汤、百合知母汤等养心安神之方共奏培元固本、解郁安神之功。药多用生晒参、太子参、党参、黄芪、大枣、枸杞子、红景天、淫羊藿等培补元气；柴胡、白芍、枳壳、香附、陈皮、郁金、合欢皮等理气疏肝，解郁除烦。神不安其室而致不寐，故而治疗过程中仍需用淡竹叶、酸枣仁、柏子仁、夜交藤、茯神、龙骨、牡蛎等宁心定神之品以定志安魂，诸药合用共奏安眠之功。

同时，围绝经期失眠虽以元气虚衰兼肝郁不舒为主，但因失眠之症病因众多，且常胶结出现致病，临床上也不乏兼夹痰饮、血瘀等邪气者。因而临床上要注重去邪则神安，见夹痰饮者，常合诸温胆汤、二陈汤加减；兼夹血瘀者注重加活血化瘀之品，如丹参、红花、桃仁、怀牛膝等。

◇ **验案举隅：**

病案1　患者，女，53 岁。初诊于 2018 年 3 月 13 日。诉睡眠欠佳 2 年余。自述 2 年前无明显诱因出现难以入睡，需 2 ～ 3h 方入睡，夜间易醒，醒后难以复睡，多梦，每日实际睡眠时间约 2h。白日精神欠佳，头昏欲倒。口干，偶发燥热，双颊颧红。月经已停止来潮。纳可，二便调。既往有高血压病史。舌淡红苔少，脉细稍弦。西医诊断：失眠。中医诊断：不寐，证属肝郁阴虚。辨证予柴胡疏肝散合栀子豉汤加减，佐培元补气之品，处方：柴胡 15g，枳壳 10g，当归 10g，白芍 15g，丹参 10g，炒酸枣仁 30g，夜交藤 30g，郁金 10g，合欢皮 15g，淡竹叶 10g，栀子 10g，淡豆豉 15g，黄芪 20g，党参 20g，生晒参 10g，天麻 10g，煅龙骨、煅牡蛎各 20g，夏枯草 10g，炙甘草 6g，7 剂。日 1 剂，水煎，分 3 次服。

二诊（2018 年 3 月 20 日）：患者诉服药后诸症好转，偶有眠浅易扰，宗前方加沙参 15g，太子参 15g，枸杞子 10g，大枣 10g，7 剂，煎服法同前，嘱不适随诊。1 个月后电话随访，患者诉诸症悉减。

按：患者为围绝经期女性，地道不通故月经停止来潮；元气亏虚，则无以充养髓海脑窍，故头昏欲倒，元气微虚，则神微去，故精神不佳；肝肾真阴亏虚，则阴虚失润，虚热内炽，见口干、口苦，身燥热，双颊颧红，舌红苔黄；肝郁不舒，气郁化火上扰心神，故失眠多梦，脉弦。治疗以固本培元，解郁安神为主，兼顾清心泄热，组方予黄芪、生晒参、党参培补元气；柴胡、枳壳、当归、白芍、丹参疏肝理气，柔肝和血；郁金、合欢皮、夜交藤疏郁除烦，愉悦心志；炒酸枣仁、夜交藤养肝肾，疗夜少安寐，安神催眠；龙骨、牡蛎安魂定魄；栀子、淡竹叶、淡豆豉、夏枯草清心经热邪，清心安神；诸药合用，共奏培元理元、解郁安神之功。复诊宗前方加入沙参资肺胃之阴，枸杞子补肝肾之虚，大枣养中焦脾之气血，诸药合用养五脏之精以充元阴化生元气。

病案2 患者，女，44 岁。初诊于 2016 年 8 月 30 日。诉失眠 1 月余。自述近 1 个月压力较大，难以入睡，甚则彻夜难眠，服用过 1 次安眠药，多梦，夜间易醒，醒后难再入睡，白天精神差，觉疲乏。月经先期，多提前 5～6d，经少色淡，痛经。纳可，小便可，情绪紧张时偶有腹泻，易生闷气。既往有子宫腺肌病史。舌淡润苔薄白，边有齿痕，脉细弦。西医诊断：失眠。中医诊断：不寐，证属肾虚肝郁。辨证予柴胡疏肝散合二仙汤化裁，处方：柴胡 15g，枳壳 10g，白芍 10g，陈皮 10g，淫羊藿 15g，仙茅 15g，黄芪 30g，生晒参 10g，党参 15g，白术 15g，夜交藤 30g，枣仁 30g，当归 10g，百合 15g，浮小麦 30g，夏枯草 10g，炒栀子 10g，煅龙骨、煅牡蛎各 20g，炙甘草 6g，10 剂。日 1 剂，水煎，分 3 次服。

二诊（2016 年 10 月 11 日）：诉睡眠恢复正常，自行遵前方服药 1 月余，服药后觉口干，余症无特殊，舌淡，苔薄白，边有齿痕，脉弦细。宗前方去柴胡、枳壳、枣仁，加合欢皮 15g，黄精 15g，沙参 15g，石斛 15g，7 剂，煎服法同前。后患者按前方制丸剂服用 1 月余。电话随访患者诉诸症渐除。

　　按：患者中年女性，因情志所伤，肝郁化火，上扰心神，故而出现心烦不寐，多梦易醒，脉弦；加之值六七之年，三阳脉衰，元气始虚，则精神不佳，神疲肢乏，元气亏虚则津行不畅，故舌淡润，边有齿痕。治疗以解郁安神，培元固本为主，兼顾养血安神，组方予柴胡、枳壳、白芍、陈皮、当归理气和血，疏肝解郁；淫羊藿、仙茅温肾固元；黄芪、党参、生晒参、白术补元益气，健脾助运；枣仁、百合、夜交藤、浮小麦清心养心，安神助眠；龙骨、牡蛎重镇安神；炙甘草调和诸药；诸药合用共奏疏肝解郁、固本培元之用。复诊时宗前方予沙参、石斛、黄精补养肺肾之阴，合欢皮解郁安神。

　　围绝经期失眠的发病主要责于元气虚衰与肝郁不舒，不仅可使神魂不安于室发为不寐，也可进一步化生痰、火、瘀等病理产物上扰心神，心神不宁则不寐。故而在临床治疗中，常采用培元固本、解郁安神之法，辨证分析，随证加减。随着社会的高速发展和生活方式的变迁，女性围绝经期失眠的发生率正逐年升高，提示我们要重视不寐对围绝经期女性诸症状及后续健康问题的负面影响。目前，西医针对围绝经期失眠多采用镇静催眠药物、激素替代疗法等，不良反应较为明显；中医治疗围绝经期失眠症在睡眠障碍的疗效、提高生活质量、不良反应较少等方面均有潜在优势。元气是人之根本，在机体精气由盛转衰的围绝经期，重视调补元气，不仅是治疗围绝经期失眠的有效治疗方法，更是治病求本的治疗精神的体现。此外，中医重视疾病的预后调理及预防，引导患者树立"未病培元、既病保元、病后复元"的预防观念和保健思路，注重生活中调养身心，顾护元气，不仅可以使患者安度围绝经期，也可获得更高质量的生活。

第六节　培元固本法论治老年失眠

　　失眠是老年人常见疾病，对于老年人的健康与生活质量有着重要影响。根据有关文献显示，在我国，老年失眠以女性多见，65岁以上失眠患病率高达20%～50%。长期失眠将会导致老年人高血压病、糖尿病、心脑血管疾病等多种疾病的发生。有证据显示，失眠与老年人认知功能下降、意外摔伤、过早死亡等密切相关。目前临床治疗失眠以西药为主，短期疗效尚可，停药后容易反复，远期疗效欠佳，不良反应较多，且容易产生药物依赖及成瘾。因此，迫切需要找到安全、有效的治疗方法。中医元气理论契合老年失眠防治理念，具有鲜明的特色和确切的疗效。

一、老年失眠，元气亏虚是基础，五脏失调皆相关

中医学中没有与老年失眠相应的病名记载，但根据临床表现，老年失眠归属于"不寐""目不瞑""不得卧"等范畴。《黄帝内经》称本病为"目不瞑""不得卧"，并对其病因病机进行了阐述，为中医学认识本病奠定了理论基础。

元气，是根源于肾，由先天之精所化生，并赖后天之精以充养，维持人体生命活动的物质基础。中医强调"邪之所凑，其气必虚"，元气亏虚，乃百病之源。老年人"七八"而"精少，天癸竭"，若后天又有摄生不当，元气虚者十之八九，常可引起不寐。《诸病源候论》中论述"不得眠"的病因时，提出"虚劳不得眠候"及"大病后不得眠候"两种，认为元气虚损是导致不得眠的主要病因。萧京在《轩岐救正论》中说："劳倦不能耐，则肺之元气虚；思虑不能周，则心之元气虚；饮食不能运，则脾之元气虚；智谋不能决，则肝之元气虚；精血不能充，则肾之元气虚。"元气亏虚还是造成五脏内伤的关键因素，继而影响其他脏腑的生理功能。

中医认为，老年失眠与脏腑功能失调密切相关。心藏神，主血脉，心气不足，血脉不充，心神失于濡养，则昼不精而夜不瞑。肾藏精生髓，通与脑，老年人肾精渐亏，髓海失充，元神失养，可致不寐，或因水亏于下，心肾失交，心火扰神而神明不安。肝藏血，舍魂，调畅情志，若情志不遂，肝郁化火，伤阴耗血，则肝血不荣，血不养心，魂不安舍，梦寐难安。脾主运化，老年人平素若有摄生不慎，偏嗜肥甘，脾虚失运，痰浊内生，蕴久化热，上扰心神，或因脾虚而致气血生化乏源，精亏血少，营卫不和，则白天精神不振，夜间安睡不能，即如《灵枢·营卫生会》所云："老者之气血衰，其肌肉枯，气道涩，五脏之气相搏，其营气衰少而卫气内伐，故昼不精，夜不眠。"由此看来，五脏失调皆可引起老年不寐。

二、老年失眠，痰瘀是关键，情志是诱因

痰瘀是人体津液异常停聚的病理产物，老年人脏腑功能减退，元气亏虚，无力推动血行、运化水湿，精微物质不循常道敷布全身，停滞局部，聚为痰瘀。痰

湿内蕴，郁久化热，上扰心神，则夜寐不安。瘀血阻滞脏腑经络，心失血养，清阳不展，则寤寐失常，健忘多梦，正如王清任在《医林改错》中指出"失眠一证乃气血凝滞"。二者虽可单独为病，但常相互转化，互相胶结，瘀久生痰，痰久成瘀，尤其对于长期不寐的老年患者，痰瘀之象更为明显。可见瘀血、痰浊既是病理产物，又为致病因素。二者若胶着为病，常因其难以速去，缠绵反复，而致病程迁延，病情加重。此即所谓"老年多痰""老年多瘀"。

情志内伤则是引起老年失眠急性发作的常见诱因。如《张氏医通》云："平人不得卧，多起于劳心思虑，喜怒惊恐。"肝主疏泄，调畅情志，藏血而舍魂。若情志失常，疏泄失司，则肝魂难安，夜间安睡不能。老年人常因经历丰富，老伴辞世等因素引起五志过极。或暴怒伤肝，疏泄太过，气火上逆，烦躁多梦；或情志不遂，疏泄不及，气机郁滞，化火伤阴，虚热内扰，而不得眠；或肝气横逆犯脾，脾虚运化失常，气血化源不足，或平素忧思太过，耗伤心血，或大病失血，肝血不足，致心脉失于濡养，昼难精，夜难眠。可见老年失眠常由情志因素所诱发或加重。

三、老年失眠，元阳不足不容忽视

中医内科学将不寐的病机细化为阴虚不能纳阳，阳盛不得入于阴两种情况，但忽视了阳虚导致不寐的这类情况。老年性失眠的病机虽以脏腑虚弱，精血亏虚为主，亦有不少阳虚失眠的情况。明代戴思恭就明确提出老年阳虚失眠，其在《秘传证治要诀及类方》中言："不寐有二种，有病后虚弱及年高人阳衰不寐。"元阳为一身阳气之本，五脏之阳气非此不能生，老年阳虚不寐主要责于元阳亏损。元阳亏损，无以温养心神，亦不能蒸化阴液上济于心，致心肾不交，则寤寐不安。对于老年阳虚失眠，临床常从调补元阳论治，元阳充足则神有所养或心肾相交，夜寐则安。

（一）元阳充足，卫循常道

《黄帝内经》认为寤寐正常与否同人体卫气的循行密切相关，营卫调和则寤寐协调。卫气亦称卫阳，《灵枢·营卫生会》认为"卫气出于下焦"，根源于元气，并靠元阳的温煦。人体元阳旺盛，卫气得养，营卫之气可按常道循行，睡眠才能规律。若元阳亏损，卫不循常道，营卫不和，则也寐不安。

26

（二）元阳充足，心神自安

心神主导着人体的睡眠活动，除了精血的濡养外，还需要阳气的温养。《素问·生气通天论》言："阳气者，精则养神，柔则养筋。"张介宾亦言："元阳者即无形之火，以生以化神机是也。"阳气虚损，神失温养，魂乱不收，夜寐难安。正如明代汪机云："阳气虚不能养神，则梦寐弗宁，而神弗藏于心。"元阳充足可以蒸化阴液上济于心或温煦心阳，同时心阳充足亦能下达温养元阳，此所谓心肾相交。元阳为一身阳气之本，元阳盈亏关乎全身阳气之盛衰。若元阳不足则可导致全身阳气亏损。元阳不足则不能蒸化阴液上济于心，亦不能温养心阳，神失温养，则夜寐不安，正如清代郑钦安在《医法圆通》曰："不卧一证，因内伤而致者，由素秉阳衰，有因肾阳衰而不能启真水上升以交于心，心气即不得下降故不卧。"年老之人元气日渐虚损，元气不能化生元阳，元阳亏损，则不能温养心神，终致不寐。

（三）元阳充足，阴阳互济

元阳、元阴都为元气所化，元阴、元阳双方相互资生、相互促进、相互助长。正如张介宾所言："阴不可无阳，非气无以生形也；阳不可无阴，非形无以载气也。"当元阴亏损到一定程度时，阴阳互根相互影响，累及元阳，导致元阳亏虚。同样当元阳亏损到一定程度时，因元阳亏虚不能生元阴，继而出现元阴亏虚的现象。元阳充足，上温心神，心肾互济，夜寐则安；元阴充足，元阳能入元阴，虚阳不会浮越于外，寐寐则安。若元阳亏损或元阴不足，无以温养心神或虚火扰神，皆可以导致不寐。

四、元气理论指导老年失眠培元、保元防治策略

由于老年失眠的发病关键是元气亏虚，因此，元气理论在老年失眠的应用主要侧重于"未病培元、既病保元"两个方面。

（一）未病培元，防虚致病

"未病培元"，是疾病发生之前，就积极采取措施，针对病因防止疾病的发生。元气亏虚作为老年失眠的发病基础，失眠发生前当积极预防。预防元气亏虚，主要从饮食、运动、体质等方面着手，并重视调节体质。

1. 饮食有节，固护脾胃

饮食是五脏六腑、四肢百骸得以濡养的源泉。随着年龄的增长，老年人的脏

器功能逐渐衰退，健康合理的饮食习惯能够起到培补元气的作用。饮食不节容易损伤脾胃功能，水谷精微不能输布全身、濡养机体，造成元气受损，元气损伤，则造成脾胃功能进一步下降，如此反复，两者恶性循环，最终造成元气亏虚。因此，老年人应以清淡饮食为主，减少肥甘厚腻的摄入，以达到培补元气，从而预防失眠的发生。

2. 起居有常，适度运动

《素问·上古天真论》云："饮食有节，起居有常，不妄作劳，故能形与神俱，而尽终其天年，度百岁而去。"说明起居有常对于培元调神具有重要意义。起居有常，则精力充沛，生命力旺盛；起居无常，日久则神气衰败，出现精神萎靡等元气亏虚的表现。汉代华佗云："人体欲得劳动，但不当使极尔。动摇则谷气得消，血脉流通，病不得生，譬犹户枢不朽是也。"说明适度运动可以预防疾病的发生。现代研究表明，适度的体育锻炼能够有效改善老年人的睡眠质量。良好的起居习惯，适度运动，劳逸结合，从而增强机体抗病能力，减少疾病发生。

3. 体质调养，因人而异

《黄帝内经》重视体质与疾病之间的关系。研究显示，老年人群具有多虚的体质特征。而老年失眠的发病率在虚性体质人群中最高，以气虚与阳虚为主。针对虚性体质进行调理，是治疗老年失眠的有效措施。虚性体质的综合调理当从饮食、起居、运动、药物等方面出发，起居有常，饮食有节，适度运动，改善老年人群的虚性体质，培补元气，"未病培元"，减少失眠的发生。

（二）既病保元，辨证论治

"既病保元"，指疾病发生后，应该及时治疗，固护元气，防止疾病向严重的方向发展。结合前面的认识，元气亏虚作为老年失眠症的发病基础，故在中医治疗老年失眠症的过程中，应重视保元，积极治疗老年失眠症。酸枣仁汤、天王补心丹、归脾汤、安寐丹等治疗失眠的名方，有培补元气、安神助眠的功效，在老年失眠症的临床治疗中运用广泛。

我国正进入老年化社会，老年失眠的发病率逐年升高。长期失眠容易导致多种危害性较高的疾病发生，严重影响老年人的健康状况和生活质量。因此，积极防治失眠是提高老年人健康和生活质量的关键。老年失眠的病因病机复杂，但元气亏虚为其发病基础，培补元气是治疗本病的关键。在中医"元气理论"的指导下，针对元气亏虚的发病基础，"未病培元"，采用饮食调节、运动锻炼、调畅情志、调节体质等多种有效的预防措施，减少元气损耗，预防失眠。而对失眠患者，"既病保元"，及时积极治疗，在辨证的基础上，重视保元以防止疾病复杂化，改善老年人健康和生活质量，减轻家庭经济负担。

五、培元安神，痰瘀同治是防治老年失眠的重要手段

中医古代文献中，关于"不寐""不得卧"的治疗有较多的论述。《灵枢·邪客》云："治之奈何？补气不足，泻其有余，调其虚实，以通其道，而去其邪。饮以半夏汤一剂，阴阳已通，其卧立至。"《伤寒杂病论》云："虚劳虚烦，不得眠，酸枣仁汤主之。"《医学心悟》云："有心血空虚卧不安者，皆由思虑太过，神不藏也，归脾汤主之。"明代张景岳《景岳全书》中记载了归脾汤、七福饮、大补元煎、天王补心丹等补元气治疗失眠的方药。

（一）治疗老年失眠应首辨病势缓急

按照"急则治其标，缓则治其本"的原则，对于失眠症状较重甚则彻夜难眠者，先治以重镇安神之法，选用龙骨、牡蛎、磁石、琥珀等药，如有必要还可配合使用镇静安神类西药。当病情稳定，处于缓解期，或失眠不甚严重时，则予以养心安神以治其本，选用酸枣仁、柏子仁、龙眼肉、夜交藤、合欢皮等药，酸枣仁常用 30 ～ 40g。若由情志因素诱发失眠急性发作，则除了配伍疏肝理气药物之外，还配合情志疗法，对患者进行心理疏导。另外，要注重剂型的变化，急性期多用汤剂以图速效，缓解期则改用丸剂或膏剂以巩固疗效。

（二）其次应明辨证候虚实

临床虽可见不少纯虚或纯实之证，但虚实夹杂者更为多见，故须注重扶正祛邪的偏重及先后问题。若属虚证，则以培补元气为主，五脏同调。培元多从脾肾入手，补肾填精，健脾和胃，先后天并补，以培元气，同时兼顾其他脏腑。对于心肾不交者，多以知柏地黄丸、交泰丸等方加减，以滋阴清火，交通心肾；肝肾阴虚者，多用酸枣仁汤补血安神；心脾两虚者，以归脾丸养心安神等。老年人脏腑功能减退，对药物的吸收及自我调节能力较差，用药主张以平补为主，忌峻补骤补，避免因过用辛燥之品而耗血伤阴，过用滋腻之品而碍脾伤阳。若为实证，则以祛邪为要，邪去正自安。治疗痰湿，则以《金匮要略》"病痰饮者，当以温药

和之"为原则。多用温胆汤以理气化痰，常用药有法半夏、竹茹、陈皮、茯苓等。治疗瘀血，除了运用行气活血药以外，还可选用全蝎、蜈蚣等虫类药，以取其善于搜刮经络之痰及增强活血化瘀之效，并对老年人常见的心脑血管方面的疾病有辅助疗效。需注意痰瘀常胶结为病，故治疗时宜痰瘀同治，并分清主次以及病程长短，而分别采用不同的化痰祛瘀之法。此外，痰性黏滞，难以速去，邪留日久耗伤正气，且老年人本来脏腑多虚，故在祛邪的同时仍须不忘匡扶正气。

◇ 验案举隅：

病案 1　患者，女，58 岁，2012 年 10 月 14 日初诊。失眠 8 年余，甚则彻夜难眠，服地西泮片 1 颗可稍入睡，烦躁、健忘、五心烦热、口渴、夜尿频，舌质红，苔根黄边有齿痕，脉沉细。西医诊断为失眠，中医当属不寐，证属阴虚火旺。治宜滋阴清热、宁心安神。拟方六味地黄丸合酸枣仁汤加减。处方：生、熟地黄各 15g，山药 20g，山茱萸 15g，泽泻 10g，茯苓 15g，丹皮 10g，枣仁 30g，川芎10g，知母 10g，夜交藤 30g，合欢皮 15g，远志 15g，黄芪 20g，玄参 15g，五味子 15g，焦山楂、神曲各 10g，炒栀子 10g，白芍 15g，灯心草 2g，煅龙骨、煅牡蛎各 15g，炙甘草 6g。前方加减服药 1 月余，诸症渐除。

按：《黄帝内经》有云"女子七七而天癸竭"，患者年逾七七，肾气渐衰，真阴亏少，心火独亢，水火不济，且"妇女之生，有余于气，不足于血"，加之患者平日思虑过多，耗伤阴血，阴虚内热，上扰心神，故而不寐，烦躁等。方中六味地黄丸滋阴补肾，酸枣仁汤清热除烦，养血安神，辅以夜交藤、合欢皮、远志安神益脑，配以黄芪、玄参、五味子益气养阴，栀子、灯心草清热利湿，除烦安神，白芍滋阴养血，煅龙骨、煅牡蛎平肝潜阳，收敛神气，炙甘草调和诸药。诸药相合，共奏滋阴清热、宁心安神之功。

病案 2　患者，男，61 岁，2012 年 2 月初诊。失眠 10 年，加重 1 个月。早醒，醒后难复寐，眠浅，多梦，夜尿频，口干、口苦，嗳气，纳呆，大便溏。既往有胆结石病史。舌尖红，苔黄厚腻，脉滑。本病西医诊断为失眠，中医称为不寐，证属痰热内扰，肝肾不足。治宜清热化痰，益肾安神。拟方酸枣仁汤合温胆汤加减。处方：酸枣仁 40g，川芎 15g，知母 10g，茯神 20g，法半夏 10g，厚朴15g，竹茹 10g，苍术 15g，杜仲 15g，枸杞 15g，补骨脂 10g，合欢皮 15g，夜交藤 30g，黄芩 10g，夏枯草 10g，灯心草 2g，决明子 15g。患者服上方后诸症悉减，遂宗前方化裁调理月余。

按：患者年过六旬，脏腑渐衰，脾胃功能减退，且平素饮食不节，嗜食肥甘，致脾失健运，痰湿内生，壅遏中焦，蕴久化热，痰热扰心，故见不寐、多梦等症，即《素问·逆调论》所云"胃不和则卧不安"。治疗宜泻其有余，补其不足，清热化痰，益肾安神。酸枣仁汤不仅可以治疗"虚劳虚烦不得眠"，后世将其加减，现已应用甚广，方中重用酸枣仁以养肝血，且以其酸平之性味入心肝二经，配伍以茯神宁心健脾，川芎、厚朴行气消痰，半夏、竹茹化痰祛湿，苍术健脾燥湿，杜仲、枸杞、补骨脂培补肝肾，合欢皮、夜交藤解郁养血以安神，知母、黄芩、夏枯草、灯心草、决明子清心肝二经之热。诸药相合，尽显清热化痰，补养安神之效。

治疗老年失眠首先应充分把握老年人元气多虚、多痰瘀的生理病理特点，以及情志因素在诱发失眠过程中的重要影响，采用培补元气、痰瘀同治的治疗原则，调整脏腑气血阴阳，使其复归于平衡，营卫之行不失其常，则年老者可昼精而夜瞑。另外，嘱咐患者日常注意心情舒畅，同时注意合理安排起居作息，加强体育锻炼和饮食调护等，均对失眠的防治具有重要意义。

病案3 患者，女，54岁，2014年12月8日初诊。诉失眠伴畏寒多年，加重3年。自诉生小孩之后即睡眠欠佳，同时伴有畏寒，但未经系统治疗。51岁绝经以后失眠、畏寒加剧，入睡难，夜间常觉醒，醒后难复睡，每夜实际睡眠时间3～4h，严重时甚至彻夜难眠。常伴有心慌，汗出。畏寒以腰部为甚，求诊时腰部系有羊毛腰带，伴腰酸腿软，神疲乏力，夜尿频多。大便调，纳可。舌淡苔白，脉沉细。处方：制附片6g，桂枝10g，山茱萸15g，熟地黄15g，山药20g，黄芪20g，白术15g，党参15g，益智仁6g，白芍12g，煅龙骨、煅牡蛎各20g，浮小麦30g，夜交藤20g，合欢皮15g，炙甘草6g。7剂，水煎服，每日1剂，分2次服。

2014年12月22日复诊。服用上药1周后，睡眠有所改善，但畏寒改善不明显。嘱其女在当地中医院再购买7剂，服用后每夜能睡4～5h。脉舌同上。仍宗前方，熟附片加至15g，外加龟甲15g。继服7剂，服法同前。

2015年1月5日三诊。自述二诊后睡眠明显改善，便自行停药。近几天失眠再次加重，余如上述。舌红苔白，脉细。仍宗前方，改熟附片10g、醋龟甲10g，外加酸枣仁20g。7剂，水煎服，服法同前。

2015年1月12日四诊。服用上药后诸症俱减，继服用7剂以防复发。

按：患者生产时就损伤了元阳，又为老年女性，失眠、畏寒之症遂成加剧之势。腰为肾之府，元阳不足，无以温煦，故出现腰酸腿软、神疲乏力、夜尿频多等症状；元阳不足，不能上济于心，心肾不交，故出现失眠、心悸之症；整方以温阳安神为主，方用肾气丸来温补元阳，桂枝甘草汤振奋心阳，龙骨、牡蛎潜镇摄纳虚浮之阳，使阳固阴守。黄芪、白术、党参培补元气以化生元阳，复诊加用滋阴安神之龟甲，取阴中求阳之意。三诊，脉舌有变，恐温补太过，遂减熟附片和龟甲之量，辅加酸枣仁以清热除烦，并防止温补太过。诸药合用温补元阳，调和阴阳，使真阳归元，阴阳相交故自能瘥。

元阳亏损导致的失眠治疗当以补阳护阳为主，正如《灵枢·邪客》言："治之奈何？伯高曰：补其不足，泻其有余，调其虚实，以通其道而去其邪……"治疗老年阳虚失眠常选用桂枝、肉桂、附子、干姜、仙茅、淫羊藿之品以振奋元阳；元气可以化生元阳，因此在培补元阳之时常常配以黄芪、党参、白术等培补元气之属；元阳亏损，津液凝滞化痰扰神，因此常配以半夏、陈皮、茯苓等化痰之品，此外还配以龙骨、牡蛎、浮小麦等安神之品。常用方为桂枝甘草龙骨牡蛎汤、肾气丸、右归丸、右归饮、桂枝汤、小建中汤、炙甘草汤、黄芪建中汤、苓桂术甘汤。元阴、元阳双方能够相互资生，相互促进、相互助长，因此在培补元阳之时常常佐以滋补元阴之品，以遵张介宾"善补阳者，当阴中求阳，阳得阴助而生化无穷"之说。

第七节 培元治风法论治老年性皮肤瘙痒症

老年性皮肤瘙痒症是一种与季节、天气、冷热变化和机体代谢的变化有密切关系的皮肤病，常见于中老年人。中医将其归属为"风瘙痒""痒风"，是指无原发性皮肤损害，而以瘙痒为主要症状的皮肤感觉异常的一种皮肤病，在疾病的过程中可由于搔抓出现抓痕、血痂、色素沉着及苔藓样变等继发性皮损。人至老年期，由于皮肤萎缩退化及干燥、皮脂腺分泌减少、皮肤表面屏障受损而易生此病，秋冬季可加重。

一、元气亏虚，风邪为盛

《难经》曰："痛为实，痒为虚。"《诸病源候论》曰："风瘙痒者，是体虚受风……邪气微，不能冲击为痛，故但瘙痒也。"老年性皮肤瘙痒症虽病在皮肤外表，却与整体密切相关，该病以实证为候，究其根本则为本虚之证，多由于元气不足，风邪犯之而发为本病。人体元气充足，气血运行通畅，安能"滋脏腑、安魂魄、润颜色、御外邪"。元气不足之时，人体功能低下，抗病能力减弱，易招邪气侵袭或因虚致实而为病。《医门补要》云："人至老年，未有气血不亏者。"《灵枢·营卫生会》云："老者之气血衰。"老人元气多亏，脏腑亏损，气血津精不足，腠理疏松，对外界的适应能力差，易感邪而发病；或因脏腑功能失调，营卫气血不和，肌肤失于濡润，最终出现皮肤的病理病变，发生老年皮肤病。

《外科证治全书》记述该病"遍身瘙痒，并无疮疥，搔之不止"。老年性瘙痒症最主要的表现就是"瘙痒"。风邪是该病最主要的致病因素，"无风不作痒"，风邪阻滞肌肤不得宣泄是引起皮肤瘙痒最重要的原因。风又分外风与内风，元气不足，营气不充，卫外不固，外风侵袭；气能生血，精血亏虚，肌肤失养，化燥生风；气能行血，气机失利，血行失畅，瘀而生风引起瘙痒。由此可见，老年性瘙痒症的根本是元气亏虚，元气盛衰变化影响着疾病的发展与预后。

老年人疾病的发病因素有着年龄带来的特异性，孙思邈在《千金翼方》中提出老年人易"性情变异"，或"万事零落，百无聊赖"，或"率多骄恣，不循轨度"。对于老年人来说，自身机体功能的减退和罹患疾病都会给其带来巨大的身心压力。或肝气郁滞，运行失畅，郁而化热生瘀；或忧思太过，耗伤阴血，食纳不佳，生化无源……故情志不遂是导致老年疾病的重要因素之一。当代的老年人大多经历过饥饿困苦时期，如今由于生活条件的改善以及老年人味觉功能的减退等多种原因，大多数偏食肥甘厚腻，易伤脾生痰。《医林改错》曰："元气既虚，必不能达于血管，血管无气，必停留而瘀。"元气亏虚，无力推动血行、运化水湿，聚而成痰，日久生瘀，两者常胶着存在，故有"老人多痰多瘀"之说。因此对于该病，"元气亏虚、风邪为盛"是基础，"郁、痰、瘀"亦是不可忽略的病理因素。

二、分期用药，辨证施治

（一）急则以治风止痒为主

"风盛则痒"，风邪是该病最主要的病理因素，对于急性期发作的患者应首先解决其痒症，因此治风是首要大法，常以荆芥、防风、地肤子、浮萍、白鲜皮、刺蒺藜、桂枝等药物祛风止痒。吴鞠通言："以食血之虫，飞者走络中气分，走者走络中血分，可谓无微不至，无坚不破。"视病情轻重、病程长短，常投以蝉蜕、僵蚕、全蝎、地龙、乌梢蛇等血肉有情之品搜风入络。同时，对于不同的皮损部位，重用不同风药，如头面部重用薄荷、桑叶等清宣之品；背部重用防风、荆芥以入太阳经；腹部重用升麻、葛根等以入阳明经；四肢重用鸡血藤、忍冬藤等枝藤类药。明代医家李中梓在《医宗必读》中提出："治风先治血，血行风自灭。"或血虚风燥，或血热生风，或瘀血风阻，皆可以导致"痒风"之疾，老年人多以血虚、血瘀为主，久而化热，临床上应根据证候不同加以判断。若病程日久，皮肤干燥，伴有脱屑，面色无华，少气懒言，舌淡苔薄，脉细等，则辅以当归、酸枣仁、生地黄、丹参、党参、女贞子、车前子、墨旱莲等养血润燥；若患处皮温高，遇热瘙痒更甚，伴心烦、口渴，小便色黄短赤，舌红苔黄，脉数等，则辅以石膏、知母、白芍、生地黄、丹参等以凉血滋阴；若皮损处多瘀点瘀斑，色暗，色素沉着明显，舌紫暗有瘀，脉涩等，则辅以当归、桃仁、红花等活血行血。

（二）缓则以培补肺脾为主

《素问·评热病论》云："邪之所凑，其气必虚。"对于缓解期的患者，瘙痒减轻，虚则补之，须以培元固本为主。《素问·五脏生成》言："肺之合皮也，其荣毛也。"《丹溪心法》云："有脾虚身痒，本无疥癣……痒不可任，此乃脾虚所因。"《太平圣惠方》曰："脾胃者，水谷之精，化为气血，气血充盛，营卫流通，滋养身形，荣以肌肉也。"脾为后天之本，主运化水谷精微，输布于全身，四肢百骸皆赖脾以濡养。肺在体合皮，其华在毛，主宣发肃降，将气血津液输布于全身，以"温分肉，充皮肤，肥腠理，司开合"，肺脾相合以维持皮毛的正常生理功能。故治疗该病，理应"培元固本、顾护肺脾"，但补益之品不可太过滋腻，以防碍脾生湿，常用玉屏风散、固元汤、补中益气汤、参苓白术散等化裁，常用药物有党参、人参、西洋参、黄芪、白术、山药、黄精、薏苡仁、陈皮等。《养老奉亲书》曰："高年之人，真气耗竭，五脏衰弱，全仰饮食以资气血。"对于老年病的治疗，还需从食疗方面着手，"莫食膏粱，淡食为最"，须饮食清淡，可酌情食用一些药食同源之物，诸如山药、薏苡仁、粳米、大枣、桂圆干、黑芝麻、莲子等以培补元气。

（三）证多夹杂，余邪当理

张秉成在《成方便读》中提出："治郁者必先理气，以气行则郁行。"多用四逆散、越鞠丸等方加减，常用柴胡、白芍、黄芩、陈皮、枳壳、夏枯草、乌药、香附、川芎等入肝之药。《灵枢·师传》云："告之其所败，语之其所善，导之其所便，开之其所苦。"《金匮要略》曰："病痰饮者，当以温药和之。"《素问·至真要大论》言："结者散之。"对于病程较长者，痰瘀常胶结为病，此时应痰瘀同治，但须分清主次久暂，分别采用痰瘀先后治、痰主瘀次、瘀主痰次等治法，常用法半夏、陈皮、茯苓、川芎、全蝎等药。若皮损处以红斑、丘疹、疱疹及糜烂为主，伴有渗液，多考虑为湿热所致，常予以土茯苓、苦参、黄柏、竹茹、茵陈、虎杖等清利湿热，若患者红肿热痛明显，可酌情加金银花、连翘、蒲公英、紫花地丁等清热解毒之药。

（四）防治兼顾，日常调摄

首先，此类疾病应十分注意饮食起居及日常防护，如忌食浓茶、辛辣、烟酒、咖啡等刺激之物；尽量减少使用肥皂等碱性过强的洗护产品，水温不宜过高，洗浴不宜过勤，沐浴后及时保湿处理；起居有常，心情愉悦，不妄作劳。对于老年性疾病，"医养结合"才是未来的主流手段。其次，皮肤瘙痒症是许多全身性疾病的伴发或首发症状，如尿毒症、甲状腺功能减退或亢进、糖尿病、恶性肿瘤等，此时应详细询问病史，排除此类疾病，以免贻误病情。

◇ **验案举隅：**

病案1 患者，男，63岁，2019年10月20日初诊。主诉：皮肤瘙痒3年余，加重半年。患者3年前腿部及背部皮肤干燥伴瘙痒，挠后易溃破，难愈合。近半年瘙痒加重，蔓延至全身。纳一般，口干，大便干结，小便调。查体可见散在抓痕、糜烂渗出及血痂。舌尖红，苔黄厚，中有裂纹，脉弦数。西医诊断：老年性皮肤瘙痒症；中医诊断：风瘙痒（气虚风盛证）。治法：益气固表，祛风止痒。用药：黄芪40g，白术15g，防风15g，蝉蜕10g，僵蚕15g，全蝎10g，苍术15g，党参15g，黄精15g，桑椹15g，连翘15g，金银花15g，黄芩10g，茵陈10g，虎杖15g，石膏（先煎）30g，当归15g，丹参15g，白鲜皮15g，地肤子15g，炙甘草6g。7剂，日1剂，水煎，分3次服用。嘱其适起居，调饮食。

二诊（2019年10月27日）：诉白日症状缓解，夜间仍瘙痒难耐，脉弦数，舌红，苔黄厚，中有裂纹。守前方加煅龙骨（先煎）20g、煅牡蛎（先煎）20g、酸枣仁20g、玄参15g、生地黄15g。10剂，煎服法同前。

三诊（2019 年 11 月 12 日）：诉夜间可安然入睡，舌红，苔薄黄，稍厚，中有裂纹，脉弦稍数。仍以上方加减，服药一个半月，诸症平复。

按：患者年逾花甲，脏腑功能衰退，气血不足，风邪乘虚而入，风盛则痒，发为此病，治宜"益气固表，祛风止痒"，方以玉屏风散加减。方中黄芪、白术益气健脾固表，脾气旺可生金，肺金足可固表实卫，两者相配，使气旺表实，外邪避侵，防风走表既祛风邪又可防御风邪。三者合用，补中有疏，散中有补。蝉蜕、僵蚕、全蝎、白鲜皮、地肤子可疏风止痒；苍术、茵陈、虎杖可清热燥湿；连翘、金银花清热解毒；黄芩、石膏清泻肺中之郁热；当归、丹参养血润燥；党参益气养血；黄精、桑椹补气养阴、生津润燥；炙甘草补脾益气、调和诸药。本方以培元与疏风并重，配以养血、燥湿、清热等治法，使元气生，风邪去，瘙痒止。复诊时加用甘寒之品生地黄、玄参养阴清热，夜间瘙痒甚，加入煅龙骨、煅牡蛎镇静安神，酸枣仁养心安神，夜卧安可正气充，有助于祛邪。

病案 2　患者，女，52 岁，2019 年 9 月 10 日初诊。主诉：全身多处瘙痒半年余。患者诉半年前出现全身多处皮肤瘙痒，口服抗组胺药可稍作缓解。纳少，食后易腹胀，入睡困难，多梦，大便 3～4d 一行，质时干时稀，小便调。查体可见四肢及躯干有抓痕，沿抓痕有色素沉着及皮肤苔藓样变。近 1 年月经不调。舌淡，苔黄稍厚，脉浮弦。既往有中度焦虑、抑郁症，慢性浅表性胃炎病史。西医诊断：全身性皮肤瘙痒症；中医诊断：风瘙痒（肝郁脾虚、血虚风燥证）。治法：调肝理脾，养血润燥。用药：柴胡 10g，枳壳 10g，白芍 15g，生地黄 15g，丹皮 10g，防风 10g，苍术 15g，当归 10g，丹参 15g，玄参 15g，金银花 15g，连翘 15g，石膏（先煎）20g，合欢皮 10g，酸枣仁 20g，地肤子 10g，忍冬藤 15g，海螵蛸（先煎）15g，黄芪 15g，五味子 15g，乌梢蛇 15g，炙甘草 6g。7 剂，日 1 剂，水煎，分 3 次服用。

二诊（2019 年 9 月 17 日）：诉瘙痒缓解，余症状均有改善。舌淡，苔薄黄，脉弦稍细。上方加墨旱莲 15g，女贞子 15g。7 剂，煎服法同前。后未再复诊，电话随访诉自行再次抓药 15 剂，已基本痊愈。

按：该患者处于围绝经期，属于《黄帝内经》所说的"七七，任脉虚，太冲脉衰少，天癸竭"之时，阴血不足，易化燥生风；阴血不足，血舍魂，故可见不寐多梦；既往有中度焦虑、抑郁病史，肝郁日久，郁而化热生风；"土得木而达"，肝病常及脾，可见纳少、食后易腹胀、大便时干时稀等症，治以"调肝理脾，养血润燥",方以四逆散加减。"肝体阴而用阳",方中柴胡升发阳气,疏肝解郁,白芍敛阴养血,枳壳理气解郁、"治遍身风疹痒",三者相配可养肝疏肝,佐以炙甘草调和诸药,益脾和中。地肤子、乌梢蛇、防风祛风止痒;忍冬藤、金银花、连翘清热解毒;生地黄、丹皮、玄参、丹参、当归滋阴清热、凉血活血;苍术燥湿健脾;海螵蛸除湿制酸;石膏清热泻火;合欢皮、酸枣仁、五味子宁心养心、解郁安神;黄芪补益肺脾;全方以调肝理脾、养血润燥为主,配以祛风、清热、祛湿等治法,复诊加以二至丸补益肝肾阴血,肌肤得以润泽,瘙痒可止。

人至老年,元气不继,五脏虚损,气血俱衰,因而老年病多以虚证或虚实夹杂证为主。治法以补虚扶正为要,同时也应注重风、痰、瘀、湿、毒、火、郁等病理产物,明辨虚实主次、轻重缓急、灵活用药。针对老年性皮肤瘙痒症,在运用中医药治疗的同时,应嘱患者注意饮食起居及皮肤护理,以有效改善病情,提高患者的生活质量。

第八节　培元通络法论治产后头痛

产褥期又称"产后",为产妇各系统恢复时期,一些潜在的病变可在产后出现。产后因机体抵抗力下降、疼痛、照料新生儿等影响产妇休息与恢复,可增加感染与患病的概率。张仲景在《金匮要略·妇人产后病脉证治》提到妇人产后三病:"新产血虚、多出汗、喜中风,故令病痉;亡血复汗、寒多,故令郁冒;亡精液,胃燥,故大便难。"其中郁冒与头痛相似。因生产时劳累过度,或产后调护不当等因素致使产妇常会出现头痛症状,常表现为双侧头痛,头痛多位于颞部,也可位于前额、枕部或巅顶部,发作无定期。多伴有疲乏、恶风、睡眠欠佳等症状,影响日常生活。

一、元气亏虚是发病的基础,脑络失养是病变的关键

元气是人体最基本、最重要的气,在《难经》中称为"原气",是人体生命活动的原动力,元气能推动和调节人体的生长发育、脏腑官窍的生理活动。《素问·评热病论》云:"邪之所凑,其气必虚。"《素问·刺法论》云:"正气存内,邪

不干正。"气对于人体有着重要作用，元气能使人体脏腑经络正气充沛以抵挡病邪，元气亏虚则人体抵御病邪能力减弱，而使得病邪入侵。元气亏虚是百病之源。分娩时过度用力、失血、汗出等因素影响，易形成产后多虚的病变基础。《轩岐救正论》曰："精血不能充，则肾之元气虚。"元气根植于肾，以肾中先天之精为基础，又赖后天水谷精气的培育。生产过程虽为自然过程，但也必伤肾气，加之妇人在怀孕生产过程中气血俱聚于下以养胞胎，致使自身气血不足，生产过程中的过度劳累、失血导致中焦脾胃虚弱，气血生化无源。先天之精肾精亏虚，后天水谷精气输布障碍而无以充养元气，必会导致元气亏虚而出现疾病。

"脑为髓之海"，肾主生髓化血，藏精，精髓上充脑髓，髓海的充盈主要依赖肾精的充养及脾胃运化水谷精微的濡养，输布气血上充于脑。《景岳全书·妇人规》曰："产后气血俱去，多虚证。"产后元气亏虚，气血化生之源不足，精血亏虚无以上充脑络，则出现头痛。《圣济总录·产后门》言："论曰头者，诸阳所聚，产后气血虚损，风邪客于阳经，注于脑络，不得疏通，故为头痛也。"产后体虚，营卫失和，卫外不固，腠理不充，对外邪抵御能力下降，起居或饮食不当则易致风邪入侵脑络，因正气不充无以祛邪，使得脉络受阻，不通则痛。《难经·六十六难》曰："三焦者，元气之别使也，主通行三气，经历于五脏六腑。"元气通过三焦流于全身，无所不到，上行入脑，充养脑髓，维持脑的正常生理功能。而产后气血损耗，元气不足，气为血之帅，气对血有推动、化生的作用。元气虚则化生血液、推动血液运行的功能减弱，出现血不养脑，脑髓空虚，清窍失养，故不荣则头痛。

二、培元通络为产后头痛的基本治则

产后头痛的治疗当以培补元气为本，养血通络为标，抓住本虚标实的特点，以培补元气立法，注重补肾健脾以培元，兼祛瘀通络以培元。故在治疗时多选用左归丸、右归丸、大补元煎、四物汤、归脾汤、八珍汤等方加减培元固本，药用黄芪、太子参、生晒参、白术、熟地黄、黄精等补益元气。配伍川芎、当归、阿胶、首乌藤、丹参、怀牛膝等药物补血养血，活血通络。产妇在产后有"多虚多瘀的"特点，所以在扶正时不可过补，在培补元气时注重配伍理气药物，常用广木香、香附药物行气通滞，以避免气机壅滞。因人制宜，在久病必瘀理论的指导下，常选用虫类药物如土鳖虫、蜈蚣、全蝎等配伍治疗，以达逐瘀通络止痛的功效。

在临证用药中，还须注重引经药的使用，参考经络循行，使得药物直达病所。如羌活常用于太阳经头痛；白芷常用于阳明经头痛；柴胡常用于少阳经头痛；藁本常用于厥阴经头痛。产后元气亏虚，五脏失调，气机逆乱而易出现情绪抑郁。在治疗产后病时常配伍合欢皮、郁金、枳壳、白芍、香附等药物调畅气机，解郁除烦，使气血调和。

◇ **验案举隅：**

病案1 患者，女，36岁，2019年3月3日初诊。主诉：头痛3个月。患者自述3个月前产后出现头痛，现症见间断性头痛，发作隐痛，时发时止，伴周身关节疼痛、恶风、畏寒，睡眠欠佳，月经不调，纳可，二便调。舌淡，苔白腻，脉细弦。西医诊断：产后头痛；中医诊断：产后头痛，证属元气亏虚，脾肾不足。治宜培补元气，补益肝肾。处方：太子参15g，白术15g，茯神15g，当归10g，白芍10g，淫羊藿10g，巴戟天15g，枳壳10g，杜仲10g，菟丝子15g，覆盆子15g，玄参15g，醋香附10g，酸枣仁20g，黄精10g，艾叶15g，肉桂10g，炙甘草6g。7剂，水煎，日1剂，分3次服用。

二诊（2019年3月10日）：自诉头痛减轻，发作次数减少，近期晨起出现燥热，盗汗，双下肢发冷，左侧足跟疼痛。舌淡，苔白，脉细弦。处方：上方加柴胡15g，黄芪20g，川芎10g，怀牛膝15g，丝瓜络15g，郁金15g，威灵仙15g，三七粉（另冲）2g。14剂，日1剂，水煎，分3次服用。1个月后电话随访，患者诉诸症悉减。

按：《傅青主女科》言，"产后百节开张，血脉流散，气弱则经络多阻滞，累日不散，则经脉牵引，骨节不利。"患者产后元气不足，髓海失养，症见恶风、头痛。元气不足无以充养脾肾，脾肾亏虚，见畏寒，关节疼痛不适，舌淡，苔白腻；元气微虚，则神微去，故寐不安，脉细弦。治疗以培补元气、补益脾肾为主，组方以太子参、白术培补元气为君药；淫羊藿、巴戟天、杜仲、菟丝子、覆盆子、肉桂为臣药，补肾固本，以资元气。枳壳、白芍、醋香附疏肝理气，柔肝和血；茯神、酸枣仁养心安神；当归、黄精、艾叶补血养血；玄参养阴生津；诸药相合，脾肾同调而充元气。复诊宗前方加黄芪补气敛汗，柴胡、郁金疏肝清热，川芎活血行气、祛风止痛，怀牛膝、丝瓜络、威灵仙通络，引药下行；三七粉祛瘀止痛；诸药合用，调和五脏而使元气充足。

病案2 患者，女，31岁，2019年10月1日初诊。主诉：头痛伴疲乏2年余。患者自诉 2 年前因产后大出血住院治疗，后出现头痛、疲乏，以后枕部疼痛为主，多在午后发作，伴有疲乏，少气懒言，口干不欲饮水，时有腰痛，睡眠欠佳，月经不调，纳差，二便可。舌淡红，苔薄白，脉细稍弦。西医诊断：头痛；中医诊断：产后头痛，证属元气亏虚，精血不足。治疗以培补元气、养血通络。处方：黄芪 20g，太子参 15g，白术 15g，当归 10g，茯神 10g，川芎 10g，天麻 10g，生地黄 20g，延胡索 20g，桂枝 10g，细辛 2g，生石膏（先煎）10g，竹叶 10g，丹参 15g，土鳖虫 15g，怀牛膝 15g，焦麦芽 10g，焦山楂 10g，焦神曲 10g，白芍 15g，炙甘草 6g，白芷 15g，羌活 15g。7 剂，日 1 剂，水煎，分 3 次服用。

二诊（2019 年 10 月 8 日）：诉服用前方后头痛减轻，发作次数减少。现头痛偶发，伴有畏寒，腰腹部发凉，食欲不佳，二便可。舌暗红，苔白，脉细稍沉。处方：上方加熟地黄 15g，制附片 10g，杜仲 10g，续断 10g，枸杞子 10g。14 剂，日 1 剂，水煎，分 3 次服用。后患者按前方继续服用 1 月余，电话随访，诸症好转。

按：患者产后出血，因血为气之母，血能载气，大量出血，气无所依则随血脱，导致气血两虚，元气亏损，元气虚则推动能力减弱，营血无法上荣头面部，症见头痛，神疲乏力，少气懒言，舌淡红，苔薄白，脉细稍弦。治疗以培补元气、养血通络为主。组方以黄芪、太子参、白术补益元气为君药；当归、川芎、天麻、延胡索养血通络为臣药；生地黄、丹参、生石膏、竹叶滋阴清热，生津止渴，桂枝、细辛、白芷、羌活祛风止痛，加以土鳖虫通络止痛，茯神养心安神，白芍柔肝止痛，怀牛膝补肝肾、逐瘀通经，焦麦芽、焦山楂、焦神曲合用，具有健脾开胃之功效；炙甘草调和诸药。诸药相合，共奏补益元气、养血通络之功。复诊宗前方加熟地黄补血滋阴，枸杞子、杜仲、续断补益肝肾，制附片散寒止痛，诸药合用以充肾中精气而资元阳。

随着社会的发展，女性产后健康状况越来越受到关注。产后病对产妇和新生儿都有极大的影响，若不能及时治疗，病情将缠绵难愈，严重者会导致抑郁症的发生，社会及产妇家属都应高度关注。《素问·经脉别论》总结了"生病起于过用"的病因理论，《素问·咳论》重视"内外合邪"的发病观。历代医家都认同疾病的向愈性取决于人体自身元气充沛从而产生的自我修复、防御和调控能力。元气亏虚是产后病发生的根本，产后元气亏虚，须培元固本，扶正以祛邪。运用培调元气法治疗产后病是元气在激发人体的自我修复调控，以培补元气为本，兼以养血、理气、通络，调整人体脏腑阴阳的平衡而使之阴平阳秘，气血和畅。

第九节 培调元气法论治月经不调

元气主宰人的生命之机,是一身人气最为宝贵之所在。"以母为基,以父为楯"揭示了元气是先天而成的。《医学衷中参西录》谓人之元气"根基于肾,而萌芽于肝,培养于中土",说明元气与肝、脾、肾密切相关。元气以三焦为循行通路,输布全身,以发挥其防御机体外邪,激发、维持各脏腑组织结构的生理功能。月经又称月事、月信、月水,月经不调是妇科常见疾病,表现为月经周期或出血量的异常,可伴月经前、经期时的腹痛及全身症状。

在诊疗疾病过程中须重视元气对疾病的影响,主张调理月经异常要以脾肾为基础,固本调经,培补元气;顺应肝脏之生理特性疏肝解郁,调畅元气;消除阻滞三焦通路的病理产物,疏通三焦,通行元气。

一、从脏腑论"月事以时下"的生理基础

《素问·上古天真论》言:"女子七岁,肾气盛,齿更发长。二七而天癸至,任脉通,太冲脉盛,月事以时下,故有子……七七任脉虚,太冲脉衰少,天癸竭,地道不通,故形坏而无子也。"其中,天癸主宰月经的产生,由肾气充盈所化,具有十分重要的位置。天者先天,癸者水也,天癸与生俱来,乃天一之癸水,天癸的盛衰,皆以肾气也就是天真之气的盛衰变化为基础。《灵枢·五音五味》谓:"冲脉、任脉皆起于胞中。"任脉为一身阴脉之海,主胞宫,冲为血海,所以"月事以时下"是以肾气充盛、血海充足为基础。《格物余论·阳有余阴不足论》载:"主闭藏者肾也,司疏泄者肝也。"肝主疏泄,调畅气机,女子行经是否通畅,除了依赖肾气闭藏功能正常发挥外,还需肝气的疏泄功能与之相互协调,相互配合。又叶天士"女子以肝为先天",女子以血为本,经水系血所化。肝主藏血,亦称"血海",肝藏血充足,乃月经按时来潮的重要保证。脾主运化,乃后天之本,气血生化之源,《脾胃论·脾胃虚实传变论》曰:"元气之充足,皆由脾胃之气无所伤,而后能滋养元气。"先天元气即天真之气禀受于父母后,皆赖脾胃所生水谷之气供应、充养。由此可见,月经的正常与否与肾、脾、肝、任脉、冲脉、胞宫密切相关。

二、元气亏虚乃月经不调之病理根本

《灵枢·百病始生》言："风雨寒热不得虚，邪不能独伤人。卒然逢疾风暴雨而不病者，盖无虚，故邪不能独伤人。此必因虚邪之风，与其身形，两虚相得，乃客其形。两实相逢，众人肉坚，其中于虚邪也因于天时，与其身形，参以虚实，大病乃成。"《素问·刺法论》载："正气存内，邪不可干。"《素问·评热病论》云："邪之所凑，其气必虚。"元气推动和调节人体生长变化和生殖功能，并调控各脏腑、经络、形体、官窍的生理功能。气为血之帅，气能生血，气是血液生成的重要物质基础，元气亏虚则经血生化无源，胞宫血虚则月经不调。津（血）为气之母，气不行则津血或停聚为痰湿瘀血，或因感受寒凉，筋脉收引导致元气凝滞，或外伤造成元气瘀阻，阻滞人气运行（包含元气），乃至化热伤津，或是亏耗元气，损伤脏腑。情志内伤也是损伤元气的重要因素。《素问·举痛论》曰："百病生于气也。"七情内伤导致的月经不调在于本身亏耗元气而不得濡养胞宫及相关脏腑，或是三焦通畅不得造成元气郁滞不达功能部位产生的局部虚证。

李东垣《脾胃论·安养心神调治脾胃论》言："凡怒、忿、悲、思、恐、惧，皆损元气。夫阴火之炽盛，由心生凝滞，七情不安故也。心脉者，神之舍，心君不宁，化而为火，火者，七神之贼也。故曰阴火太盛，经营之气，不能颐养于神，乃脉病也。神无所养，津液不行，不能生血脉也。心之神，真气之别名也，得血则生，血生则脉旺，脉者神之舍。若心生凝滞，七神离形，而脉中唯有火矣。善治斯疾者，惟在调和脾胃，使心无凝滞，或生欢忻，或逢喜事，或天气暄和，居温和之处，或食滋味，或眼前见欲受事，则慧然如无病矣，盖胃中元气得舒伸故也。"这段论述对于情志内伤影响元气做了精辟论述。另外，情志内伤还可以与寒凝、血瘀和气滞等情况相互影响，引起元气运行不畅，久致耗气伤精，胞宫元阳失养，形成虚实夹杂之证。另外，道医葛洪在《抱朴子内篇》一书里列举出10多项伤损元气之事，包括用脑过度、体力消耗过度、情绪调节失常、过喜过悲、生活无规律、饮食不节、性生活不和谐等。因此，元气亏虚是月事失调之病理根本。

三、培调元气乃月经不调之有效治法

中医学强调"生病起于过用"，重视"内外合邪"的疾病观，因此，月经不调不论是因元气内虚还是外邪所致元气不足，在治疗上均需以培补元气作为诊治之根本。正如张景岳《类经》所言："寒热适其中和，则元气得以执持，邪僻无由而至，是即用顺之道也。"

（一）补肾填精，培补元气

元气由肾中精气所化生，后天水谷之气所滋养，因此，顾护元气的实质，即贵在保持肾精的充盈和脾胃的健运。元气即先天之气，源于父母，秉天地之气而成，散于五脏六腑，主要集中于肾脏，与肾精同质异体。培补元气需得补肾填精，以助气化，"经本于肾"，肾精充足则肾气盛，肾气盛则冲任通畅，气血运化有根，月经运行可调，脏腑组织功能强而有力，机体更能抗拒外邪侵入。肾气的强弱会影响正气的强弱，当正气不足，机体阴阳失衡，邪气乘虚而入，往往会引起机体阴阳失调产生疾病。临床处方用药多选"地黄丸"系列，以填补肾阴肾阳，培补元气，固本调经。

（二）滋养脾胃，化生元气

张景岳在《景岳全书·妇人规》中言："月经之本，所重在胃气，生化之源。""调经之要，贵在补脾胃以资血之源。"强调月经与后天脾胃水谷运化密切相关。元气亏损是由于先天禀赋不足或后天滋养不利而致元气的生化充养不足，除了补足先天之精的不足，还可以从脾胃出发，以后天充养先天，脾胃为后天生化之源，消磨运化后天饮食成精微，一则充养各脏腑组织维持正常生命活动，二则充养先天之元，保证生命之源充足。脾胃为滋养元气之本，气血生化之源，为精气升降之枢纽，五脏脏气运行之本质是元气以脾胃为枢纽，上交于心肺，下连于肝肾。临床上，多用小建中汤、参苓白术散、补中益气汤等健运中焦，以助运纳运水谷，充养元气，资血之源。

（三）疏肝解郁，调畅元气

肝主疏泄，可得调畅气机，方能舒情逸志。大抵气者血之母，气乱则经亦乱，故调经以理气为先。张锡纯明确提出"肝主气化"，认为肝"以血为体，以气为用"，体阴而用阳，性条达而恶抑郁，其疏泄功能能助气"流通透达"。而元气的生成、运行又必须依赖肝对全身气机的疏通作用，从肾达肝，从肝达胸中。当前社会压力剧增，更易违逆肝脏疏泄条达之性，元气不得畅达五脏六腑，进而造成机体虚实夹杂之证，邪气乘虚而入，干扰正常月经排泄。所以在月经病的治疗中，各医家多强调疏肝解郁为先，通经是主。临证处方时多用逍遥散或柴胡疏肝散疏达肝郁，或是在组方中选择柴胡、黄芩、枳壳、厚朴等调理胞宫气机。

（四）疏通三焦，通行元气

元气的正常运行需要保证三焦的通畅。《金匮要略》言："若五脏元真通畅，人即安和。"三焦者，元气之别使，三焦通畅则元气运行无阻。元气主干运行途径亦即正使，为循经络历脏腑而依次传递（为五脏之元真），即"五脏相通，移皆有次"；其支流，亦即别使，则入三焦从胃中蒸化腐熟水谷，生成营卫之气并传送水谷之糟粕（即是"水谷之道路，气之所终始"的过程）。正如李东垣谓："脾为化生之源，心统诸经之血。"心脾和平则经候如常，如若或七情内伤，六淫外侵，饮食失节，脾胃虚损，心火妄动，则月经不调矣。因此，针对外邪或是内伤所致三焦阻滞，元气不通，常用川芎、当归、浙贝母、猫爪草、丝瓜络等化痰活血通络之品，疏通三焦，通行元气，舒畅胞宫。

◇ **验案举隅：**

病案1　患者，女，40 岁，2019 年 5 月 26 日因"月经不调 2 年余"初诊。现病史：患者 2 年前出现月经量少，经血色稍深，有血块，无痛经，行经前稍有双侧乳头疼痛，周期 28d 左右。末次月经：2019 年 5 月 4 日。纳可，寐可（一般晚上 12 点左右休息），二便调，晨起口苦。既往行刮宫术 4 次。舌红尖点刺，脉细弦稍数。西医诊断：月经失调症；中医诊断：月经过少。辨证属元气亏虚，气滞血瘀，处以六味地黄丸合桃红四物汤加减：生地黄 20g，山药 15g，山萸肉 10g，泽泻 10g，茯苓 10g，丹皮 10g，柴胡 10g，枳壳 10g，黄芪 20g，当归 10g，川芎 10g，桃仁 10g，红花 10g，菊花 10g，石斛 15g，淫羊藿 15g，苍术 10g，黄柏 10g，太子参 15g，玄参 15g，鸡血藤 20g，炙甘草 6g。14 剂，日 1 剂，水煎，分 3 次服用。

二诊（2019 年 6 月 9 日）：末次月经在 2019 年 6 月 2 日。病史同前，量仍较少，第 2 日量明显减少，色正常，无血块，无双侧乳头胀痛，眠可，纳可，二便调，无口苦、口干。舌红尖点刺，脉细稍弦。仍宗前方，去菊花、黄柏。14 剂，煎服法同前。

三诊（2019 年 6 月 25 日）：月经未潮，纳寐可，二便调，无其他明显不适。舌淡红，苔薄白，脉浮弦。给予太子参 100g，枸杞子 100g，黄精 100g，西洋参 30g，红花 20g，黄芪 100g，淫羊藿 50g，麦冬 50g，石斛 50g，玫瑰花 50g。1 剂，分包，泡水代茶饮。1个月后电话随访，患者诉服茶饮后，诸症明显改善。

按：《素问·阴阳应象大论》言，"年四十，而阴气自半也，起居衰矣。"患者正值不惑之年，肝肾渐虚，另多次刮宫手术，更损伤胞宫。加之平素生活不规律，常以熬夜为习，更耗气伤精，损伤元气。胞宫乃月经原始集聚之地，胞宫大损，元气大亏，故而出现月经量少夹杂血块。其口苦、舌红尖点刺、脉弦细数等均为精亏气耗、气滞血瘀之象。以六味地黄丸（生地黄、山药、山萸肉、泽泻、茯苓、丹皮）加淫羊藿填补先天之元气，修复损伤之胞宫；黄芪、太子参、炙甘草、苍术以健运脾胃，化生气血以滋元气；桃仁、红花、川芎、当归、鸡血藤等补血活血，畅通三焦；玄参配石斛，黄柏配菊花，共奏滋阴清热之功；并以柴胡、枳壳调理肝气，协理元气运行。二诊患者月经前乳头痛已无，故去菊花、黄柏减寒凉之性。三诊诸症均可，无明显不适，舌淡红，苔薄白，脉浮弦。故太子参、西洋参、黄芪、枸杞子、黄精、淫羊藿、石斛、红花、麦冬、玫瑰花以代茶饮日常滋补脾肾，疏肝活血。

病案2　患者，女，35岁，2021年5月25日因"月经不调半年余"初诊。现病史：患者1年前出现月经不净，经期10d，周期38d，末次月经：2021年5月10日，月经量少，色暗红，有血块，经前乳房胀痛，轻微痛经，经期头昏胀痛伴乏力，易焦虑、烦躁，偶见口干、口苦，入眠困难，纳尚可，二便调，余尚可。既往有双侧乳腺轻度增生，双侧腋窝多发淋巴结肿大。舌边尖红，苔少，脉细弦。西医诊断：月经失调症；中医诊断：月经不调。辨证属元阴不足、气郁化火，治以培元填精、疏肝理气。处方：黄芪20g，猫爪草15g，人参10g，夏枯草10g，沙参10g，玄参15g，麦冬15g，酸枣仁10g，五味子10g，桔梗10g，柴胡10g，枳壳10g，白芍15g，川芎10g，当归10g，丹参15g，浙贝母10g，丝瓜络15g，炙甘草6g。14剂，日1剂，水煎，分3次服用。

二诊（2021年6月20日）：末次月经是2021年6月12日，量较前稍多，经期8d，色正常，血块较前减少，经前乳房胀痛较前减轻，无痛经，眠稍可，仍烦躁、口苦，余同前。舌边尖稍红，苔少，脉细弦。仍宗前方去浙贝母、桔梗，加百合20g，茯神10g，合欢皮10g。14剂，煎服法同前。

三诊（2021年7月23日）：末次月经是2021年7月11日，本次月经周期基本正常，经期8d，量较前多，色正常，经前乳房胀痛好转，无痛经，纳可，二便调。舌红，苔薄白，脉细稍弦。处方：酸枣仁30g，太子参15g，当归10g，麦冬

15g，人参 10g，黄芪 20g，玄参 15g，柴胡 10g，枳壳 10g，白芍 10g，百合 20g，夏枯草 10g，炙甘草 6g。7 剂，煎服法同前。1 个月后电话随访，患者诉续前方 14 剂后，疗效巩固，月经恢复正常。

按：《傅青主女科》言，"宜舒肝之郁，即开肾之郁也，肝肾之郁既开，而经水自有一定之期矣。"患者经前乳房胀痛、痛经、头昏胀痛、焦虑等属肝气郁结，情志不舒，疏泄失职，气血不能"流通透达"，郁滞肝脉，不通则痛。经色暗红，有血块，烦躁，口干、口苦，入眠困难乃肝气郁结、化火伤阴、煎灼经血、扰动心神之象。肝气郁结，经脉循行不畅，元气不达胞宫，经血催动、运行乏力，故月经量少，经期、周期较长。舌边尖红，苔少，脉细弦亦为肝气郁结、气郁化火伤阴之象。方中人参、黄芪、五味子、沙参、玄参、麦冬补益元气，滋养阴液，推动、激发胞宫的生理功能；柴胡、枳壳、白芍、桔梗、夏枯草行气疏肝，清泄肝经郁火，恢复肝木疏泄条达之性；当归、川芎、丹参活血补血，经血化生有源，三焦运行通畅；浙贝母、丝瓜络、猫爪草化痰散结，舒络通经止痛；酸枣仁养血安神助眠；炙甘草调和诸药。二诊诸症尚可，有所好转，恐行气散结之力太过，故去浙贝母、桔梗，加百合、茯神、合欢皮宁心安神，增强助眠之功。三诊诸症皆可，酌情裁减药物，全方以补为主，稍加行气活血之品，巩固疗效。

月经不调作为临床常见疾病，病因病机复杂多变，认为其发病总以元气在整体或局部造成的亏虚态势为主，因此月经不调首先得恢复元气，正如张景岳在《中兴论》中强调："然求复之道，其道何居？盖在天在人，总在元气，但使元气无伤，何虑衰败，元气既损，贵在复之而已。"在此基础上，再分别从肾、脾、肝、三焦、痰浊、瘀血等各方面全面调理。现代研究发现，月经不调的发生与地理位置、气候环境、生活习惯造成体质差异性密切相关，因此，在培调元气的基础上，结合个体体质差异亦可作为诊治月经不调的重要参考。

第十节　培元固本法论治畏寒症

畏寒症多是由脾肾阳虚而产生的虚寒证，而阳虚是在气虚的基础上进一步发展来的。《素问·三部九候论》曰："虚者补之。"《素问·至真要大论》曰："劳者温之。""损者温之。"故在治疗上主要以培补元气为主，兼扶阳散寒。

一、诸寒收引，皆属于肾

畏寒是临床上较常见的一种患者自觉怕冷的症状，主要表现为形寒肢冷、面色苍白，倦怠喜卧喜暖，口不渴，舌淡，苔白，甚者呕吐清水，下利清谷，筋脉拘挛，局部冷痛等。此症属于中医学寒证中的内寒，是机体阳气尤其是脾肾之阳不足，寒从中生而产生的一系列阳气虚衰症状，故又称为"虚寒"。临床上又以肾阳虚衰常见，故《素问·至真要大论》曰："诸寒收引，皆属于肾。""诸病水液，澄澈清冷，皆属于寒。"肾中元阳是人体一切功能活动的原动力，是生命活动的生化之源，肾阳振，肾气足，则脏腑得以温养，百骸得以温煦，精神充沛，百病不生。脾为后天之本，主运化水谷精微，其运化功能的正常与否主要依赖肾阳的温煦。如果肾阳亏虚，命门之火衰微，则"釜底无薪"，脾阳亦不能健运，故表现为脾肾阳虚的证候。

二、气虚则内寒，阳虚则外寒

《素问·评热病论》曰："邪之所凑，其气必虚。"《素问·刺志论》曰："气虚者，寒也。"《难经·二十二难》曰："气主煦之。"《质疑录》曰："气为生人之火，立命之本也。""少火生人之元气，是火即为气，此气为正气。"元气的调节建立在其温煦功能之上，通过"温分肉，充肌肤，肥腠理"而司腠理的开泄，调节人体的体温，适应自然界的寒暑气候变化。因此，元气的正常运动可以维持体温的恒定，使机体脏腑经络能够正常进行生理活动。畏寒的主要病因病机是元气的功能低下，气血不足，机体失于温煦，不能抵御阴寒之气，则寒从内生，即《诸病源候论·冷气候》曰："夫脏气虚，则内生寒也。"所谓："气不足便是寒。"同时，历代医家十分强调阳气对于人体的重要性，《素问·生气通天论》曰："阳气者，若天与日，失其所，则折寿而不彰。故天运当以日光明。""凡阴阳之要，阳密乃固……阳强不能密，阴气乃绝。""阳气者，精则养神，柔则养筋。""阳强则寿，阳衰则夭。""阳气者，大怒则形气绝，而血菀于上，使人薄厥。"金元时期李东垣创"甘温除大热"之法，治以甘温益气补中温阳，倡导以阳气学说为主流。李东垣根据气机升降的理论，本着"劳者温之，损者益之"的原则，立辛甘温升散之法，以升阳、散火、渗湿、疏肝，创补中益气汤。

气虚之久易致阳虚，阳虚则机体失于温煦而见畏寒肢冷。《素问·调经论》曰："阳虚则外寒。"《质疑录》曰："人体通体之温者，阳气也。"《医碥·气》曰："阳气者，温暖之气也。"明代医家张介宾《类经附翼·真阴论》曰："畏寒洒洒者，以火脏之阳虚，不能御寒也。"《药性微蕴》说："百病生于寒热，寒热总由于水火，水火统归于元气。"龚廷贤指出："气虚而中者，由元气虚而贼风袭之。"气虚为阳虚之渐，阳虚为气虚之极。气虚是指元气虚衰，温煦作用减弱，寒意始渐，其人若深秋之思缕衣，故曰气虚偏寒；阳虚是指元阳虚衰，寒意已极，其身若严冬之恋灶火，故曰阳虚生寒。阳虚是在气虚之"极"的基础上形成的，除具气虚证表现外，它还具有阳虚则畏寒肢冷的虚寒表现。

三、现代医学对畏寒症的认识

畏寒症在现代医学中属于冷症，该症不是因绝对低温所致，而是由于自主神经功能紊乱，引起血管神经功能失调，局部毛细血管痉挛，血行受阻，导致某一部位冷感；也不是因为单纯的卵巢功能低下，而是包括下丘脑－垂体轴的内分泌功能紊乱，引起自主神经功能失调所致。冷症是由于全身性循环障碍的营血虚寒，现代医学表明，当机体受到严寒的刺激时，通过收缩体表血管减少体温的散失，同时增加肌肉的张力和抖动来产生热量，使体温不致下降。由于这种机制所产生的热量有一定限度，当寒冷继续存在或原有疾病继续发展，上述机制不能保持，故出现体温过低。有研究表明，寒证与机体生理指标存在某种联系，如血压、呼吸间隔、心搏间隔、口温及唾液量等。最早研究寒证本质的梁月华提出虚寒证的形成与脑内抑制物和 5- 羟色胺（5-HT）增多、儿茶酚胺（CAs）减少以及丘脑下部促激素释放因子和其他肽类的减少有关。畏寒还可能与先天遗传有关，同一家族的成员对温度敏感度可能具有相似性。有研究从证候定性、定量、主症定性、主症定量积分 4 个方面比较了家系虚寒证和非家系虚寒证患者之间，以及他们与正常人之间宏观证候变化规律，结果发现家系虚寒证和非家系虚寒证患者与正常人之间在宏观证候上有明显差异。

◇ **验案举隅：**

病案1 患者，女，62 岁，畏寒数年。于 2013 年 9 月 20 日初诊。自诉夏日畏寒，双下肢尤甚，不能吹空调，现仍穿秋裤、毛裤（气温 22℃，常人都穿单衣、单裤），身觉关节处冷痛，左手大拇指麻木不适。有甲减病史，有家族畏寒遗传倾向（其母亲、妹妹均畏寒怕冷）。舌淡，苔白滑，脉沉细。证属肾阳亏虚。药用：熟地黄 15g，山药 15g，山茱萸 15g，泽泻 10g，茯苓 15g，丹皮 10g，熟附片 10g，黄芪 30g，焦白术 15g，焦山楂、神曲各 10g，怀牛膝 15g，煅龙骨、煅牡蛎各 15g，黄柏 10g，炙甘草 6g。服 7 剂后畏寒症状明显好转，现可脱掉毛裤、秋裤，偶有关节冷痛，仍宗前方，改熟附片 6g，巩固疗效。

按：《医述·遗精》认为"肾乃元气之本，生成之根，以始终化之养之道也"。肾居下焦，为阳气之根，肾阳不足，命门火衰，失于温煦，则畏寒肢冷，下肢尤甚。真阴不足，真阳生化无源，故用六味地黄丸滋补肝肾之阴，加熟附片壮肾中之阳，用阴中求阳之法，以达"少火生气"、温补肾阳之目的，阳得阴助而生化无穷，即王冰提出的"益火之源，以消阴翳"；另重用黄芪、焦白术等培补元气，黄柏燥湿祛寒，煅龙骨、煅牡蛎潜阳安神，怀牛膝补肾壮骨、引药下行。诸药合用，共奏温肾补阳、固护先天之功。

病案2　患者，男，84 岁，于 2014 年 1 月 5 日初诊。自诉畏寒，背部尤甚，食欲差，易腹胀，易便溏，汗易出，小便多，尿频，夜尿 7～8 次。脉弦细弱，舌淡胖边有齿痕。证属脾肾阳虚，内生虚寒。药用：黄芪 30g，当归 10g，白术 15g，苍术 10g，白芍 15g，生晒参 5g，麦冬 15g，炙甘草 6g，熟地黄 15g，酸枣仁 30g，续断 15g，五味子 15g，枸杞子 15g，煅龙骨、煅牡蛎各 15g，玄参 15g，桃仁 10g，郁金 10g，浮小麦 30g。服 10 剂后腹胀、便溏缓解，背部畏寒好转。

按：肾为先天之本，脾为后天之本，先天温养激发后天，后天补充培育先天，肾阳虚衰，火不生土，脾阳亦衰。《脾胃论·脾胃虚实传变论》指出："元气之充足，皆有脾胃之气无所伤，而后能滋养元气……脾胃之气既伤，而元气亦不能充，而诸病之所由生也。"李东垣还指出："内伤脾胃，乃伤其气；外感风寒，乃伤其形。"脾肾阳虚，失于温煦，则见畏寒肢冷、便溏，在治疗上脾肾同调，先天后天相互资生，相互促进。故用黄芪、白术、生晒参、麦冬等健脾益气之品，熟地黄、续断、五味子、枸杞、煅龙骨、煅牡蛎等温补肾阳，以达益肾健脾之效。

病案3　患者，女，59 岁，于 2014 年 1 月 12 日就诊。诉睡眠欠佳，易醒，多梦，畏寒明显，四肢冰冷，泡脚后仍觉发冷，需穿袜睡觉，2013 年体检查出有冠心病，乳腺增生中度，轻度脂肪肝。舌淡苔白，脉弦缓。证属气血两虚，肝郁气滞。药用：黄芪 30g，当归 10g，柴胡 15g，桂枝 10g，白芍 15g，枳壳 10g，夜交藤 30g，合欢皮 15g，白术 15g，陈皮 10g，丝瓜络 15g，皂角刺 15g，煅龙骨、煅牡蛎各 30g，苍术 15g，白芷 15g，焦三仙 10g，女贞子 15g，旱莲草 15g，决明子 15g，生甘草 6g。服上方 10 剂后睡眠改善，畏寒好转，可脱袜睡觉。

　　按：气的温煦作用有助于精血的正常疏泄、循行和输布，即所谓："得温而行，得寒而凝。"气血不足，元阳亏虚，阴寒凝结，阻滞气机，元气运行输布障碍，不能外煦肌肤，内温脏腑；气血运行与肝的疏泄功能密切相关，肝郁气滞，阻碍气机，气血运行不畅，不能畅达于肌表而致肌肤失于濡养，则见面白肢冷。《血证论・吐血》说："血为气之守。"《张氏医通・诸血门》指出："气不得血，则散而无统。"说明血能载气，血能养气，气依附于血存在体内，《素问・调经论》曰："血气不和，百病乃变化而生。"故治疗上予以黄芪、当归、白芍、桂枝等补气养血、调和营卫，辅以柴胡、枳壳等疏肝理气，以达调和气血，阳密乃固的目的。

　　其他治法：依据患者体质不同，嘱患者于冬令前后予以相应膏方调治畏寒症，疗效较好。畏寒症还可采用穴位敷贴或艾灸足三里、三阴交、肾俞、神阙、命门、关元、气海等穴位来缓解全身或局部畏寒肢冷、神疲懒动、便溏等症状。在食疗方面，《灵枢・师传》指出："食饮者……寒温适中，故气将持，乃不致邪僻也。"强调了饮食与元气的充盛和身体健康有着重要的联系。故畏寒症的人可多选择味甘、辛，性温、热、平之食物来改善或者缓解畏寒肢冷的症状，但要防温补太过。

第十一节　培调元气法论治中风后遗症

　　中风是以卒然昏仆、口眼㖞斜、半身不遂为主要特征的一类疾病，多发于中老年人群，是中国人口死亡和致残的首要原因。中风患者即便在急性期得到了积极的救治，但大多遗留有不同程度的后遗症，如半身不遂、言语謇涩、口角㖞斜、痴呆等，这些后遗症往往使患者失去劳动能力，生活无法自理，增加患者痛苦的同时给家庭和社会带来了很大的负担。因此，提高中风后遗症患者的康复效果很有必要。

　　《黄帝内经》论述老年人生理病理认为，女性到了 50 岁左右，任脉亏虚，冲脉衰少，天癸衰竭，因而进入绝经期不再具有生殖功能，而男性在 64 岁左右同样处于肝肾不足、天癸衰竭的状态。此时，男女肝肾精血渐亏，在此基础上，或寒温失宜，或起居失常，或饮食失节，致水不涵木，肝阳化风化火，上扰清窍，气血逆乱，发为中风。中风后进入恢复期，由于正气未复，邪气残留，临床表现出以气虚血瘀为特征的一系列后遗症，如神疲乏力、不思饮食、语言謇涩、口角流涎等。此时患者诸多症状为元气亏虚，血行不畅所致，故可采用培元固本法，益正气，祛瘀血。

一、中风后遗症的病因病机

本虚：元气亏虚是中风后遗症的根本原因。中风患者多为中老年人，本身即有元气亏虚的病理改变，《素问·阴阳应象大论》曰："年四十，而阴气自半也，起居衰矣。年五十，体重，耳目不聪明矣。年六十，阴痿，气大衰，九窍不利，上虚下实，涕泣俱出矣。"在此基础上，或起居失常，或饮食失节，或劳逸失度，或为情志所伤，引起气血阴阳失调，发为中风。在中风急性期，医家多用活血化瘀、镇肝息风、清热豁痰开窍等法，至病情迁延进入恢复期及后遗症期，元气亏损更甚。后遗症期，由于正气未复，邪气残留，血脉不畅而后遗诸症，临床常见半身不遂，肢体屈伸无力，口角㖞斜，言语謇涩，伴少气懒言、神疲乏力等症。即如王清任在《医林改错》中曰："夫元气藏于血管之内，分布周身，左右各得其半，人行坐动转，全仗元气……若元气一亏，经络自然空虚，有空虚之隙，难免其气向一边归并。"明代张景岳在《景岳全书》亦曰："偏枯拘急痿弱之类……夫血非气不行，气非血不化。凡血中无气，则病为纵缓废弛；气中无血，则病为抽掣拘挛……故筋缓者，当责其无气；筋急者，当责其无血。"可见气血亏虚，筋脉失养可致中风后偏瘫、肢体痿废、拘急等症。

标实：中风后遗症多属本虚标实，瘀血是其关键因素。元气与精、血、津液在生理上相互为用。瘀血既是病理产物，也是致病因素，一方面中风后遗症患者久病耗伤元气，气虚无力推动血液运行，血行不畅，瘀血内生，另一方面瘀血的产生也阻碍了新血的生成，导致血虚、血瘀。同时痰浊也不可忽视，朱丹溪在《丹溪心法》中曰："半身不遂，大率多痰。"前人有"老人多痰"之说，随着年龄的增长，元气日渐亏虚，气机不畅、津液代谢障碍，则体内的痰浊不断增加。《诸病源候论·诸痰候》中有"诸痰者，此由血脉壅塞，饮水积聚而不消散，故成痰也"之说，津血同源，中风后遗症患者血行不畅，则津液停滞，又可促进痰浊的形成，二者若胶着为病，则难以速去，使病程迁延。

久病入络：络脉是人体气血运行通路的重要组成部分，中风后遗症患者病情迁延日久，往往累及血分，渐进入络，故临床常见肢体麻木、怕凉、肤暗等症状。正如《灵枢·始终》曰："久病者，邪气入深。"清代叶天士在《临证指南医案》中提出："初病在气，久则入血。""经主气，络主血，久病血瘀。""百日久恙，血络必伤。"给中风后遗症患者的治疗提供了指导。

二、中风后遗症的治法

在治疗中风后遗症时须抓住其本虚标实的特点，以培调元气立法，注重补肾健脾以培元，兼理气化痰、祛瘀通络以调元。

（一）培补元气

中医元气理论认为人体元气依赖肾中精气所化生，元气的盛衰与肾中精气的充盛与否息息相关，故培补元气离不开补肾。元气以先天之精气为主体，在温养、激发、推动等活动中不断被消耗，因此需要由后天之精的不断滋养方能维持相对充盛状态，正如李东垣在《脾胃论·脾胃虚实传变论》中所说："元气之充足，皆由脾胃之气无所伤，而后能滋养元气；若胃气之本弱，饮食自倍，则脾胃之气既伤，而元气亦不能充，而诸病之所由生也。"在治疗中风后遗症患者时，多用补中益气汤、举元煎、大补元煎、六味地黄丸、地黄饮子等方加减化裁，脾肾同调，先天后天相互资生以培补元气。常用药物有补元气的黄芪、人参、白术、山药、黄精，补元阳的附子、肉桂、淫羊藿、巴戟天、仙茅、杜仲、续断，补元阴的熟地黄、枸杞子、墨旱莲。需要注意的是，补益元气时也不能忽视脾气的健运，治疗常配伍健脾助运之品，以促进药食运化，如焦山楂、神曲、炒麦芽。

（二）调理元气

《医学入门》曰："元气流行者寿，元气滞者夭。"故元气不但要补，还要疏导，即"调"，使之通达经络，流行于全身。在临床治疗时应遵循"逸者行之""结者散之""高者抑之"等理论调理元气。瘀血、痰浊均可导致元气输布运行失调，妨碍元气正常的生理功能，活血、祛瘀、通络、化痰药可助元气通达经络。在治疗痰浊时以"病痰饮者，当以温药和之"为原则，多用温胆汤化裁以理气化痰，常用药有法半夏、竹茹、陈皮、茯苓、石菖蒲、远志等。治疗瘀血时，常用三七、牛膝、丹参来活血化瘀，桑枝、鸡血藤、忍冬藤舒筋通络，蜈蚣、全蝎、地龙、僵蚕等虫类药破血逐瘀、搜风通络，祛瘀与通络并举。元气的运行既需要血脉、经络通畅，亦与脏腑的气化功能密切相关，在培补元气的同时常配伍枳实、木香调理脾胃气机，升麻、葛根助元气升发，柴胡、川芎、香附促进肝之气化，助元气由内达外。

◇ 验案举隅：

病案1 患者，男，45 岁，2018 年 4 月 1 日初诊。因"左侧下肢乏力 3 年余"就诊。患者于 2014 年 9 月 25 日无明显诱因出现一过性黑蒙，左下肢无力，于某医院就诊，测血压为 160/100mmHg，行头颅 CT 示右额叶缺血性脑梗死。予相关对症支持治疗（具体不详），病情好转后出院，出院后定期于当地医院行扩管改善循环治疗，疗效一般。既往史：高血压病病史 8 年余，高脂血症病史 4 年余，西医给予降压、抗血小板聚集、调脂稳定斑块等对症治疗；有饮酒史，现已戒酒。现症见：左侧下肢乏力明显，气短，神疲乏力。纳寐可，偶有便溏。舌暗苔白，脉弦细。西医诊断：脑梗死后遗症。中医诊断：中风后遗症。证属气虚血瘀、络脉瘀滞，治宜益气健脾，化瘀通络。处方：黄芪 30g，当归 10g，白术 15g，苍术 10g，红景天 10g，巴戟天 10g，怀牛膝 15g，郁金 10g，栀子 10g，丹参 10g，天麻 10g，川芎 10g，葛根 20g，蜈蚣 2 条，土鳖虫 10g，黄连 10g，黄柏 10g，忍冬藤 20g，炙甘草 6g，焦三仙各 10g。14 剂，日 1 剂，水煎，分 3 次温服。

二诊（2018 年 11 月 27 日）：服上方后左侧下肢乏力好转，因就诊不便，于家附近药店按原方取药服药月余。现左侧下肢稍乏力，精神欠佳，睡眠时好时坏，易醒，醒后可再睡，纳可，二便调。舌红苔白，舌下静脉瘀曲，脉细稍缓。处方：黄芪 30g，生晒参 10g，灵芝 10g，熟地黄 20g，山药 20g，山萸肉 15g，枸杞子 10g，黄精 10g，巴戟天 10g，淫羊藿 15g，怀牛膝 15g，当归 10g，川芎 10g，丹参 15g，郁金 10g，煅龙骨、煅牡蛎各 20g，浮小麦 20g，酸枣仁 20g，绞股蓝 15g，荷叶 15g，决明子 15g，焦三仙各 10g，阿胶 10g，鹿角胶 10g，三七粉 2g。10 剂，院方熬膏，每日 2 次，每次 15mL。

按：本案患者症见左侧下肢乏力、气短、神疲乏力、便溏，是气虚血瘀的征象，该患者久病使元气耗伤太过，元气不足，气的推动、温煦、气化功能减退，脏腑功能衰退，故肢体乏力、气短、神疲乏力、便溏，治以益气健脾，化瘀通络。重用黄芪以补元气，配以白术、苍术、当归、红景天益气健脾、补血活血，助元气恢复，巴戟天、怀牛膝补肾强筋骨，丹参、郁金、川芎行气活血，葛根助元气升发，蜈蚣、土鳖虫、忍冬藤祛瘀通络，焦三仙健脾助运。全方标本兼顾，以培补元气，祛瘀通络。二诊时为冬季，且患者病情平稳，故用膏方调养，协调阴阳偏颇，使阴平阳秘，以平为期。方中黄芪、生晒参、熟地黄、山药、枸杞子、黄精等补肾健脾、培补元气，当归、川芎、三七行气活血，巴戟天、淫羊藿、阿胶、鹿角胶阴阳双补，以促进患者机体恢复正常生理功能。

病案2　患者，男，52岁，2014年11月23日初诊。因"左侧肢体乏力2年余"就诊。患者于2012年5月突发左侧肢体无力，于当地医院住院治疗，同年7月出现言语不利，再次入院治疗，行头部MRI提示：右侧额叶脑出血，双侧基底节及双侧丘脑多发性脑梗死。予相关对症支持治疗（具体不详），病情好转后出院。既往史：高血压病病史。现口服硝苯地平控释片，每日1片，血压控制可。现症见：左侧肢体乏力，肌力低，左手手指屈曲呈挛缩状，言语含糊，痰多，白稠，纳可，睡眠易醒，醒后能再睡。大便困难，每2d 1次，小便可。舌暗淡，苔薄白，舌体左偏，脉弦细，尺脉弱。西医诊断：脑梗死后遗症，脑出血后遗症。中医诊断：中风后遗症，证属气血亏虚、痰瘀阻络。治宜益气健脾、燥湿化痰、祛瘀通络。处方：黄芪30g，当归10g，白术15g，赤芍15g，防风10g，川芎10g，苍术10g，玄参10g，生地黄15g，全蝎10g，蜈蚣2条，陈皮10g，法半夏10g，茯神15g，枳实10g，竹茹10g，黄连10g，知母10g，红景天10g，绞股蓝10g，炙甘草6g，焦山楂、焦神曲各10g。14剂，日1剂，水煎，分3次温服。

二诊（2014年12月14日）：服上方后左侧肢体乏力改善，言语含糊较前稍改善，情绪不稳定，纳寐可，二便调。舌淡苔薄白，舌体左偏，脉弦缓。方药守前方，改红景天15g，绞股蓝15g，焦山楂、焦神曲、炒麦芽各10g，加黄芩10g，炒栀子10g，煅龙骨（先煎）、煅牡蛎（先煎）各30g，三七粉（另冲）3g。14剂，煎服法同前。

按：本例患者有2次中风病史，大伤元气，病情迁延进入后遗症期，正气已虚，邪气未去，症见左侧肢体乏力、言语含糊、痰多、排便困难，病机为本虚标实，本虚为元气亏虚，标实为痰浊、瘀血，治以益气健脾、燥湿化痰、祛瘀通络。药用黄芪、白术、生地黄等培补元气，气旺则血行；半夏、陈皮、枳实等燥湿理气化痰；川芎、赤芍行气活血化瘀；全蝎、蜈蚣祛瘀通络，以助元气通达经络；焦山楂、焦神曲促进药食运化。诸药相合，共奏培补元气、理气化痰、祛瘀通络之功。二诊时患者症状较前改善，在前方基础上加减，加黄芩、栀子泻火除烦，煅龙骨、煅牡蛎镇静安神，促进患者情绪平稳。

《素问·评热病论》曰："邪之所凑，其气必虚。"从病机而言，中风后遗症多属本虚标实，本虚为元气亏虚，标实多为瘀血、痰浊，且久病入络。治疗时以培补元气为主，兼理气化痰、祛瘀通络以调元，补调结合才能使元气正常发挥作用，还可驱邪外出，无闭门留寇之弊。在培调元气的总则下进行辨证施治，可有效改善中风后遗症患者的病情，提高患者的生活质量。

病案3　患者，男，60岁，2013年5月12日初诊。患者诉1个月前突发中风，随即入院治疗并好转出院。曾在医院行CT检查示多发性腔隙性脑梗死，左侧脑软化灶局限性脑萎缩。现右侧肢体感觉减退1周，查体：患者神志清楚，诉双侧耳鸣，易疲乏，夜寐欠安，记忆力尚可，纳可，舌质暗红，苔薄，脉弦细。处方：黄芪、浮小麦各30g，白术、茯神、熟地黄、赤芍、白芍、决明子、荷叶各15g，当归、益智仁、川芎、全蝎、天麻各10g，蜈蚣2条，三七粉（另冲）3g，炙甘草6g，10剂，水煎服，日1剂。

二诊：患者诉服上方后，肢体感觉减退好转，但活动时间长仍觉麻木，伴乏力，耳鸣偶发，夜寐稍安，精神、饮食可，舌边尖红、苔微黄腻，脉弦。遂在前方基础上加味黄芪，白术、茯神、生地黄、白芍、决明子、荷叶、合欢皮、桑枝、怀牛膝各15g，当归、益智仁、川芎、全蝎、天麻、焦山楂、焦神曲各10g，蜈蚣（小）2条，三七粉（另冲）3g，炙甘草6g，10剂。继续以上方加减治疗2月余，患者已基本恢复正常。

按：本病实为本虚标实，肝肾不足、气虚血少为本；痰湿壅盛、风火兼夹、气滞血瘀为标。患者为中年男性，天癸将竭，肝阳偏亢，引动肝风，风阳上扰，脑窍失养，猝然发病。病后恢复阶段，患者正气已虚，血行阻滞，致瘀血停留，脏腑组织失养，出现肢体活动障碍。耳为肾之窍，肾精亏虚，复因肝阳上犯头面，则耳鸣频发。治病必求其本，抓住此病本虚标实的特点，师法补阳还五汤中"气血同治"的思想，以培元固本立法，重用黄芪峻补元气，使气旺则血行，并投以大队益气健脾生血药物，如白术、茯神、熟地黄、当归等助元气恢复，佐以全蝎、蜈蚣、三七粉等活血通络，赤芍、白芍、天麻、决明子等柔肝平肝，方中标本兼顾，以培补元气、祛瘀通络为本，兼以滋养肝肾、平肝潜阳，最终恢复机体正常生理功能。

我们需要充分重视元气在疾病发生发展过程中的重要性，老年病、慢性疾病之所以病程较长，缠绵难愈，与元气亏虚有直接的联系。以中医"治病求本"的思想为根本，以培元固本法为核心，再根据其他兼夹证候，对于中风后遗症予以滋补肝肾、活血化瘀、清热利湿、平肝潜阳等扶正祛邪之法，旨因"正气存内，邪不可干"，常以大补元煎、补中益气汤、参苓白术散等经方化裁。

第十二节　培调元气法论治小儿遗尿

小儿遗尿，又称"遗溺""尿床"，是指 5 岁及其以上的小儿于睡梦中出现无意识的排尿行为，清醒后方自知，每周次数超过 2 次及以上，持续至少 3 个月的一种儿科常见疾病。遗尿会对患儿的生活和心理健康产生不利影响，容易出现内疚、自卑等心理问题，降低儿童活动自主性，更甚者会形成退缩性社交行为。近年来，随着对该病治疗的不断深入了解，中医药配合针刺、推拿、艾灸、情志等综合治疗疗效确著。

小儿遗尿证虽有寒热之分、虚实之异，然遗尿发于夜，阴寒内盛时，故多责之于虚寒，正如《医贯·小便不通并不禁论》言："凡遗尿皆属虚。"其主要病机为"元气亏虚失运、脏腑功能失调"，治疗上以"培调元气以固本、缩尿止遗以治标"为基本原则，辨证论治，多脏同治，标本兼顾，遣方用药灵活，临床疗效显著。

一、溯本求源，审查病机

（一）元气亏虚失运乃发病之因

儿科温阳学派陈文中认为小儿"元阳为本"。温阳之由在于先天元阳不足，后天摄养失和。《颅囟经》形容小儿"呼为纯阳，元气未散"。可见元气未散是根本，治疗小儿疾病在于如何顾护元气并助其归位，顺势而为，以俟其阳气生发旺盛。《黄帝内经》有云："正气存内，邪不可干。"正气之蓄，即为元气，元气亏虚是百病之源，元气的盛衰决定着疾病的发生与发展。元气通过三焦敷布到全身各处，化生为精、血、津液等营养物质，内至五脏六腑，外达肌肤腠理，故当元气布散受阻时，也可生病变。是故元气充沛是前提，正常运行是根本，两者兼具才可使全身脏腑经络形体官窍的生理活动正常发挥，"盖虽大风苛毒，弗能之害"。元气具有固摄作用，可以保证阴血津液不至于无端外泄，元气亏虚，则固摄失职，故而出现遗尿、自汗、久泻、久利等症；元气亏虚日久，因虚致实，出现元气运行不畅或输布不行而瘀滞不通，亦可导致津液代谢障碍，影响小便发为遗尿。

（二）脏腑功能失调乃起病之源

《金匮要略》指出："若五脏元真通畅，人即安和。"五脏之阴气非此不能滋，五脏之阳气非此不能发。心得元气可神明有主；肾得元气可封藏有舍；脾得元气可转输有度；肺得元气可肃降有方；膀胱得元气可约制有时；肝得元气可疏泄有常。元气亏虚失运，则脏腑生理活动受限。《仁斋直指小儿附遗方论·大小便诸证》记载："小便者，津液之余也。肾主水，膀胱为津液之腑，肾与膀胱俱虚，而冷气乘之，故不能约制。其水出而不禁，谓之遗尿。睡里自出，谓之尿床。此皆肾与膀胱俱虚挟冷所致也。"遗尿虽病位在膀胱，肾与膀胱相表里，膀胱气化赖于肾阳温煦之力，然究其因，非独肾也，中医认为："肺为水之上源，脾为水之制，肾为水之根。"《素问》曰："饮入于胃，游溢精气，上输于脾。脾气散精，上归于肺，通调水道，下输膀胱。水精四布，五经并行，合于四时五脏阴阳，揆度以为常也。"水液的运行与肺脾的功能亦有密切关系，上焦肺气不足，中焦脾常亏虚，肺脾气虚，水道制约无权，上虚不能制下，故生遗尿。心者，君主之官，主藏神，心为五脏六腑之大主，心神则为生命活动之主宰，可调控小便，当心的生理功能异常时，神明失司，神无所主，可见小便失调。又可影响其他脏腑功能，进而造成膀胱的开合功能失调，发为遗尿。肝者，将军之官，以血为体，以气为用，可调畅全身气机，推动津液的运行，当肝失疏泄，气机失常，气滞水停，膀胱开合失司，遂成遗尿之症，正如《灵枢·经脉》曰："是主肝所生病者，胸满，呕逆，飧泄，狐疝，遗溺，闭癃。为此诸病，盛则泻之，虚则补之，热则疾之，寒则留之，陷下则灸之。"由此可见，遗尿与肾、脾、膀胱、肺等脏腑关系密切，与一身气运开合转枢相关。

（三）"阴火"常有余乃疾病之特点

李东垣认为"火与元气不两立，一胜则一负"，进而提出阴火乃是由于脾胃内伤，元气亏损引起的一系列火热性质的证候表现。《脾胃论·脾胃虚则九窍不通论》曰："真气又名元气，乃先身生之精气也，非胃气不能滋之。胃气者，谷气也，荣气也，运气也，生气也，清气也，卫气也，阳气也。又天气、人气、地气，乃三焦之气。分而言之则异，其实一也，不当作异名异论而观之。"《中藏经》中有云："胃气壮，则五脏六腑皆壮。"若脾胃虚损，五脏之间升降失常，则会产生一系列的病变，从而影响元气之盛衰。万全《幼科发挥》提出小儿"脾常不足"，小儿生机蓬勃，发育迅速，脾胃功能尚未健全，然所需营养物质较成人更甚，且小儿饮食不能自节，寒温不可自调，在多种内外因素的作用下易出现内伤脾胃之证，故在小儿疾病中"使脾胃无伤，则根本常固矣"尤为重要。"脾胃气衰，元气不足，而心火独盛，心火者，阴火也"，脾胃虚弱，生化无源，元阴亏虚，肾水滋养不能，令心火旺盛，妄动之心火可令患者心神不宁，夜卧不安。"小儿百病积为先"，脾胃腐熟运化功能失常，小儿诉求不能，加之家长喂养不当，往往可导致食积，进而化热。"胃气既病而下溜，经云湿从下受之"，脾胃不能化生精气，下行形成湿浊，郁结而生内热。另外，小儿易受外界刺激诱发情志之病，导致中焦升降失常，气机郁滞日久，形成阴火。气火关系在小儿疾病中不可忽视，多方面、多角度辨证疾病，"补其不足，损其有余"方是治病之要。

二、多脏同治，标本兼顾

（一）脾肾当同治，主次应分明

五脏之虚皆可致元气亏虚，肾虚往往和元气亏虚有直接关系，肾之命门为元气化生的场所，肾为先天之本，又为元气之本，是促进生长发育的动力。贮尿有赖于肾之固摄，排尿得益于膀胱之气化与肾阳温煦。然脾为后天之本，《脾胃论》有云："元气之充足，皆由脾胃之气无所伤，而后能滋养元气……脾胃之气既伤，而元气亦不能充，而诸病之所由生也。"可见元气的充养依赖于脾胃不断地运化水谷精微，脾胃之气衰惫，元气所供无源，百病始生。脾和肾在生理上相互依存，病理上相互影响，临床上脾独病或肾独病甚少，多为两者兼之，因此同时辨证、补益脾肾以调补元气，激发五脏六腑的功能，是治疗小儿遗尿的根本。两者主次有之，辨析以肾虚为主还是脾虚为主，需充分了解脾虚和肾虚的主要特点。若先天不足，临床多表现为尿清而长、面色苍白、手足不温、腰膝酸软、智力较差，舌质淡，苔薄白，脉沉细无力。药多用淫羊藿、益智仁、肉苁蓉、补骨脂、肉桂等温阳壮阳；熟地黄、山药、枸杞、桑椹、金樱子、山茱萸等补肾益阴，正所谓"阳得阴助则生化无穷，阴得阳助则涌泉不竭"。若脾胃虚弱，元气充养不足，临床上小儿多伴有食欲不振、形体瘦小、面黄肌瘦、神疲乏力、大便稀溏，舌淡苔薄，舌体胖大，脉弱或缓。常以黄芪、太子参、炙甘草益元气以制阴火，佐以黄芩、黄连泻阴火以培元气，补益之时不忘健脾助运之品，如白术、茯苓、焦三仙等，治脾重在补贵在运，补中有消，消中寓补，补而不滞，脾胃功能健旺，生化不绝，元气充足，生息不尽。后天之脾易补，先天之肾难养，遗尿患儿后期用丸药、膏药之剂徐徐图之，可长期调理。

（二）心、肝、肺兼顾"阴火"亦可消

1. 养心以安元

"心为身之主宰，万事之根本"，心窍蒙蔽则心神不宁，遗尿患儿可同时伴有梦多、梦中呓语，平素白天注意力不集中，易惊多动，常于方中加入煅龙骨、煅牡蛎镇静潜阳，使阳能固摄，阴能内守，从而达到阴平阳秘，精不外泄之功。若患儿体瘦，睡梦中常躁扰不安，五心烦热，舌红脉细，多为肾水下亏不能上济，心火亢盛，常加入淡竹叶、灯心草、黄连、黄芩等清心之品，与温肾药物配伍，交通心肾，清心以安元。

2. 疏肝以畅元

张锡纯认为肝为敷布元气之脏，肝的功能离不开元气的温煦和鼓动，而元气要发挥作用又以气机升降出入正常为前提。再者肝经循阴器抵少腹，肝失疏泄，可影响三焦水道通利，肝经湿热之时，湿热下迫膀胱也可形成遗尿。"儿之初生曰芽儿者，谓如草木之芽，受气初生，其气方盛，亦少阳之气，方长而未已，故曰肝有余"。若平素患儿性急，易生气啼哭，临证可加入夏枯草、柴胡、郁金等疏肝理气、清肝泻火之药；若尿少色黄，舌红苔黄腻，脉滑数，加黄柏、苍术等清利湿热。肝气舒、湿热除，则元气输布正常，遗尿自清。

3. 调肺以治元

张景岳在《景岳全书》中说："治水者须先治气，治肾者须先治肺。"人身之气均为肺所生，肺呼吸功能健全与否，直接影响元气的生成，患儿常有先天禀赋不足，平素易感冒，伴有自汗、盗汗等症状，可加入太子参、黄芪、山药、浮小麦等补肺敛肺之药。

（三）组方宜精当，用药贵灵活

1. 收敛有度，防闭门留寇

元气不但要培补，更要收敛。且该病病程长，遗尿日久，津液损伤，常加入山茱萸、桑螵蛸、金樱子、五味子、覆盆子等益肾固涩之品，固其门户。但收敛之品需灵活用之，收涩药易于敛邪，当元气亏虚，"阴火"较盛时，可灵活使用收敛之药，或配伍泽泻、车前草、通草、萆薢等通利之药，以防闭门留寇。

2. 善用药对，可执简驭繁

药对又称对药，是指在临床用药中，并非是任意两种药物的随意堆砌，而是相对固定的两味药物通过合理的搭配，可起到相辅相成的作用。"临证如临阵，用药如用兵"，证候为繁，组方为简，药对的使用往往可以起到增强疗效的作用。治疗小儿遗尿，常以煅龙骨配煅牡蛎以镇心潜阳、收敛固涩；熟地黄配山茱萸以强阴益精、补益元气；益智仁配茯苓以暖肾健脾、益精缩尿；黄芪配白术以益气固表、健脾补中；桑螵蛸配金樱子以益肾助阳、固精缩尿等。

◇ **验案举隅：**

患者，男，9岁，2019年9月15日初诊。主诉：间断遗尿4年余。患儿自幼遗尿至今未愈，白天小便多，入夜遗尿。精神不振，面白肢冷，多梦，时梦中呓语呈生气状。纳可，大便溏稀，日1～2次，既往有荨麻疹病史。舌淡苔白少，脉细无力。西医诊断：儿童单症状性夜遗尿；中医诊断：遗尿，证属元气亏虚，肾阳不足，治宜温肾固元，固摄止遗。处方：补骨脂15g，淫羊藿15g，肉桂5g，熟地黄10g，山药15g，山茱萸10g，茯神10g，金樱子10g，太子参10g，白术10g，党参10g，桑螵蛸10g，煅龙骨、煅牡蛎各10g，夏枯草5g，郁金5g，炙甘草3g，共7剂，日1剂，水煎服，分3次饮。1周后复诊，家属代诉服药后仍有遗尿，但发作频率较前减少，多梦、说梦话症状好转，注意力仍难以集中，爱动，眠中时有啮齿，伴有流涎。大便稍干结，日2～3一行，舌淡红，苔白少，脉细稍弦。守上方去肉桂，加茯苓10g，栀子5g，黄芩5g，黄连5g，焦三仙各10g，共7剂，日1剂，水煎服，分3次饮。2019年10月1日三诊，家属代诉遗尿明显好转，近日未发遗尿，余症状皆有改善，守二诊方去黄芩、黄连，余同前，继服半个月，后随访诉遗尿未再发。

按：元气禀受于先天，其生成以先天之精为基础。从父母禀受的先天之精气，经由肾中阳气的蒸腾气化作用和脾胃运化水谷的精微滋养而成。患者自幼遗尿至今，体质羸弱，既往有荨麻疹病史，先天禀赋不足，元气亏虚，气可摄津，固摄之力不足，故见小便自遗；元气亏虚则脏腑功能受损，肾阳不足，其温煦功能减退，故见精神不振、面白肢冷、脉细无力等症；阳虚日久连及肾阴，滋养无力，故见苔少、脉细；后天不足，脾失温运，输化无权，故见舌淡、大便溏稀；"元气之上行，皆由肝之敷布""肝气升则梦怒"。肝气疏泄失常，气机不调，气血不和，故见梦中呓语呈生气状。此病在治疗上应以培元温肾、益精缩尿为基本原则。故首方中以补骨脂、淫羊藿、肉桂为主药温肾固元，熟地黄、山药、山茱萸、金樱子补阴益肾、收敛固精，太子参、党参、炙甘草健脾培元，桑螵蛸、煅龙骨、煅牡蛎固精缩尿、镇心安神，辅以茯神宁心安神，郁金、夏枯草疏肝清肝。复诊时元气乃复，摄纳有权，但仍有明显热象，加黄芩、黄连泻阴火以培补元气，恐温补过燥故去肉桂，脾虚证亦存，加茯苓、白术、焦三仙运脾醒胃，纳增则元气得充。三证热证已消，去黄芩、黄连，守前方继复半个月以巩固疗效。

小儿遗尿虽以虚寒证为主，但切不可思维固化，亦有实证、热证。临证时应仔细询问、四诊合参，治疗时应以"培调元气"为基本治则，紧扣病机，选药精当，方能速愈其疾。再者，张介宾曰："其有小儿从幼不加检束而纵肆常遗者，此惯而无惮志意之病也……非药所及。"药物干涉是基本，但对于患儿的调护教养也非常重要。平素训练患儿的日间憋尿能力，加强对小便的自控能力，嘱其晚餐少喝汤，睡前少饮水，临睡前令患儿排小便。此外，白天避免过度兴奋、疲劳及惊恐，反复告知患儿夜间谨记起夜排尿，逐渐养成患儿夜间自主排尿的能力。最后，心理干预对于遗尿患儿必不可少，改善家庭教育方式，缓解其对遗尿的恐惧心理，给予足够的安全感，倾听、理解患儿内心的真实情感，才可真正解决由遗尿带来的困扰。

第十三节　培调元气法论治郁证

"郁"之论述，最早见于《素问·六元正纪大论》中有关五气之郁的论述，明代虞抟《医学正传·郁证》首先采用郁证这一证候名称。自明代之后，逐渐把情志之郁作为郁证的主要内容，随着时代的发展，郁证概念逐渐明晰，并有广义和狭义之分。广义郁证指外感、内伤、七情等因素导致的脏腑气血不畅的病理状态；狭义郁证指由情志不舒、气机郁滞所致，以心情抑郁、情绪不宁、胸部满闷、胁肋胀痛，或易怒喜哭，或咽中如有异物梗阻等症为主要临床表现的一类证候。此外，尚有单纯郁证与病郁同存之说，"因郁致病"和"因病致郁"相鉴。辨治上，诸家也探索出了许多宝贵思路，如烟建华从肺论治，李祥云从肾论治，张晓雪从阴阳辨治，陈萍强调分期而论治。

一、元气内存，七情难扰

七情内伤是造成元气损伤的重要因素。七情能否导致发病除了与精神刺激的强度、时间等有关外，还与机体本身的耐受、调节能力有关，即与元气盛衰有关。换言之，元气虚损时，机体对情志病因的耐受、调节能力下降。清代沈金鳌《杂病源流犀烛·诸郁源流》载："诸郁，脏气病也。其原本于思虑过深，更兼脏气弱，故六郁之病生焉。"运用培调元气之法使元气内存，既是补已损之虚，也是御不期之扰，劳倦可耐，思虑能周，智谋易决，饮食能运，精血能充，方可从容不迫。

二、元气充足，诸积易散

与自口鼻、肌表而侵犯人体的外感六淫不同，七情致病往往直接影响脏腑，脏腑气机失调，极易影响人体津液的输布，血液的运行，饮食物的消化代谢，形成湿聚、痰阻、血瘀、食滞等内生病理产物。诸家素有"怪症从痰论治""怪症从瘀论治"的观点，《素问·缪刺论》载："今邪客于皮毛，入舍于孙络，留而不去，闭塞不通，不得入于经，流溢于大络，而生奇病。"而怪症恰是郁证的临床表现特点之一，且常导致失治误治，贻误病情。痰瘀乃水谷精微害化而成，此长则彼消，元气不得充养，日渐虚衰，运化推动无力而呈恶性循环，临证时纵使虚象未显，也不可一味化痰化瘀、破气消积，当注重充养元气以加强自身的运化推动功能，补充阴液以防病理产物互相胶固。

三、元气充沛，生化有源

命门为元气之根，水火之宅，五脏之阴气非此不能滋，五脏之阳气非此不能发，元气不足，其温煦和激发作用低下，各脏腑功能就不能得到正常发挥。明代戴思恭《秘传证治要诀及类方·虚损门》言："五劳者，五脏之劳也。皆因不量才力，勉强运为，忧思过度，嗜饮无节，或病失调理，将积久成劳。其病头旋眼晕，身疼脚弱，心怯气短，自汗盗汗，或发寒热，或五心常热，或往来潮热，或骨蒸作热，夜多噩梦，昼少精神，耳内蝉鸣，口苦无味，饮食减少，此皆劳伤之证。"此类临床表现具有功能性、广泛性、多样性和复发性的广义郁证，患者常不以情志障碍为主诉，或于询问病史时倾诉不止，或急于出示记录症状之字条，饮食起居稍有不慎，病剧郁深。

◇ **验案举隅：**

病案1 患者，女，21岁，2019年1月13日因"情绪易激动3年"初诊。家属代诉患者3年前无明显诱因出现情绪不稳定，易激动，急躁易怒，曾服多种西药抗抑郁治疗，偶见好转，时常反复，现除上症，常吮吸手指，啃手指甲，少言寡语喜独处，学习毅力不足。自诉寐一般，偶起夜，晨起精神欠佳。纳少，二便调。月经量稍多，色鲜红，余无特殊。神情淡漠，面色少华，语声低微，舌淡红，苔薄白，尖有点刺，脉细弦。西医诊断：抑郁症；中医诊断：郁证，证属肝郁化火，元气亏虚。治宜清肝泻火，解郁培元。处方：太子参15g，白术15g，茯苓10g，当归10g，川芎10g，知母10g，黄芪25g，黄精15g，淫羊藿15g，法半夏10g，厚朴10g，合欢皮10g，栀子10g，夏枯草10g，墨旱莲10g，炙甘草6g。14剂，每日1剂，水煎服。

复诊时家属诉患者情绪尚平稳，患者自觉心情较前舒畅，前方加减再服28剂，配合锻炼、饲养宠物，现基本恢复正常。

按：患者病三载有余，气郁化火，肝失柔顺之性则急躁易怒，舌尖有点刺为心火内盛之象；起夜，虽不是突出症状，然考虑患者年方二十，推之病久肾阴被耗，肾气亏损；经行量多，色鲜红，是热盛于里，扰及冲任，乘经行之际，迫血下行，久之耗血伤气，神情淡漠，面色少华，语声低微，学习毅力不足乃元气亏虚之表现。遵内经"气郁达之""火郁发之"之要旨，选用川芎、合欢皮、栀子、当归、白芍疏肝清肝柔肝共奏以复曲直，太子参、白术、黄精、黄芪、茯苓、淫羊藿、墨旱莲补肺补脾补肾并行以充元气，知母清热以宁神，与合欢皮一同改善睡眠助元气恢复，酌加法半夏、厚朴散痰食之郁。

病案2 患者，女，61岁，2019年1月15日因"情绪不宁5年"初诊。自诉5年前孙子去世后即情绪不宁，以时常惊悸、恐惧为主要表现，不能独居和独自外出，天色阴暗时加剧，入睡难，多噩梦，常惊醒，醒后难复睡，梦呓，咽中如有异物梗阻，时吐清涎，纳少，打嗝反酸，便干。舌尖红，苔白厚，中有裂纹，舌下络脉瘀曲，脉细弦。西医诊断：焦虑症、失眠；中医诊断：郁证、惊悸、不寐，证属瘀阻心脉，胆郁痰扰。治宜理气活血化痰，健脾养心安神。处方：丹参15g，砂仁10g，广木香10g，陈皮10g，法半夏10g，枳实10g，竹茹10g，酸枣仁20g，百合20g，知母10g，龙眼肉10g，生晒参10g，郁金10g，太子参15g，栀子10g，夏枯草10g，炙甘草6g。7剂，每日1剂，水煎服。

服药后诉诸症皆有好转，宗前方续服7剂，后间断调理脾胃，基本痊愈。

按：此患者因沉重的精神打击导致气机逆乱，心无所依，神无所归，虑无所定，故见情绪不宁、惊悸、恐惧。气机失调影响津液输布、血液运行，见咽中异物梗阻感、涎水多、舌苔白厚及舌下络脉瘀曲等痰瘀之象。纳差、反酸、打嗝乃木不疏土，运化失常，日久必影响气血生化，痰瘀扰神兼心神失养，故难入睡、易惊醒、难复睡、多噩梦、梦吃，舌尖红则提示心火旺。投以丹参饮、温胆汤化裁，方中丹参、砂仁、木香、法半夏、陈皮、枳实、竹茹理气活血化痰，郁金、栀子、夏枯草清利肝胆以复疏泄，酸枣仁、百合、知母、龙眼肉、生晒参清心养心安神定志，生晒参、太子参、炙甘草、木香健脾运充元气以加强运化推动之力。

病案3　患者，女，59岁，2019年4月14日因"入睡困难2年，加重1年"初诊。自诉2017年因"背部不适"于当地医院行冠脉造影检查，提示无明显异常，后出现入睡困难，多梦，耳鸣，自购西药（具体不详）助眠，效果不佳，1年前入睡困难加重，伴夜间烦躁，现每晚需口服艾司唑仑3～4片，右佐匹克隆1片方能入睡，梦多，易醒，醒后难复睡，睡眠时长共计约2h，时伴胸前区闷胀不适。焦虑，偶有左侧头部疼痛，双眼胀痛，生气后胁肋不适，双足底麻木，咽干，时咯吐黄痰。纳一般，大便日1次，成形，量少，解不尽感，小便泡沫较多，次数正常。既往有心律失常病史，口服倍他乐克治疗。舌暗红，苔薄白，脉细稍弦。西医诊断：失眠、焦虑症；中医诊断：不寐、郁证、虚劳，证属肝火扰心，元气亏虚。治宜清心疏肝，培补元气。处方：丹参15g，栀子10g，柴胡10g，枳壳10g，当归10g，白芍10g，太子参15g，玄参15g，生晒参10g，黄芪20g，黄芩10g，煅龙骨（先煎）、煅牡蛎（先煎）各20g，酸枣仁30g，法半夏10g，厚朴10g，夏枯草10g，墨旱莲10g，炙甘草6g，菊花5g。7剂，每日1剂，水煎服。

二诊（2019年4月21日）：睡眠改善，入睡较前容易，每晚口服艾司唑仑2片，梦较前减少，平均每晚睡4h，耳鸣呈蝉鸣音，焦虑、烦躁易怒，紧张后全身疼痛不适。咽仍干，咯少许白痰。纳一般，便溏，日 1 次，小便泡沫仍多，腰部酸胀不适。舌红，苔薄黄，脉细稍数。处方：丹参 15g，桂枝 10g，淫羊藿 15g，茯神 15g，龙齿 15g，酸枣仁 30g，百合 20g，合欢皮 10g，栀子 10g，太子参 15g，生晒参 10g，石菖蒲 10g，杜仲 10g，独活 10g，桑寄生 15g，炙甘草 6g，枸杞子 10g，石斛 10g，车前子 15g。14 剂，煎服法同上。

服药后诉失眠明显改善，加减再服 35 剂后痊愈。

按：胁肋不适，双目胀痛，头痛，考虑肝郁气滞化火上炎；木中之血上不能润于心，下必取汲于肾，咽干、咳吐黄痰、耳鸣考虑虚火上扰，失于滋润，炼液成痰；肝火上扰心神，心神失养，故入睡困难，心烦多梦；双足底麻木，舌暗红，提示血行不畅。病及多脏，虚实夹杂，阴阳失调。方用四逆散合当归、墨旱莲、菊花、夏枯草舒肝郁养肝体行肝用泻肝火，栀子清泻三焦导热随小便而出以除烦，酸枣仁、煅龙骨、煅牡蛎收敛重镇以安神，丹参凉血活血、清心养血以安神，半夏、厚朴燥湿行气，玄参清热养阴，共奏化痰利咽之功。便溏、腰酸考虑脾肾亏虚，失眠日久亦损元气，故用太子参、黄芪、生晒参、枸杞子、淫羊藿等充养元气激发元阴元阳、脏腑功能。二诊时患者脉趋和缓，提示郁火得清得散，改用合欢皮、栀子解郁除烦且安神，枸杞子、石斛养阴疗虚火，又因患者诉腰部酸胀不适，故用独活、淫羊藿、桑寄生、杜仲祛风湿补肾强筋骨以图邪去安正。随着睡眠好转，阴阳调和，诸症缓解，患者就诊时的一些强迫行为（如携记录症状字条 1 张、反复诉说失眠因造影检查而起）与神情姿态明显改善。

《黄帝内经》云："正气存内，邪不可干。"激烈的竞争使得机体超负荷运转成为常态，研究显示，不同中医体质类型人群表现出不同的心理健康水平，其中气虚质和气郁质在所有体质类型中对心理健康的影响最大，培调元气意在提升机体的耐受、调节能力。现代药理研究显示人参具有抗应激的作用。元气生于先天，与先天之精肾精互通，故补益元气离不开甚至首需温肾补肾，多选取桑寄生、枸杞子、菟丝子等温和之品。郁证初起，病变以气滞为主，常兼血瘀、化火、痰结、食滞，气血火三郁责之肝胆，食痰湿则病在脾胃，元气在激发推动、温养等活动中不断消耗，需后天之气不断充养而维系充盈状态，故选用白术、焦三仙、砂仁等药物消补兼施，健脾运，充元气。郁证病久易由实转虚，不少情况看似虚证，实为郁证之变形，随其影响的脏腑及损耗气血阴阳的不同，而形成心、脾、肝、肾亏虚的不同病变，对此，情志调摄与培调元气激发脏腑功能相结合十分重要。因而选用桂枝、肉桂等激发肝肾气化，栀子、香附等通达三焦，葛根、升麻等助元升清，使元气升降出入畅行无阻，推动气血津液运行，祛逐痰瘀邪气外出。

第十四节　培元固本法论治痿证

痿证，古又称之为"痿躄"，是指肢体筋脉迟缓，软弱无力，不能随意运动，或伴有肌肉萎缩的一种证候。《临证指南医案·痿》言："夫痿证，不外乎'肝肾肺胃'四经之病。"《景岳全书》曰："元气败伤，则精虚不能灌溉，血虚不能营养者，亦不少矣。"提示痿证的发生与多脏腑功能失调相关，元气败伤，则精虚不能灌溉全身，血少不得濡养脏腑，致机体失荣而发病。另外，外感邪毒，毒热内陷，致肺热叶焦也可发为此病，正如《素问·痿论》言："故肺热叶焦，则皮毛虚弱急薄，著则生痿躄也。"饮食不节，或内伤劳倦，或跌仆损伤，致筋脉失养，或瘀血阻络亦可发病。痿证病因病机虽然复杂，却不离元气亏虚，气血失和，脏腑失养，并结合"治痿独取阳明"的思想，提出培元固本法为治痿的根本大法，元气恢复，正气充盛，抗邪能力增强，使气血顺畅，五脏调和，则痿证自消。

◇ **验案举隅：**

病案1　患者，男，34 岁，2013 年 2 月 24 日初诊。2 个月前因外力拉伤双上肢不能屈肘，双手握拳无力，左手更为严重。诊见双上臂肌肉松弛，双手拇指和食指活动受限，轻微肿胀。查体：患者面色少华，喜静少言，舌红、少苔、边有齿痕，脉细涩。处方：黄芪、鸡血藤各 30g，山药、桑枝、生地黄、续断、丝瓜络、麦冬、骨碎补、五味子、生何首乌各 15g，当归、水蛭、桃仁、红花、生晒参、川芎、黄连各 10g，三七粉另冲 3g，7 剂，水煎服，日一剂。并用骨碎补、五加皮、侧柏叶、白芷、红花、雷公藤、自然铜、续断、地肤子、白鲜皮各 15g，煎汤外洗患肢。

二诊：患者双上肢可抬起、伸举，屈肘、屈指困难明显好转，上臂肌肉弹性增强，舌淡红、苔少、边有齿痕，脉弦细。故在原方基础上加减：黄芪 30g，山药 20g，生地黄、生何首乌、麦冬、五味子、桑枝各 15g，沉香末（另冲）2g，桃仁、当归、全蝎、生晒参、红花、川芎、砂仁、黄连、黄柏各 10g，三七粉（另冲）3g，炙甘草6g，14剂，水煎服，日1剂。停用药物煎汤外洗。

三诊：患者肌力明显增强，双臂已能自如上下抬举，手能握拳，手指活动增强，上臂肌肉弹性增强，现已能进行简单的体力劳动，故继续以上方为基础加减，继续观察1月余，恢复良好。

按：外力损伤，致气血运行不畅，瘀血内停，痹阻脉络，经气不利，日渐出现肢体痿软无力的表现。气为血之帅，血为气之母，二者在生理病理上密切关联，故在治法上，立足于调和气血，运用培元固本法，重用黄芪培补元气，辅以生晒参、山药等固本培元，当归、鸡血藤养血和血，元气生于先天，与肾精互通，故以生地黄、五味子、生何首乌等益肾精，助元气，瘀血不去，新血难生，又配以大量活血祛瘀通络之品，如桃仁、红花、水蛭、全蝎、桑枝等加速瘀血的消除，促进正气的恢复，佐黄连、黄柏祛除瘀热，配药物煎汤外洗患肢，内外兼施，可缩短病程，加快恢复。

病案2 患者，男，46岁，初诊：2022年7月12日。

主诉：左侧肢体乏力伴左侧面瘫7月余。

患者于2021年12月4日突发言语不利及左下肢行走乏力，前往医院神经内科治疗，出院诊断为"大脑动脉血栓形成致脑梗死"，出院后仍左侧偏瘫，甚则需人搀扶才能行走。多次于医院康复科行改善脑功能、系统康复训练，其间配合使用西药降压、降糖等治疗，治疗后除可自行步行外，其余症状同前。现左侧肢体乏力，左上肢手指末端麻木，拇指、食指尤为明显，左耳面瘫、眼睑下垂，无口角流涎等。现言语尚清，中气尚足。无头晕、头痛、心慌、胸闷、气短等不适。视物尚可，左侧舌边及舌尖稍麻，纳可，无口干、口苦，眠可，二便调。

西医诊断：重症肌无力。中医诊断：痿证。

辨证立法：证属元气亏虚，经络不通，虚实夹杂。治当培元固本，行气活血。

处方：天麻10g，黄连10g，川芎10g，煅龙骨、煅牡蛎各20g，生地黄20g，山茱萸10g，枸杞10g，鸡血藤20g，怀牛膝15g，全蝎10g，山药20g，栀子10g，桑枝20g，黄芪40g，生晒参10g，蜈蚣1条，地龙10g，炙甘草6g，焦三仙各10g，14剂，水煎服，1日1剂，分3次服。

二诊：2022年8月16日。病史同前，服药后精神较前好转，左下肢肌张力稍降低，现自觉右侧唇周及舌尖麻木，右侧瞤目稍有增加，右眼睑肌力尚可，无明显饮水呛咳，上肢肌张力尚可，肌力稍差，下肢肌力尚可，自诉血压、血糖、血脂控制尚可，纳寐尚可，二便调，自觉大便偏黑，无明显上腹部疼痛不适，无皮下瘀点、瘀斑。舌淡红，苔薄白，略左偏，舌体瘦小。脉细稍弦，尺脉弱。

仍处方：天麻10g，生地黄20g，山药20g，山茱萸10g，枸杞10g，怀牛膝15g，栀子10g，黄连10g，桑枝20g，黄芪40g，生晒参10g，蜈蚣1条，全蝎10g，煅龙骨、煅牡蛎各20g，鸡血藤20g，炙甘草6g，焦三仙各10g，桑叶15g，伸筋草15g，巴戟天10g，14剂，水煎服，1日1剂，分3次服。

三诊：2022年8月30日。患者诉服药后左眼睑下垂较前好转，自觉左踝部肌张力较前缓解。左手部拇指、食指麻木减轻，舌尖麻木仍有，左手可撑但不能自主伸展。纳可，二便调，睡眠可，血压、血糖控制可，舌红，苔白，舌体左偏，脉细稍弦，尺脉弱。

处方：天麻10g，川芎10g，熟地黄20g，赤芍10g，桃仁10g，土鳖10g，苍术10g，栀子10g，夏枯草10g，怀牛膝15g，杜仲10g，枣仁30g，白芍10g，黄芪20g，生晒参10g，煅龙骨、煅牡蛎各20g，全蝎10g，炙甘草6g，焦三仙各10g，14剂水煎服，一日一剂，分3次服。

四诊：2022年9月13日。患者自诉服用上方后左眼睑下垂改善较前不明显，自觉左踝部肌张力高，改善不明显，左手拇指、食指仍有麻木，舌尖麻木未缓解，自觉左侧唇周麻木范围缩小，另诉左上肢向上抬举时，左肩关节感疼痛，食欲可，纳可，二便调，眠可，血压、血糖控制可。舌红，苔薄黄，脉细稍涩，尺脉弱。

处方：仍守前方去土鳖、煅龙骨、煅牡蛎，加麦冬15g，沙参15g，黄精15g，蜈蚣1条，车前子15g，14剂，水煎服，1日1剂，分3次服。

五诊：2022年9月27日。诉服上方后，左眼睑下垂较前改善，左手拇指、食指，舌尖麻木感未觉减轻，左上肢向上抬举时肩关节疼痛，纳寐可，二便调。舌淡红，苔薄黄，脉细稍涩。

处方：仍守前方加黄芩10g，去车前子、麦冬，14剂，水煎服，1日1剂，分3次服。

按语：痿证辨证重在辨脏腑病位、审标本虚实。痿证初起，症见发热、咳嗽、咽痛，或在热病之后出现肢体软弱不用者，病位多在肺；凡见四肢痿软，食少便溏，面浮，下肢微肿，纳呆腹胀，病位多在脾胃；下肢痿软无力明显，甚则不能站立，腰脊酸软，头晕耳鸣，遗精阳痿，月经不调，咽干目眩，病位多在肝肾。痿证以虚为本，或本虚标实。因感受温热毒邪或湿热浸淫者，多急性发病，病程发展较快，属实证，热邪最易耗津伤正，故疾病早期就常见虚实错杂。内伤积损，或久病不愈，主要为肝肾阴虚和脾胃虚弱，多属虚证，又常兼夹郁热、湿热、痰浊、瘀血，而虚中有实。跌打损伤，瘀阻脉络或痿证日久，气虚血瘀，也属常见。痿证的治疗，虚证以扶正补虚为主，肝肾亏虚者，宜滋养肝肾；脾胃虚弱者，宜益气健脾。实证宜祛邪和络，肺热津伤者，宜清热润燥；湿热浸淫者，宜清热利湿；瘀阻脉络者，宜活血行瘀。虚实兼夹者，又当兼顾之。《素问·痿论》指出："治痿独取阳明。"是指从补脾胃、清胃火、祛湿热以滋养五脏的一种重要措施。

患者元气亏虚，经络不通，故肢体乏力，手指麻木、左耳面瘫、眼睑下垂、无口角流涎，治以培元固本，行气活血。方予天麻、川芎息风止痉，平抑肝阳，祛风通络，活血行气；生地黄、山药、山茱萸、枸杞、怀牛膝补肝肾、强筋骨；栀子、黄连清热；黄芪、生晒参培元固本；蜈蚣、全蝎、地龙祛风通络；桑枝、伸筋草舒筋活络；焦三仙健胃消食。

第十五节　培元固本与产后调护

产褥期，俗称"坐月子""月内""产后"，是指从胎盘娩出至产妇全身各器官除乳腺外恢复或接近正常未孕状态所需的一段时间，一般为6周。产后恢复的方式直接影响产妇的恢复期以及未来的健康。这段时间，母亲和婴儿身体虚弱，特别容易受到伤害，需要接受个性化的保养或正规化的医疗保健护理。特殊饮食、休息和对母亲的各方面需求的满足是多数文化护理实践中的关键要素。

一、产褥期生理病理特点

产褥期，历史最早记载可以追溯至西汉《礼记内则》，距今已有2 000多年的历史，是产后必需的仪式性行为。产褥期作为女性经、孕、胎、产、带五大生理过程的一个特殊阶段，有着独特的生理病理特点。中医学认为，产妇在分娩时用力、出汗、产创出血以及产后哺乳等，必伤及先天之精，加之脾胃之气受损，元气必虚，易致产后津血、元气俱伤，形成产后多虚的病变基础。

元气亏虚是产褥期疾病之源，傅氏在《产后总论》篇指出："凡病起于血气之衰，脾胃气虚，而产后尤甚。"《临床医术大全书·妇科问答书·产后三十四问》十一问中说，产后元气虚弱，若再劳役太过，则易致伤五脏等症。中医理论认为，妇人产后绝无点滴之乳，乃血与气两涸、元气亏损所致。通过分析产妇产后各阶段生理特点，抓住产妇产褥期元气亏损的主要病机，在中医理论"元气亏损是由于先天禀赋不足或后天滋养不利而致"的指导下，重视"元气"的培补以及气血阴阳的平衡，运用培元固本法进行产后预防及保健，可以有效地扼制产后病的发生和发展，促进产妇的产后保健康复。

二、培元固本法的中医理论基础

元气首见于《难经》的"诸十二经脉者，皆系于生气之原"。中医的元气又名原气、真气，是人体最基本、最重要的气，是维持生命活动的基本物质和原动力，由肾中精气所化生，又赖于后天水谷精气的培育。元气为诸气之首，全身各脏腑的生理活动都是在元气的推动作用下完成的。其功能有促进人体生长发育与生殖，温煦和激发脏腑、经络等组织器官，为人体防御、向愈之基等。"百病皆生于气，正以气之为用，无所不至，一有不调，则无所不病。"（《景岳全书·诸气》）元气亏虚是百病之源，耗损元气必将折寿。元气的盛衰虽与先天禀赋有直接关系，但后天的饮食、劳作、疾病等，以及产后这一特殊生理时期的变化，也可以改变元气的强弱。

肾为先天之本，脾胃为后天之本，李杲认为脾胃是元气之本，元气是健康之本。脾胃伤，则元气衰；元气衰，则疾病生。因此，产后疾病的防治需要从固护元气出发进行辨治调养，固护元气的根本大法即培元固本法，在历代医药文献中，记载着为数众多的培元固本古方，这些方药具有培补元气、调理元气、固敛元气等功效。中医学家对元气亏虚的治疗多着眼于脾、肾二脏，重于脾者如李东垣、张洁古、薛立斋等，以后天充养先天；偏于肾者如张景岳、许叔微等，以命火来养脾土。处方用药多灵活变通而非偏执胶固，促使培元法日臻完善。

三、元气亏虚与常见产褥期疾病的相关性

随着社会物质生活水平的不断提高和生存压力的逐步增大，损伤元气的因素越来越多，重视中医元气研究是疾病谱不断变化的客观要求。产后耗气伤血，元气大伤，易致诸多疾病，这与中医元气亏虚致病的理论不谋而合。加强产后调护

的中医元气理论的相关研究，不仅有利于丰富和完善中医理论体系，而且能够更加有效地指导产褥期临床治疗，能够更好地发挥中医药治疗的优势，为困扰当今医学界的诊疗难题寻找新的切入点和突破口。

产褥期是妇女一生中非常特殊的阶段。由于承受了妊娠和分娩的巨大反应，其生理和心理上都发生了很大变化，体力和机体储存的营养物质也有很大消耗，产后元气亏虚极其普遍。若护理不当，极易发生各种疾病。中国的一项相关调查以 2012 年 5 月—2013 年 5 月分娩的 842 例产妇为调查研究对象，128 例（15.2%）发生产褥期疾病，其中发生 1 种疾病的有 58 例（45.3%），发生 2 种疾病的有 42 例（32.8%），发生 3 种及以上疾病的有 28 例（21.9%）。

四、培元固本与产后调护

（一）基本原则

1. 攻补兼施

中医认为，产妇处于"血不足，气亦虚"的状态。朱丹溪曾提出"产后多虚说"，主张以补虚为主。但产后或因胞衣、胎盘残留，亦有瘀血内阻，留瘀为实邪停滞。因存在着"多虚多瘀"的特点，故扶正时不可过补，以免壅滞气机，加重血瘀；祛瘀时也不可过度，以免伤及正气，用药时应遵循攻补兼施的原则。

2. 寒温适宜

产后护理大多偏于"产后宜温"，用药不宜寒凉。《千金要方·卷三妇人方中·虚损第十》云："凡妇人皆患风气，脐下虚冷，莫不由此，早行房故也。"即使在夏季也不能贪凉，"凡妇人因暑月产乳，取凉太多，得风冷，腹中积聚，百病竞起，迄至于老，百方治不能瘥"。产后宜温，穿衣也要合乎身体舒适度，保暖适中。清代魏玉璜先生在批《续名医类案》曰："近时专科及庸手，遇产后以燥热温补为事，杀人如麻。"其认为一味执"产后宜温"的成见，是学而不化。所谓有是证，用是药，全在活法，唯有寒温适宜，才能正确进行产后调护。

3. 五味调和

产后应根据平衡膳食与个体体质差异的原则，使得五味调和，五脏得养。《素问·脏气法时论》提出"五谷为养，五果为助，五畜为益，五菜为充，气味合而服之"的配合方案。《千金要方·卷二妇人方上·产难第五》云："凡产妇慎食热药、热面，食常识此。饮食当如人肌温温也。"产妇按此五味调和的原则，制定合理的产后药膳食谱，以达到产后保健的作用。

4.劳逸结合

古代医家大多认为产后百日内禁止过劳及性生活。《千金要方·卷三妇人方中·虚损第十》云："妇人产后百日以来，极须殷勤，忧畏勿纵心犯触及即便行房。若有所犯，必身反强直，犹如角弓反张，名曰蓐风，则是其犯候也……特忌上厕便利，宜室中盆上佳。凡产后满百日，乃可合会，不尔至死，虚羸百病滋长，慎之。"现代临床研究证明，产后应该进行适量运动，鼓励产妇产后24h少量活动，随后可做产褥期体操，逐渐增加运动量，但应避免长期站立、蹲位及手提重物。

（二）常用方药

培元固本法在产后调护的研究和临床应用中非常广泛。如艾维颖等对49例患者应用补血益气组方联合心理干预治疗产后抑郁症能有效降低其临床评分，明显改善患者症状。姜雪对产后元气亏损致感染患者予四君子汤加减而收效颇佳。

（三）药膳食疗

产妇分娩过程中由于大量消耗各种营养物质，从而导致产后身体功能及免疫功能下降，容易引发各种疾病，为产妇合理补充各种营养将有利于促进产妇产后康复。食物与中药同源，且同中药一样，也具有四气五味和升降沉浮的特性。利用饮食调护是中医学的一大特色。据某项产后饮食研究发现，在被调查的产妇中，产褥期内37%妇女不吃肉，65%妇女不吃水果。在另一项对1 576例产妇进行的调查中发现，有95%存在严重的偏食、忌口现象，从而导致不同程度的机体功能障碍，如营养不良和贫血等。产后元气亏虚，须培元以固本，扶正以祛邪。以培元固本为指导，进行中医辨证分型，制定相应的产后饮食计划，才能更好地促进产妇身体各项功能逐步恢复到孕前状态，对产妇身体康复具有重要的意义。

（四）其他方法

起居、情志、运动等也对产后调护有重要的作用。产后心理护理对产褥期的妇女来说很重要，它可以改变患者不良心理状态，促使患者顺利度过产褥期，且切口的护理、产后促进泌乳和乳房的护理、产后勤刷牙、勤洗澡、勤换衣服等清洁护理也至关重要。

培元固本法始终贯穿产后调护的过程中，但古代医家通过长期的临证观察、辨证思考、总结得出的中医元气理论在产后病机及护理、康复方面有极大的指导意义。

第十六节　培调元气法论治癌因性疲乏

癌因性疲乏是由于肿瘤本身及相关治疗引起的一系列主观感觉，如虚弱、活动无耐力、注意力不集中、兴趣减少等。癌因性疲乏通常不能通过休息或睡眠来缓解，严重影响了患者的工作、学习以及生活。目前，癌因性疲乏的西医治疗乏善可陈，一些研究表明，中医药可扶助正气，减轻药物的毒副作用，从而达到治疗疲乏、改善患者生活质量的目的，中药复方的多种成分发挥多靶点效应，有望在癌因性疲乏的治疗中开辟新的局面。

恶性肿瘤发病，多因正虚邪恋。所谓"正虚"者，是机体不足以维系阴阳平衡，抵御外邪和自我修复能力减弱，是故"邪之所凑，其气必虚"，导致"邪恋"，致"久病多虚，久病必瘀"。其规范化治疗手段通常为外科手术、放疗、内科治疗等。外科手术为早期肿瘤的有效治疗手段，但外科手术及放疗等同外伤、火毒，耗损五脏精血。内科治疗随着化疗、靶向药物的摄入量和疗程增加，治疗过程中极易引起患者口腔溃疡、恶心、呕吐、食欲减退、腹泻等，严重影响患者进食，导致脾胃受损。另外，抗肿瘤药物会影响骨髓造血功能，还会引起脱发、牙齿脱落等，都可见其进一步加重身体虚损，若气血生化不及，便会导致虚劳。中医学认为肿瘤规范化治疗后，患者证候以脾胃失调、气虚血虚、肝肾亏损为主，因此临床治疗应以和胃健脾、养血补气、滋补肝肾的中药为主。

《现代医学百科辞典》将"疲乏"解释为"疲劳"，中医学"疲劳"一词最早见于汉代张仲景《金匮要略·血痹虚劳病脉证并治》，后世医家也用"劳倦""乏力""困倦""神疲""虚劳"等相关术语来表达疲乏。"虚劳"为中医诊断学中的病名之一，又称为"诸虚劳损"。虚劳患者精血亏耗日久，元气不足，导致五脏功能下降、气血津液亏损。这一病名最早由张仲景在《金匮要略》中提及，虚劳证候诸如"时目瞑兼衄""痹侠背行，若肠鸣、马刀、侠瘿者""虚烦不得眠"等。清代名医尤怡又在前人的理论思想上守成创新，对虚劳证候予归纳及总结，将其分为虚劳营卫不足、肺劳、心劳、肾劳、脾劳、风劳、热劳、干血劳、传尸劳九种，倡气血双补之大法，顾护阴液，阴中求阳，阳中求阴。叶天士被称"善治虚劳者"，其重视培补中焦之时，若下元虚损，亦讲求中下兼顾，温补脾肾，以防下损及中。

根据癌因性疲乏患者的临床表现，将其归为中医"虚劳"范畴，认为其主要病因可概括为以下4种。

一、肿瘤内生，损伤元气

中医古籍中通常用"积聚""岩""石"等来代表恶性肿瘤。中医学认为，肿瘤之所以发生，根本原因就在于人体正气不足。《灵枢·百病始生》云："壮人无积，虚则有之。"《灵枢·九针论》又曰："积聚者，乃阴阳不和，脏腑虚弱，受于风邪，搏于脏之气所为也。"《诸病源候论·积聚病诸候》亦曰："虚劳之人，阴阳伤损，血气凝涩，不得宣通经络，故积聚于内也。"值肿瘤发展之际，人体之元气、精血更是不断被癌邪盗劫、为己所用。癌邪迅速生长，则人体的精元之气血乃日渐亏损而不充，终致元气衰败。

二、手术、放化疗攻邪，耗损元气

现代医学在肿瘤治疗方面做出了大量的探索，但目前仍主要采取以手术为主、放化疗为辅的综合治疗方案。此综合治疗方案对肿瘤进行了有力的攻击和控制，但亦有加剧元气耗伤之忧。围手术期或长或短的禁食会导致脾胃虚弱、元气化生不足；外科手术过程中不可避免会失血失液，导致以血为载体的元气随出血而直接损失；放疗及化疗均属攻伐之术，祛除癌邪，亦直接耗伤正气、损伤脾胃，影响元气生化之源。

化疗及靶向、免疫等内科治疗在目前肿瘤治疗中占有举足轻重的地位，也是肿瘤科最常见的治疗方案。而此类抗肿瘤药物因其细胞毒性，会引发骨髓造血功能抑制、掉发、皮肤及口腔黏膜毒性等。高小月等研究发现，非小细胞肺癌患者化疗后，偏颇体质增至87.92%，且化疗后无论是平和质还是偏颇体质，都更多地向气虚质、阳虚质、气郁质和血瘀质转变。《理虚元鉴·卷上·虚症有六因》云："因医药者，本非劳症，反以药误而成。"而医药之因所致虚损诸症，在《难经》中早有云："一损损于皮毛，则皮聚而毛落；二损损于血脉，血脉虚少不能荣于脏腑；三损损于肌肉，肌肉消瘦，饮食不能为肌肤；四损损于筋，筋缓不能自收持；五损损于骨，骨痿不能其于床。"这与肿瘤患者抗肿瘤治疗后的发脱齿落、骨髓抑制、消瘦、手足麻木无力、骨痛卧床等诸症发展过程趋于一致。

三、情志失调，耗伤气血

情志过激是引发虚劳的重要病因。七情太过或不及，伤及于气，扰乱气机，久不得舒，内应脏腑受损而内伤。目前，临床上肿瘤仍属难治之症，患者因为证候折磨和经济压力等诸多原因而致焦虑、忧郁等不良情绪变化。《千金翼方》"虚损论"中曾明确指出喜气、怒气、忧气、愁气等情志伤身而致虚损。《圣济总录》云："喜怒不节，忧思过度，荣泣卫除，谷气不治，故气血干涸，不能营养肌肉。"即情志不调，脏腑气机不畅，而影响先后天气血化生。《外科正宗》曰："忧郁伤肝，思虑伤脾，积想在心，所愿不得达者，致经络痞涩，聚结成痰核。"情志偏颇引发脏腑气机失调，从而功能受损，变证乃生。

四、睡眠障碍，损伤气血

《诸病源候论》论述"不得眠"的发病原因时列出"虚劳不得眠候"和"大病后不得眠候"两种，指出虚劳及大病后阴阳俱虚，荣卫不和，故不得眠。现代研究也显示，睡眠障碍在肿瘤患者中的发生率显著高于一般人群。吴澄在虚损《不居集·病后调治》篇中提出，病后气血俱虚，饮食不节，起居不时，调理失宜，久病必虚，虚久乃损。睡眠是机体维持健康和正常功能必需的生理和行为活动，其对人体消除疲劳、恢复体力与精力相当重要。长期失眠，神不得憩，一日所生精血，不足以供一日所用，于是营血渐耗，真气日亏。

癌因性疲乏患者在不同阶段可出现虚实夹杂的复杂病机，但总体以元气亏虚为基本病机。

元气可推动人体的生长发育和生殖，温煦和激发各个脏腑、经络等组织器官的生理活动。癌因性疲乏患者，肿瘤本身的发生发展及相关治疗大伤元气，推动、充养无力，脏腑经络功能减退，出现神疲乏力，少气懒言，食欲减退，形体瘦削；"气不足便是寒"，温煦不利，发生畏寒肢冷，或自觉恶寒；卫外固摄失司，常见自汗、泄利，且极易感受外邪而发病。徐大椿《医学源流论》云："故诊病决死生者，不视病之轻重，而视元气之存亡，则百不失一矣。"

三焦为一身之大腑，关系一身元气的生化与运行。元气与精、血、津液等在生理上相互为用。癌因性疲乏患者因元气虚衰，元气输布失常，影响及血，导致血虚血瘀，可见面唇色淡或青紫，心悸失眠，肢体麻木或疼痛；影响及津液，水液停蓄，成痰成饮，其表现随痰饮凝滞部位不同而异，或胸满咳嗽、痰多喘促，或脘腹胀满、嗳气食少，或肢体水肿、沉重胀痛；元气运行不畅，久郁化火，气火逆于上，可见胸前闷胀、急躁易怒。癌因性疲乏患者在疾病的不同阶段，可因虚致实，出现虚实夹杂的复杂病机。

虽然癌因性疲乏可能在不同阶段出现虚实夹杂的复杂变化，但元气亏虚仍为其主要病机，故治疗过程中依据虚实矛盾的主次关系，确定治疗总则为调补元气治本虚。调补元气即补助元气和调理元气气机。

《素问·三部九候论》说："虚者补之。"元气在生命历程中不断被消耗，机体又不断摄取水谷精微和自然界清气，以充养化生元气。元气虚弱证候通过后天的调摄补益可使元气充实。人体元气充盛与否，不仅与源于父母的先天之精有关，而且与脾胃运化功能、饮食营养及脏腑活动化生的后天之精是否充盛有关。健脾助运、补助化源是元气亏虚证的基本治法；滋阴养血、安神助眠，使心神得养、气血阴阳复归平和也是保养元气的重要方法。补元法宜和缓平调，避免过于温燥滋腻妨碍元气敷布。

遵从《素问·至真要大论》中"结者散之""高者抑之""逸者行之"等理论，主要采用行气解郁法调理元气气机，并强调调理元气应辨清虚实，应用理气药也应适可而止，以免过用伤津耗气。元气的运行既需要血脉、经络通畅，亦与脏腑的气化功能密切相关，故调治脏腑的气化也有益于补助元气。如葛根、升麻等健脾升清药既充养元气，又助其升发。此外，活血通络药、豁痰辛通之品甚至解表药等都可助元气通达经络，流行布散。在元气亏虚的基础上变生气滞血瘀、痰凝火郁者，如刺痛、痛处不移、拒按、舌暗有瘀斑者，予以活血化瘀治疗；头重如裹、胸脘满闷、四肢困倦水肿者，用健脾除湿之法；胸前闷胀、急躁易怒者，用行气解郁清火法。元气不但要补，还要疏导其路——调。只有补调结合，才能使元气正常发挥作用，鼓邪外出，无闭门留寇之弊。

◇ 验案举隅：

病案1　患者，女，36 岁，2015 年 1 月 4 日首诊。诉疲劳 2 月余。患者 2 个月前被确诊为左侧乳腺癌，遂行左侧乳腺切除术及化疗。现症见倦怠乏力、气短，畏寒，大便困难，急躁易怒，善太息，胸前闷胀，经行紊乱，舌边尖红，苔黄厚腻，边有齿痕，脉弦细，尺脉弱。西医诊断：癌因性疲乏。中医诊断：虚劳、郁病，辨证为元气虚损，肝气郁结。治以培元固本，疏肝理气。方用补中益气汤、四逆散合越鞠丸，处方为：黄芪30g，当归10g，白术15g，生地黄15g，柴胡15g，枳壳10g，白芍15g，川芎10g，制香附10g，苍术15g，橘核10g，丝瓜络15g，玄参15g，麦冬15g，白花蛇舌草15g，灵芝15g，半枝莲15g，焦麦芽、焦山楂、焦神曲各10g，炙甘草6g。7剂，每日1剂，水煎服。

二诊（2015年1月11日）：诉倦怠乏力减轻，情绪渐趋平和。守一诊方继续服药7剂，服法同上。

三诊（2015年1月18日）：诉疲劳进一步减轻，但入睡困难。处方：黄芪30g，灵芝15g，陈皮10g，薏苡仁20g，生地黄15g，生晒参5g，玄参15g，白花蛇舌草15g，白术15g，半枝莲15g，黄精20g，枸杞子15g，枣皮15g，白芍15g，山药20g，川芎10g，夜交藤30g，焦山楂、焦神曲各10g，炙甘草6g。14剂，水煎服。1个月后患者电话反馈情绪平稳，二便调，纳眠可。

按：乳岩患者手术及化疗后，元气大伤，不能正常发挥元气的推动、温煦等作用，故症见倦怠乏力，大便困难，畏寒等，方用补中益气汤培元固本；元气不足，不能行气致肝失疏泄，肝郁气滞，故症见善太息、急躁易怒、经行紊乱，方用四逆散疏肝理气；元气不足，不能运血化痰致血瘀、痰郁，方用越鞠丸行气、运血、化痰。以黄芪大补元气为君，当归养血和营为臣，阳生阴长，气旺血生；白术、苍术燥湿健脾助运，元气精血化生有源；白芍、柴胡、香附等养肝行气解郁；白花蛇舌草、半枝莲以祛余邪。三诊患者郁病已去，故去四逆散和越鞠丸。患者诉入睡困难，为元气不充、心神失养所致。在调补元气基础上加枣皮、夜交藤等养心安神，睡眠渐佳，阴阳调和，则气血渐充。

病案2　患者，女，60岁，2011年11月27日首诊。诉疲劳1年余。患者1年前被确诊为右上肺癌，遂行右上肺癌化疗。现症见疲乏，食欲差，面色萎黄，头昏，失眠，口苦，舌质暗，苔白，脉弦细。西医诊断：癌因性疲乏。中医诊断：虚劳，不寐。辨证为元气虚损，心神失养。治以培元固本，养心安神。方用归脾丸加减，处方：黄芪30g，焦白术15g，生晒参10g，黄精20g，茯神15g，龙眼肉15g，阿胶10g，灵芝15g，苍术15g，厚朴15g，砂仁10g，佛手15g，薏苡仁20g，浙贝母15g，焦麦芽、焦山楂、焦神曲各10g，炙甘草6g。龟胶10g。7剂，每日 1 剂，水煎服。

二诊（2011 年 12 月 4 日）：精神较前好转，口淡乏味。予上方加白花蛇舌草 15g，半枝莲 15g。7 剂，每日 1 剂，水煎服。

三诊（2011 年 12 月 11 日）：诉偶有耳鸣。处方：黄芪 30g，生晒参 10g，白术 15g，陈皮 10g，当归 10g，川芎 10g，五味子 15g，熟地黄 15g，玄参 15g，山药 20g，骨碎补 15g，黄精 15g，白花蛇舌草 15g，红景天 10g，半枝莲 15g，枸杞子 15g，薏苡仁 30，炙甘草 6g。14 剂，水煎服。1 个月后家属反馈患者诸症好转。

按：患者年老，元气已然渐衰，又遭肺癌癌邪盗劫及化疗耗损，致一身元气大伤，继而脏腑功能减退、气血运行失常、肌肤经络失养，症见面色萎黄、疲乏、头昏、失眠、口苦纳差、舌暗、脉弦，属元气亏虚、心神失养证，治以培元固本、养心安神，予归脾丸加减治疗。方中黄芪、生晒参、黄精、白术大补元气，茯神、龙眼肉、灵芝、阿胶等滋阴养血安神，茯苓、砂仁、薏苡仁、苍术等健脾祛湿，厚朴、浙贝母等行气助运。三诊诉精神较前好转，但偶有耳鸣。《黄帝内经》说："髓海不足，则脑转耳鸣。""上气不足……耳为之苦鸣。"遂予以熟地黄、山药、骨碎补、枸杞子等补肾益元，充精养髓，更用五味子收敛固涩元气。

癌因性疲乏是癌症患者最常见的主观症状之一，其持续时间长，不能通过休息而缓解，极大地影响患者的生活质量，是治疗和康复的重要影响因素。癌因性疲乏在不同阶段可出现虚实夹杂的复杂病机，但总体以元气亏虚为基本病机，故治疗过程中可依据虚实矛盾的主次，确定治疗原则为培调元气治本虚，常用黄芪、生晒参等补益元气之品；审证求因疗标实，常运用柴胡、香附等理气之品。培调元气不仅重视使用白术、茯苓、砂仁、薏苡仁等顾护脾胃，使元气精血化源充足；还特别注意使用枣皮、夜交藤、茯神、龙眼肉、灵芝、阿胶等滋阴养血安神以改善睡眠，令营卫运行正常、气血调和。以培调元气为核心辨证施治，能够有效改善癌因性疲乏患者病情、提高患者的生活质量。

病案 3　患者，女，76 岁。因全身乏力、气短半个月前来就诊。患者及其家属诉 2 个月前先后行膀胱手术和甲状腺部分切除术，近半个月来渐感全身乏力，稍活动则气短胸闷、头晕，严重时双手不能握筷，遇季节变换时手足心热反复发作，喜热饮，舌尖红、苔白、中有裂纹，脉弦细。处方：黄芪 30g，太子参、党参、白术、生地黄、熟地黄、五味子、枸杞子、石斛各 15g，天麻、当归、茯苓、红景天、灵芝各 10g，山药、黄精、酸枣仁各 20g，炙甘草 6g，10 剂。

二诊：患者诉服上方后精神明显好转，乏力、气促亦好转，可进行低体力活动，舌红、苔薄白、稍有裂纹，脉弦细。遂以上方加减治疗 1 月余，全身乏力、气促、胸闷等症状基本消失，后随访时，患者已能正常生活。

按：《医学衷中参西录》言，"人之元气，根基于肾，萌芽于肝，培养于脾，积贮于胸中为大气，以斡旋全身。"一脏有病，多影响他脏，致五脏功能失调。大病术后，机体失衡，组织失养，气血不畅，元气生成、转运受阻，激发、推动脏腑组织等器官的作用减弱，不利于正气的恢复和邪气的清除。"阳气者，精则养神，柔则养筋"，由于元气亏虚，故术后患者多表现出以气虚为主的一派虚象，如神疲乏力、头晕目眩、纳差、便溏等；同时，术后必生瘀血，瘀阻脉道，神机失用，导致恢复缓慢。

患者为老年女性，气虚血弱之体，复因手术进一步损伤气血，病程日久，则出现乏力、气促、胸闷等一系列元气亏虚的表现。"若五脏元真通畅，人即安和"，紧扣此条治则，以培元固本法，调和五脏之气，恢复五脏生理平衡。方中峻用培补元气药物如太子参、党参、黄芪、白术、山药等补脾益气，气血同源，以熟地黄、当归、红景天、灵芝养血活血，肝肾阴血不足，复用五味子、生地黄、枸杞子、石斛、酸枣仁、黄精滋补肝肾，天麻平肝潜阳，与枸杞子、酸枣仁相配，又能养肝平肝，炙甘草调和药性。全方气血同调，阴阳兼顾，重在培元固本，使五脏气血通畅，人即安和。

病案 4 患者，男，57 岁，因"胃癌术后 1 年"就诊，患者自诉 2018 年 6 月出现黑便，晕倒后于医院胃镜活检提示胃窦高分化腺癌。后于 2018 年 7 月 5 日行手术，胃切除 1/2。现进食后易腹胀，时有打嗝，无胃痛、无反酸等不适，时有腰膝酸软，左肘关节处疼痛。双眼流泪，消化功能差，纳眠欠佳，近 1 年体重由 65kg 减至 54kg。西医诊断：胃癌术后化疗后。中医诊断：虚劳，证属脾肾两虚。治宜理气健脾，滋阴补肾。首诊处方：黄精 15g，枸杞 10g，续断 10g，生晒参 10g，陈皮 10g，黄芪 20g，枳壳 10g，焦三仙各 10g，太子参 15g，白术 15g，白芍 10g，玉竹 10g，法半夏 10g，厚朴 10g，茯苓 15g，炙甘草 10g。7 剂，日 1 剂，水煎服。

二诊：服上方后觉身体舒适，现睡眠可，每日睡眠 6h 左右，起夜 1 次。晨 5 时左右醒。近日饭后稍犯困，白日精神可，左侧肘关节处疼痛缓解。右侧腰部稍有酸胀不适。体重较前增长 1 ～ 2kg。舌淡红，苔薄黄，边有齿痕，脉细稍弦。

处方：太子参 15g，茯苓 15g，桑白皮 10g，陈皮 10g，百合 15g，沙参 15g，续断 15g，生晒参 10g，黄芪 30g，白术 15g，黄精 15g，枸杞 10g，苍术 10g，蛇舌草 15g，灵芝 10g，五味子 15g，白芍 10g，炙甘草 6g，党参 15g。7 剂，日 1 剂，水煎服。

三诊：诉服上方后腹胀、腰膝酸软较前继有改善，无胃脘不适，双眼流泪较前减少，无干涩不适，双腿乏力减轻，余未诉特殊不适。处方：宗首诊方加白花蛇舌草 15g，半枝莲 15g，枸杞 10g，去玉竹、枳壳。14 剂，日 1 剂，水煎服。

按：方用异功散、温胆汤化裁。患者为老年男性，多年胃病史，内伤日久，而年过半百，元气渐衰，又因手术及化疗进一步耗气伤血，出现体重减轻、食后腹胀、腰膝酸软、纳眠欠佳等一系列元气亏虚的表现，亦符合《难经》中损于皮毛、血脉、肌肉及筋、骨的描述。"夫三焦者，禀元气以资始，合胃气以资生"，紧扣此条治则，以培元固本法健脾和胃为主，兼顾先天肾气之本，通利三焦，而使五脏得养。首诊时使用异功散合温胆汤化裁，旨在通中焦气滞，健脾和胃，理气化痰。《脾胃论·脾胃虚则九窍不通论》云："真气又名元气，乃先身之精也，非胃气不能滋之。"治疗虚证惯用太子参、党参、黄芪、白术、茯苓等补脾益气；复用白芍、黄精、玉竹、枸杞子、续断滋补肝肾；陈皮、枳壳、焦三仙、法半夏、厚朴相配，理气和胃，消食化痰；炙甘草调和诸药。全方气血双调，痰瘀同治，脏腑得养，元气得复。二诊反馈通体舒利，纳眠好转，诉饭后犯困，结合舌脉，宗前方去法半夏、厚朴、茯苓、玉竹，加百合、桑白皮、沙参，旨在合胃气以资生，清肺气以化源。苍术解脾湿之困，五味子敛肝肾之阴。辅以灵芝补虚扶正，蛇舌草消痈祛邪。三诊，患者诸症继有好转，宗前方义。全方坚守"攻不宜过，补不宜滞"的原则，故不仅切中病机，诸虚劳证得以缓解，且能祛邪不伤正，是以元气乃复，形神乃安。

病案 5 患者，男，54 岁，因"膀胱癌术后综合治疗 1 年余"前来就诊，患者在 2020 年 7 月于医院行膀胱癌相关手术（具体不详），术后予以灌注治疗半年余，后出现尿频、尿急、排尿不畅。2021 年 5 月行膀胱部分切除术，术后先后化疗 3 次，放疗 8 次及 PD-1 免疫治疗，期间一直口服灵芝孢子粉调养。现患者尿频、尿急，无排尿不畅，易乏力，活动后尤甚，纳可，睡眠欠佳，梦多，早醒（晨 4 时），夜尿频（3～4 次/晚），醒后疲倦感明显，大便调。另诉右足第一跖趾关节牵掣痛，无红肿、瘙痒等不适。平素畏寒明显，口干喜饮温水，余无特殊。既往有高尿酸血症。舌淡暗苔薄，脉沉细稍弱。西医诊断：膀胱癌术后综合治疗后。中医诊断：虚劳，证属肾虚证。治宜培元固本，益肾养血。处方：酸枣仁20g，生晒参10g，灵芝10g，枸杞10g，杜仲10g，苍术10g，黄柏10g，续断15g，黄芪20g，白花蛇舌草15g，半枝莲10g，山药20g，山茱萸10g，炙甘草6g。7剂，日1剂，水煎服。

二诊：患者诉白日精神转佳，乏力明显改善，余同前。舌红稍暗，苔薄，脉细，尺脉弱。处方：仍宗前方加黄精15g，郁金10g，延胡索10g。7剂，日1剂，水煎服。

三诊：患者诉服上方后尿频、尿急、夜尿频症状改善，现白日小便延长至2h1次，起夜2～3次，白日精神尚可，睡眠情况明显好转，梦减少，早醒消失，可睡至晨6时，醒后疲倦感消失，余同前。舌红稍暗，苔薄，脉细稍弱。处方：仍守宗方去郁金、延胡索，加熟附片10g，知母10g。7剂，日1剂，水煎服。

四诊：患者诉近日因工作等原因，多梦、早醒稍有反复。舌红稍暗，苔薄，脉细稍弦。处方：黄芪20g，山茱萸10g，杜仲10g，知母10g，炒白术10g，山药20g，苍术10g，黄柏10g，续断15g，生晒参10g，灵芝10g，白花蛇舌草15g，半枝莲15g，桑椹10g，枸杞10g，黄精15g，炙甘草6g，琥珀末2g（另冲），威灵仙15g，车前子15g。14剂，日1剂，水煎服。

五诊：因过年未及时复诊，患者诉精神、睡眠尚可，右足第一跖趾关节牵掣痛已消失，自服药以来体重稍有增加，白天小便明显减少，余未诉特殊不适。舌暗苔薄，脉细稍弦。处方：熟地黄30g，山药20g，山茱萸10g，黄芪20g，生晒参10g，枣仁30g，茯神10g，杜仲10g，黄精10g，淫羊藿15g，巴戟天10g，白花蛇舌草15g，半枝莲15g，炙甘草6g，玄参15g。14剂，日1剂，水煎服。

后患者间断复诊，皆诉情况可，病情稳定。

按：方用六味地黄丸、保元汤、二妙散加减。肾与膀胱相表里，同属于下焦，两者关系极为密切，且患者正处七八之年，正如《素问·上古天真论》曰："（丈夫）七八肝气衰，筋不能动，天癸竭，精少，肾藏衰，形体皆极。"因此在治疗膀胱疾病时，"治肾"的思想尤为重要，且需根据证候不同而选择补肾精、益肾阴、培肾阳、滋肾气之药。中老年人本已肾气受损，"邪之所凑，其气必虚"，癌邪侵袭，加之手术、放疗、化疗等综合治疗的攻伐，病程日久，故需以"培补"为主。肾之命门为元气化生的场所，肾为先天之本，又为元气之本，元气是人最根本、最重要之气，元气亏虚为该病之源。综上，该病在治疗上应"培元益肾"。首诊中黄芪、生晒参、炙甘草补益元气，山药、杜仲、山茱萸、续断、枸杞培补肝肾以滋养元气，苍术、黄柏清利湿热，灵芝、酸枣仁益气血、安心神，白花蛇舌草、半枝莲清热解毒、抑癌消癥。二诊时加黄精以通补三焦，郁金及延胡索活血止痛以治疗痛风之症。三诊加熟附片以补益肾阳，膀胱气化不行则小便不利，而膀胱之气化依赖于肾阳之充沛，加知母以滋阴润燥，解口干之苦。四诊及五诊治法治则似有相通，皆加强了补肾、安神之功。五诊之后，病情稳定，嘱其按期服药以巩固疗效。

元气生于先天，与先天之精肾精互通，故补益元气需温肾补肾；元气在激发推动、温养等活动中不断被消耗，需后天之气不断充养而维系充盈状态，需健脾运以充元气。培补中焦不忘填补下元虚损，以防下损及中；温补下焦不忘兼养中焦，以避中损及下。培元固本，滋先天之元，亦补后天之气，中下兼顾，共奏扶正之功，辅以抗癌解毒中药，改善虚劳症状的同时不忘防治肿瘤复发。

第十七节　培元固本法论治自汗症

自汗，是指不因外界环境影响，以白昼时时汗出，动则益甚为主要临床表现的一类证候。自汗既可作为主证独立出现，也可作为兼证或次证出现在其他疾病过程中，严重影响患者的身心健康，给他们的工作和生活带来极大的不便。

一、病因病机

引起自汗的原因概括起来主要有体质虚弱、情志不调、饮食失节三个方面，这些原因均与元气损伤有关。元气源于先天，系于命门，通过三焦循行全身，内而激发、维持五脏六腑的生理功能，外而司腠理开阖，固护肌表。体质虚弱，则元气衰少，饮食失宜，则损耗元气，均可造成元气失去固摄之常，使津液无端外泄；而情志不调，扰乱脏腑气机，或饮食积滞，湿热内生，则会导致元气输布运行失调而致汗出异常。

二、治疗原则

很多医家认为自汗多属气虚、阳虚，常用益气温阳法治疗，但中医治病要辨证论治，在临证之时，既要掌握自汗的一般规律，也要结合患者的具体病情辨证分析，正如《景岳全书》所云："不得谓自汗必属阳虚，盗汗必属阴虚。"气血阴阳的亏虚都可导致自汗，但究其根本，在于元气亏虚；元气运行失调，亦可发为自汗。"阳加于阴谓之汗"，元气不足，无力化生元阴元阳，阳气不振，阴血不调，腠理无法固守而自汗出；元气输布运行失调，不能外达肌表固护。

三、治疗方法

（一）温肾健脾以培元

程文囿有云："肾乃元气之本，生长之根，以始终化之养之道也。"元气赖肾中精气所化生，因此，肾中精气的充盛与否直接影响元气的盛衰。且肾为人体阴阳之根本，元阴元阳秘藏之处，故培补元气离不开温肾。元气虽生于先天，但需要后天之精的不断滋养方能充盛。故脾虚则元气不充，脾健则元气旺盛。因此，在温肾之余，要同样重视脾胃的健运与升提。元阳亏虚，难以发挥固摄作用，不能固密肌表，统摄津液，则津液外泄而自汗。治疗宜用温肾健脾之法，并辅以益气固表，以达到培元固本的目的。

患者，女，67 岁。2013 年 8 月 27 日初诊。诉自汗 1 年余，动则汗出，尤以前胸、后背及头额为甚，伴左侧头痛，得温痛减，身体左侧有湿疹，倦怠乏力，夜尿 2～3 次，大便稀溏，肛门坠胀感。舌质紫暗，苔白腻，脉细缓。药用：制附片 10g，干姜 5g，麸炒白术 15g，茯苓 30g，白芍 15g，黄芪 30g，防风 10g，熟地黄 15g，杜仲 15g，怀牛膝 10g，川芎 10g，当归 10g，丹参 15g，煅龙骨、煅牡蛎各 15g。5 剂，水煎服，1 日 1 剂，分 3 次温服。

二诊：2013 年 9 月 22 日。病史同前，服上方后自汗已愈，诸症好转，但立秋后又发自汗，伴盗汗，双下肢无力，常感焦虑，情绪悲观，睡眠尚可。舌质暗，苔白腻边有齿痕，脉缓。药用：黄芪 40g，沙参 15g，防风 10g，煅龙骨、煅牡蛎各 15g，柴胡 10g，合欢皮 15g，浮小麦 30g，淡竹叶 15g，白术 15g，枸杞子 15g，麦冬 15g，桂枝 10g，炒栀子 10g，白芍 15g，炙甘草 6g。5 剂，水煎服，1 日 1 剂，分 3 次温服。并配合知柏地黄丸、虚汗停等药使用。3 个月后电话随访，患者诸症明显好转，汗出已愈。

按：患者年近七旬，正值天癸将竭之时，元阳亏虚，不能固摄津液，难以激发生命活动，故出现自汗、神疲等症；脾虚失健聚生痰湿，肾阳亏虚气化不利，水泛为痰，影响经脉气血的运行，致使瘀血内生，痰瘀阻滞，元气不能敷布肌表，腠理开泄而汗出。治疗以温肾健脾，培补元阳为本，辅以祛瘀化浊，多用附子理中汤合玉屏风散加减化裁。制附片、干姜、杜仲等温肾培元以固其本，黄芪、麸炒白术、茯苓等益气健脾以充其根，怀牛膝、丹参等祛瘀化浊以去其实。

（二）理脾升阳

脾胃位居中焦，为一身之气升降之枢纽，脾气升动，则肝肾之阴升，胃气沉降，则心肺之阳降，故脾胃之气升降有常，元气畅通，则营卫调和，汗出正常。若脾虚失健，清阳不升，浊阴不降，元气运行紊乱，不能外达肌表固护全身，则玄府不固而自汗。

患者，男，65岁。2014年7月22日初诊。自汗、盗汗5年余，近5年来每日动则出汗，夜间仍出汗，夏季尤为明显，伴双下肢乏力，汗出后心慌，双手发抖，出汗以胸口以上较多，偶耳鸣，夜间入睡较难，大便可，小便困难，阴囊潮湿。舌质暗，苔稍黄，边有齿痕，脉弦。药用：党参、黄芪、白术、麦冬、柴胡、白芍、黄精、山药各15g，陈皮10g，防风10g，升麻10g，苍术10g，煅龙骨、煅牡蛎各30g，荷叶10g，炒栀子10g，炙甘草6g。服10剂后诸症明显好转。

按：患者脾胃气虚，清阳之气不能上至心胸头面，难以固摄津液，故汗出以胸口以上为甚。《医宗必读·汗》指出："心之所藏，在内者为血，在外者为汗，汗者心之液也。"因此，汗出后心神不宁，表现为心慌、睡眠欠佳。此证应健脾升清，调畅元气，多用补中益气汤加减化裁。方中黄芪补元升阳，益卫固表为君药，党参、白术益气健脾，陈皮理气和中，升麻、柴胡升举阳气，黄精、山药补益元气，以充清气之源，煅龙骨、煅牡蛎重镇安神，诸药相伍，共奏升阳调元，固表止汗之功。

（三）益肺敛气以固元

肺外合皮毛，司汗孔开合，肺气宣发则汗液排泄，汗孔又称"气孔"，汗液排泄同样可以宣散肺气，因此，肺卫气虚与自汗互为因果，肺卫愈虚则自汗愈重，自汗愈重则肺卫愈虚。《素问·五脏生成论》云："诸气者，皆属于肺。"可见肺的功能与元气的生成与运行密切相关，元气之根不足，难以振奋肺卫，卫气无力司腠理开阖，就会导致自汗。对于肺卫气虚之自汗，多用培元益肺，敛肺止汗之法治疗。

患者，男，53 岁。2014 年 4 月 1 日初诊。咳嗽数日，伴咽痒，前期痰多，近日痰不易咳出，每年春天易发咳嗽，曾予以西药治疗，未见好转，汗出明显，上半身尤甚，大便尚可，午休时胃部疼痛，无泛酸、恶心、呕吐。舌红，苔白腻，脉弦细。药用：黄芪 20g、熟地黄 15g、五味子 15g、款冬花 15g、浙贝母 15g、生晒参 5g、黄芩 10g、百部 15g、紫菀 15g、法半夏 10g、煅龙骨、煅牡蛎各 20g、玄参 15g、射干 10g、蝉蜕 10g、诃子 10g、细辛 3g、焦山楂、焦神曲各 10g、炙甘草 6g。7 剂，水煎服，1 日 1 剂，分 3 次温服。

二诊：2014 年 4 月 13 日。病史同前，咳嗽较前好转，汗出好转，时有咽痒、喘息。舌尖红，苔白腻，脉弦缓。药用：黄芪 20g、白术 15g、防风 10g、玄参 15g、地肤子 15g、天花粉 10g、麦冬 15g、浙贝母 10g、煅龙骨、煅牡蛎各 30g、蝉蜕 15g、桔梗 10g、麻黄 10g、胖大海 10g、杏仁 10g、射干 10g、甘草 6g、地龙 15g。7 剂，水煎服，1 日 1 剂，分 3 次温服。

三诊：2014 年 4 月 20 日。病史同前，服上方后咳嗽、汗出明显好转，偶有干咳无痰。舌尖红，苔薄白，脉弦缓。药用：生晒参 5g、黄芪 30g、熟地黄 15g、紫菀 10g、五味子 15g、款冬花 10g、麦冬 15g、麻黄 10g、细辛 3g、紫苏子 15g、射干 10g、白果 15g、煅龙骨、煅牡蛎各 30g、诃子 10g、炙甘草 6g。7 剂后，诸症悉瘥。

按：《医旨绪余·宗气营气卫气》指出，"卫气者，为言护卫周身，不使外邪侵犯也。"患者年过五十，元气不充，肺卫之气不足，易招致外邪，故每年春季易发咳嗽，卫气失于固护则自汗。治疗常用补肺汤合牡蛎散加减化裁，以补益肺气，固敛元气，固表止汗。方中生晒参、黄芪补益元气，固表止汗，熟地黄补肾培元，滋肾水以补肺气，为"金水相生"之法，五味子滋肾敛肺，生津止汗，煅龙骨、煅牡蛎收敛止汗，因患者恰感受外邪，则加百部、款冬花、麻黄等润肺化痰解表之药。

自汗多属虚实夹杂证，单纯虚证患者并不多见，故临证时要分清其标本虚实。虚者补之，偏于元气虚则需益气，偏于元阳虚则需温阳，偏于元阴虚则补益元阴，偏于精血虚则补血填精。实则泻之，饮食积滞、气滞痰阻、瘀血内停、湿热内蕴，均可导致元气输布运行失调，故当遵循"逸者行之""结者散之""高者抑之"等理论调理元气。但值得注意的是，虽多数患者以虚为本，补益之法却不可滥用，需辨证审因，而后施治。诚如徐大椿所说："病未去而用参，则非独元气不充，而病根遂固，诸药罔效，终无逾期。"

第十八节　培元通络法论治麻木

麻木，在《诸病源候论》中记述为"不仁"，该书描述"其状搔之皮肤，如隔衣是也"，至金元刘河间所著《素问病机气宜保命集》始有麻木证名。麻者，非痛非痒，肌肤发麻，状如绳扎缚初松、虫爬蚁行；木者，肌肤木然，按之不知，搔之不觉。因两者常同时出现，故合称麻木。患者常伴焦虑、疼痛、瘙痒、皮疹、触觉过敏、乏力、行走欠稳、肌肉痉挛等症状。本文主要提及的"麻木"多属患者主观感觉，反复发作的不伴有触觉、痛觉、温度变化等差异的感觉异常。

一、病因病机

《伤寒论》载："其身如虫行皮中状者，此以久虚故也。"李杲指出："麻者，气之虚也，真气弱，不能流通，至填塞经络。"由此可见，麻木以虚为本，实为标，病机关键在于肌肤失养。然肌肤失于濡养，本责之于元气亏虚，气血不足以温养肌肤，即"皮肤不营，故为不仁"；标可责之于风、寒、湿、热、气滞、痰浊、瘀血等邪滞脉络，痹阻于经脉，不通致麻，即"麻木因荣卫之行涩，经络凝滞所致"。

以气虚为主的麻木，关乎于脾、肺两脏。肺主气，主治节，调节着气的升降出入运动；脾为后天之本，主肌肉、四肢，运化水谷精微；若因外邪侵袭，或后天失养，或情志等因素导致肺、脾受损，使卫外不固，气虚不运，皮肤肌肉失于濡养，可出现肌肤麻木不仁。血虚不荣致麻，责之于脾与肝，关乎于肾。《临证指南医案》中明确提出"入肝必麻木"，肝刚劲之质得为柔和之体，遂其条达畅茂之性。肝全赖肾水以涵之，或精血内虚，或肾液虚耗等，水不涵木，肝风内动，而见肢体麻木。血虚则经脉虚空，肌肉皮肤失养而致。血为气之母，气血相互依附，相互影响，据《素问·调经论》载："人之所有者，血与气耳。"《景岳全书·血证》载："人有阴阳，即为血气。……人生所赖，唯斯而已。"《难经·二十二难》

载:"气主煦之,血主濡之。"可见气与血关系密切,临床常以气血俱虚者多见,而气血的生成及运行无不与元气相关。由此可见,麻木根本责之于元气亏虚,元气盛衰变化影响着该症的发展与预后。元气亏损无以鼓动正气,则难以护正以抗邪;元气亏损无以振奋卫气,则难以驱贼风邪气。元气亏损而致气血郁滞,壅塞经络,营阴失于滋养之职,卫气失其温养之权,故见麻木。

《太平惠民和剂局方》有载:"风寒湿邪客留肌体,手足缓弱,麻痹不仁。"《外台秘要》有载:"人虚风邪中于荣卫。溢于皮肤之间。与虚热并。故游奕遍体。状如虫行。"《张氏医通》认为:"麻则属痰属虚,木则全属湿痰死血。"麻木本身病位虽表浅,但它与脏腑、经络、气血的病理变化直接相关。其实证源于风、寒、湿、热、滞气、痰浊、瘀血等邪痹阻经络。萧京在《轩岐救正论》中曰:"一身阴阳表里经络脏腑,总由一气贯通,故气实则五脏亦实,皮毛便固,六气难侵,气虚则皮毛并虚,六气虽不入而五脏自生招感。"认为元气充实是抵御外邪入侵的内在条件,进而又提出了"六气之入,未有不先于元气虚弱"的病理机制,对于元气亏虚的原因,萧京也做了分析,"劳倦不能耐,则肺之元气虚;思虑不能固,则心之元气虚;饮食不能运,则脾之元气虚;智谋不能决,则肝之元气虚;精血不能充,则肾之元气虚。"人体元气不足,正气虚弱,机体内部矛盾运动的发展超出了正常生理活动范围,病邪就乘虚侵入,发生疾病。而元气与精、血、津液在生理上相互为用。正如王清任在《医林改错》中曰:"元气既虚,必不能达于血管,血管无气,必停留而瘀。"瘀血既是病理产物,也是致病因素。瘀血于体内停滞不行,失去血液濡养之功,日久不散还会影响新血化生,气血流通不得,机体未得其煦濡,故麻木生。然痰瘀常胶结为患,相互搏结,闭阻血道,亦不可忽略。

二、辨证论治

关于麻木的治疗,《张聿青医案》中指出:"营不行则营不足用,有营若无营矣。卫不行则卫不足用,有卫若无卫矣。……欲治酸麻,必先行其营卫之滞而后可。欲行营卫之滞,必先祛其所以阻我营卫者而后可。"由此可见,麻木的治疗当结合其病机,分为虚、实两端。

（一）元气亏虚，治从培元

《景岳全书·非风诸证治法》记载："非风麻木不仁等证，因其血气不至，所以不知痛痒，盖气虚则麻，血虚则木。"本条阐明发病关键在气血，而气血的生成及运行与元气密切相关，《金匮要略》中认为血痹乃阴阳俱虚所致，而肾为人身元阴元阳秘藏之所，一身阴阳生化之根，肾的盛衰影响着元气的盛衰和生化功能，故培补元气离不开补肾，元气由先天所生，在生命活动中不断发挥着推动和温煦的功能，根据"女子七七""丈夫八八"的论述，元气亦需要后天之精源滋养才可充盛，即李东垣所言："人以脾胃中元气为本。"在治疗麻木患者时多用补中益气汤、六味地黄丸、大补元煎等方加减化裁；偏气虚者，多重用黄芪、人参以大补元气；体虚易感者加玉屏风散化裁；偏血虚者多用黄芪桂枝五物汤化裁；兼阳虚者，加附子、肉桂、杜仲等培补元阳之品；阴血不足者，加阿胶、墨旱莲、熟地黄等滋补元阴之流。临床当随症加减，补益同时亦不可过于滋腻阻碍脾胃之运化，在予方同时常佐以焦山楂、炒麦芽、神曲等助脾胃运化之品。

（二）邪滞脉络，治从调元

《万病回春》曰："木是湿痰死血也。"本条揭示了实邪痹阻经络亦可致麻，而六淫既可单独中人，亦可两种以上同时伤人为病，风寒湿邪侵犯人体可致元气输布运行失调，从而影响元气正常生理功能，日久易内生痰瘀；此时单独补元气不足以通络开痹，当注意培补元气的同时舒筋通络，即"调元"，使营卫通畅，濡养周身。在临床上，偏寒湿者，以祛寒通络兼益气温阳为主；偏湿热者，以清热利湿通络为主；偏痰瘀阻络者，以行气豁痰通络为主。此类患者当以调元祛瘀通络为总治则，治疗上常根据病理因素灵活选取柴胡疏肝散、二陈汤、逐瘀汤等方加减化裁。常用法半夏、竹茹、陈皮、天麻、石菖蒲、苍术、白术等药物行气豁痰；桑枝、忍冬藤、鸡血藤等药物舒筋通络；三七、丹参、红花等活血化瘀；柴胡、郁金、川芎等药物疏肝以助元气外达；地龙、僵蚕、蜈蚣、全蝎、土鳖、水蛭等虫类药破血逐瘀以通络。

三、验案举隅

患者，女，74岁，于2019年4月2日初诊。自诉左侧手指麻木数年，多年来入睡难，多梦，眠浅早醒，头昏头痛，脑鸣，畏寒，时有短气、心悸、自汗。有多发性腔隙性脑梗死病史。舌暗红，苔中根部厚，中有裂纹，边稍齿痕，舌下络脉迂曲，脉细稍弦。诊断为中风后遗症，证属气血亏虚，络脉瘀滞。治宜益气养血，化瘀通络。处方：酸枣仁 30g，川芎 10g，知母 10g，茯神 10g，夜交藤 30g，枳壳 10g，生晒参 10g，太子参 15g，党参 15g，沙参 15g，乌贼骨 15g，焦山楂 10g，焦神曲 10g，炒麦芽 10g，郁金 10g，栀子 10g，夏枯草 10g，法半夏 10g，厚朴 10g，炙甘草 6g，天麻 10g。14 剂，水煎服，每日 1 剂，分 3 次服。

患者间断复诊调方，服 10 余剂睡眠有所改善，手指麻木如故，除宁心安神药外，加土鳖虫、全蝎、地龙通络之品服至 30 余剂，患者睡眠、头昏、短气、脑鸣等症状好转，左侧手指时有麻木。舌红苔薄黄，脉细弦。

2019 年 5 月 28 日复诊调方为：生晒参 5g，黄芪 10g，太子参 10g，白术 10g，茯苓 10g，苍术 10g，栀子 10g，益智仁 10g，石菖蒲 10g，黄连 5g，肉桂 5g，白芍 10g，枸杞 10g，淫羊藿 10g，合欢皮 10g，炙甘草 3g，焦山楂 10g，焦神曲 10g，炒麦芽 10g。煎服法同前。服 7 剂后患者家属代诉手指麻木好转，后予补益气血方 35 剂续调，随访诸症悉减。

按：本案患者古稀之年，有过中风病史，元气大伤，病情迁延日久，正气已衰，而邪未祛，病机为虚实夹杂，元气亏虚为本，瘀滞血脉为标，治以益气养血，化瘀通络。虽因手指麻木就诊，但长期入睡困难，多梦早醒，严重影响患者生活，不利于元气恢复，故此时正虚当为主要矛盾，以补益元气，宁心安神助眠为主；待睡眠稍转，正气渐复，可着手去瘀，除益气养血外，加土鳖虫、全蝎、地龙祛瘀通络，以助元气通达。数剂后诸症好转，而左侧手指时有麻木。舌象由暗红转红，提示瘀已渐祛，脉仍细弦，故药用生晒参、黄芪、太子参、白术、茯苓、苍术、枸杞、淫羊藿等培元固本，气行则血行，所谓"人以气为主……阴阳之所以升降者，气也，血脉之所以流行者，亦气也，荣卫之所以转运者，此气也"。白芍补血养血；栀子、石菖蒲、黄连、肉桂清心除烦，交通心肾以助睡眠；焦三仙促进药食运化；炙甘草调和诸药；共奏培元固本、益气养血之功。后患者诸症好转，病情稳定，由家属代诉间断复诊，继予益气养血方调理。本案综合运用培调元气法取得了较满意的疗效。

《素问·遗篇刺法论》曰："正气存内，邪不可干。"麻木的病因看似复杂，究其根本终为元气亏虚。元气旺盛，气血充盈，则脏腑功能正常，外邪无从入侵，疾病亦无从发生。在培补元气的基础上常加血肉有情之品以通经活络，如全蝎、蜈蚣、地龙、僵蚕、土鳖虫等，临床用之常得良效。

第二章　审证求因

第一节　"中医病因组"假说

中医基础理论的研究更多侧重在对证候、藏象、经络、治则、方剂及中药基础理论进行系统整理、深入挖掘和研究，中医病因学的研究（如六淫、七情等的研究）虽然取得了不少成果，但与前面所述各项比较而言则显得较为薄弱。中医病因学目前属于"短板"系列，如果不对其进行深化研究，跟上其他研究的步伐，势必会影响中医基础理论传承与创新的全局。

一、"中医病因组"概念的提出及内涵

目前有关中医病因学的研究大多是从单一病因入手，而且通览历次中医基础理论教材及病因病机专著，基本上只从单一病因方面阐释了其致病特点和规律。但就临床实际而言，复合因素致病较单一因素致病更为常见。虽然对单一病因的了解有助于我们对复合因素致病的认识，但复合因素致病毕竟不是几种病因各自为患的简单叠加，它往往都存在着几种病因相互影响后不同于单一病因叠加的变数，而且复合因素致病，其危害往往大于单一因素作用之和。这就需要我们从整体的高度、从病因之间的相互联系入手，才能真正理解和准确把握复合因素致病的特点和规律，也才能更加有效地指导复杂疾病的临床治疗。人类基因组学研究的方法学内容也与此相似，基因组学研究在过去对单个基因研究工作的基础上，充分认识到基因之间相互联系的复杂性，即一种疾病可能由多个基因改变所致，而同一个基因的不同表达状态又可能造成多种疾病，受其启发，我们提出"中医病因组"的假说。

我们认为，"中医病因组"是指中医病因范畴内两种以上病因复合致病的病因

集合。其内涵包括外感六淫、内伤七情、气血津液代谢失常等相互兼夹病因形成的二重、三重乃至多重病因组。"中医病因组"的病因之间在致病过程中可能有主次的区分，时间的先后，空间的差异，病因之间同时又存在着协同、叠加、抑制或者因果反馈的关系。"中医病因组"的研究包括对多种复合病因从理论到临床致病特点的系统研究，以及同一病因组导致多种疾病和多种疾病与同一病因组相关性的深入研究。

二、中医病因组的理论渊源

对于复合病因致病，中医素有认识。早在《黄帝内经》中就有"风寒湿三气杂至合而为痹也""风为百病之长""风湿相搏，民病血溢""燥热交合，民病寒热"之说。《三因极一证候方论》认为"风寒、风湿、风温、寒湿、湿温，五者为并；风寒湿、风湿温，二者为合"，还指出很多病因是"内外兼并，淫情交错"。《素问玄机原病式》提出"六气不必一气独为病，气有相兼""夫六气变乱而为病者，乃相兼而同为病，风热燥同，多兼化也。寒湿性同，多兼化也""六气皆从火化""五志过极皆为热甚""诸水肿者，湿热之相兼也"等"同化""兼化"病因理论。《明医指掌》曰："有病风者，非风也，皆由湿生痰，痰生热，热生风……"《伤寒论条辨》云："风寒二者，大率多相因而少相离。"《伤寒论纲目》也认为："风寒之气，每相兼而中伤于人。"叶天士《外感温热篇》指出："湿与温合，蒸郁而蒙蔽于上，清窍为之壅塞。"《证治准绳》曰："五气多相兼化，风燥同热化，湿同寒化。"《女科指掌》云："心痛，……风寒痰热总相兼。"《伤寒贯珠集》曰："风寒之气恒相兼。"《类证治裁》对风火同气临床辨证论述颇多。《温热经纬》认为："暑湿易于兼病，犹之冬月风寒，每相兼感。"《重订通俗伤寒论》指出："凡阳经表邪。传入太阴。往往脾湿与胃热相兼。"《伤寒指掌》曰："江浙则湿热相兼。"这说明历代医家虽然没有明确提出"中医病因组"这一概念，但对临床上病因之间的复合致病是广泛认同的。

三、"中医病因组"存在的临床依据

1. "中医病因组"常见于临床

临床上很多病因往往不能截然分开，常常是风寒、风湿、风热、风燥、暑湿、暑热、湿热、寒湿、温燥、凉燥、痰湿、痰瘀、气血、风寒湿、风湿温、惊恐、忧思乃至六郁等相兼致病。随着环境变化的加剧、生活节奏的加快、生活水平的提高，人们经常处于环境、心理、饮食等多种危险因子的共同作用下，"中医病因组"致病将会更加常见于临床。

2. 从证候反观病因组的广泛性

证，既是疾病发展到一定阶段的表现形式，又是病因综合作用的结果。审证可以求因，因而病因的多少可以通过证候进行推断。姚乃礼主编的《中医证候鉴别诊断法》483个证候中，系复合因素致病者占35.8%；何晓辉等编著的《中医150证候辨证论治辑要》中所列150个常见证候，由复合因素致病者占35.3%。《广瘟疫论》曰："表、里、虚、实、寒、热相兼者不可枚举。"而这些证相兼的复杂性、广泛性正是由病因相兼的复杂性和广泛性所决定的。临床上如气血两燔证、气血两虚证、气虚血瘀证、气随血脱证、气滞血瘀证、热极生风证、肝胆湿热证、寒湿困脾证、湿热蕴脾证、膀胱湿热证、暑湿证、暑热证、温燥袭肺证、风热表证、风寒表证、风湿表证、痰热壅肺证、痰瘀互结证等均是由复合因素致病而形成的。这说明从证候来看"中医病因组"是广泛存在的。

3. 从治法反观病因组的广泛性

"审因论治"，因而从治法也可以看出一个疾病的病因。泛览张伯臾主编的《中医内科学》教材，针对复合病因的治法如"疏散风寒、疏风清热、祛风胜湿、祛风养血通络、补气摄血、清热润肺、清化湿热、益气养阴、益气活血、化痰清热、活血顺气、补养气血、行气豁痰、化痰利气、涤痰清火、涤痰息风、疏肝泄热、开郁化痰、解表散寒－芳香化湿、清热利湿、清热解毒－调气行血、温化寒湿、散寒燥湿、清热化湿、行气活血、养血润燥、补益气血、利湿化浊－佐以清热、理气活血－化痰消瘿、分利湿热、散寒行湿、化痰清火、清热润燥"等在书中共出现了105处，这说明从治法来看"中医病因组"是广泛存在的。

4. 从复方反观病因组的广泛性

中医传统用药治疗，多采取复方，很少使用单味药。这是因为复方药物之间除了"引经""调和""抑毒"等作用外，还可发挥综合效能，具有多靶点作用的优势，而多靶点的作用往往能够解决多因素的问题。可以说临床上很多复方就是根据病因的复杂性而拟定的。如治气虚而外感风寒之参苏饮，即用人参与紫苏同用；治寒热往来而又大便秘结之大柴胡汤，即用柴胡、黄芩与大黄同用；气血两燔需清热与凉血同用，治高热烦躁、发斑吐衄之清瘟败毒饮即石膏、黄芩与生地黄、赤芍、丹皮同用；甚至还有治阴阳两虚、精血不足之龟鹿二仙膏，用龟板、鹿角、人参、枸杞子分别代表滋阴、补阳、益气、养血四法组织而成方；再如越鞠丸，其功能行气解郁，是典型的针对多因"气、血、痰、火、湿、食"郁结而组成的复方。对于症状非常复杂的疾病，有时还用许多药物组成的大方治疗，如双解散、资生丸、耆婆万病丸、二十四味流气饮、回天再造丸等，这些复方无疑都是针对复合病因而组方的。这说明从复方来看，"中医病因组"存在的广泛性是不言而喻的。

四、"中医病因组"理论研究的意义

1. 有助于丰富中医病因学理论

我们并不排斥单一病因的研究，只是希望结合临床实际，加强"中医病因组"的研究，更加注重病因之间的联系，从而丰富中医病因学理论，使中医病因理论不至于太过滞后于相关中医学科的发展。

2. 有助于发挥中医药治疗的优势

复合致病因素潜伏期长，特异性弱，联合作用，多因多果，广泛存在。正是由于这样的病因特点，致使西医的特异性的病因治疗方法难以应用。而在"中医病因组"的研究认识基础上拟定的复方治疗具有多靶点的功能特点，恰恰可以避免特异性病因治疗的弱点，从而能够更好地发挥中医药治疗的优势。

3. 能够更加有效地指导临床治疗

对于目前的多发病、慢性病、疑难病，如高血压、肿瘤、糖尿病、冠心病、代谢综合征等疾病的病因研究表明，这些疾病的病因往往是多方面、复杂的，对"中医病因组"展开研究，将会阐明不同病因之间的相互作用机制，为临床治疗提供依据和思路。

4. "中医病因组"的研究成果具有放大效应

由于一个病因组经常会导致多种疾病，因而病因组的研究会在临床治疗上带来放大效应。

五、"中医病因组"进一步研究的思路与方法

"中医病因组"的研究应该说是一个非常庞大的工程，不是一人、一个团队、一个单位所能解决的问题，而是需要众多同仁共同努力才能完成的任务。我们认

为，其研究大致可以从以下几个方面入手。

1. 文献整理

收集古今文献资料，整理分析历代医著中有关"二重病因组"（如风寒、痰湿、湿热）、"三重病因组"（如风寒湿、痰湿兼瘀）、"多重病因组"（如七情、六郁、六淫）的相关文献，构建"中医病因组"的信息库，从理论上证明"中医病因组"假说的成立。在此基础上深入研究"痰湿病因组"致病特点和规律。

2. 临床流调

以某一病因组为切入点，宜先从"二重病因组"（例如痰湿、湿热、痰瘀）开展研究，进行相关流行病学调查，揭示其在相关疾病中的反应机制。

3. 实验研究

围绕临床常见的"二重""三重"病因组所致疾病开展研究，构建"病因组"的复合动物模型，观察不同疾病的"病因组"模型的反应机制和病因之间的相互作用关系，为"中医病因组"的系统研究奠定基础。论证"中医病因组"假说，也为"多重"病因组的研究积累经验和奠定基础，为临床复杂疾病的治疗提供新的思路和依据。

目前而言，影响人类健康的主要是一些多发性的复杂疾病。复杂疾病往往是多重病因协同作用的结果，因而"中医病因组"的研究是非常必要的。随着现代社会对复杂性问题的研究方法不断增多、研究手段不断提高、研究仪器更加精密、处理海量数据更加容易，研究复合因素的条件已经具备。再加上有《国家中长期科学和技术发展规划纲要》对中医药传承与创新发展的政策支持，相信"中医病因组"的研究会得到越来越多的重视，其研究的深入不仅会丰富中医病因学的理论，而且还会对中医临床诊疗技术带来广泛而深远的影响。

第二节　"六淫"病因研究的重要性

从"六淫"理论渊源来看，古人十分重视"六淫"病因理论和发展，并对"六淫"致病提出了许多具有针对性的治疗方法。而随着气候环境、生活方式变化，现代研究往往不仅仅拘泥于疾病的疗效，更重视从疾病根源去探讨"六淫"。"六淫"现代研究包括医学气象学、医学微生物学、生态医学、复杂性科学及模型建立方法等。

一、"六淫"与医学气象学

医学气象学是研究天气和气候对人体健康影响的规律的学科。"六淫"病因中与现代医学研究最相关的就是医学气象学。郭蕾等认为，医学气象学的发展对于界定"六气"与"六淫"的概念及"六淫"致病的具体机制具有重要的参考价值，并且对于养生防病及临床治疗具有重要指导意义。从气象因素角度而言，风、寒、暑、湿、燥、火（热）这六种因素可分别归属于气温、气湿与气流的范畴。"六淫"中的寒、暑、火属于气温范畴，湿与燥归属于气湿，风归属于气流。如此则可对"六淫"致病的某些特点及机制做出现代医学的解释。这种将气象因素与某些病理变化之间的联系统计分析后得出相关数据，使"六气"与"六淫"的界限客观化的方法，进一步说明"六淫"与医学气象学关系密切。

二、"六淫"与医学微生物学

医学微生物学是一门与临床医学和感染性疾病密切联系的基础学科。它主要研究与医学有关的病原微生物的相关知识。"六淫"学说所包含的内容是多方面的，除了气候因素外，还应包括微生物（细菌、病毒等）、物理因素等多种致病因素。关洪全认为，"伤风""风寒""风热"部分相当于现代医学的上呼吸道感染等微生物感染所致的疾病。近年来，许多实验动物模型研究祛风中药治疗呼吸道感染的动物，疗效显著，徐艳琴等通过给小鼠腹腔注射抗生素，造成小鼠上呼吸道菌群失调模型，发现祛风补气类中药玉屏风散对上呼吸道甲型链球菌的生长均有促进作用。乙型脑炎病毒所致的流行性乙型脑炎应属"暑温""暑风""暑厥""暑痉"的范畴。现代医学认为，多种外感温热证和内伤火热证与某些病原微生物或条件致病微生物感染密切相关，痈、肿、疮、疡主要是由金黄色葡萄球菌、乙型溶血性链球菌等细菌感染所致。湿与燥是以湿度为特点的物理因素，从现代医学观点来看，湿邪并非单纯指水湿而言，可能还包括需要一定湿度而生长繁殖的病原微生物，如伤寒、副伤寒、沙门氏菌属感染和某些病毒感染。张六通等发现，外湿证大鼠的大便细菌总数、大肠杆菌数显著增加，且出现较早（造模 7 日时），而且双歧杆菌数减少；外湿组、寒湿组及湿热组双歧杆菌数均减少，其屏障作用减弱。

乳酸的生成减少，引起需氧或兼性厌氧菌增加，导致某些肠道致病菌在肠黏膜上定植、繁殖而引起腹泻。可见中医"六淫"与医学微生物的关系十分密切。

三、"六淫"与生态医学

生态医学是建立在世界卫生组织倡导的 21 世纪人类健康应以稳态医学、生态医学、健康医学为基础的精论上，而创立的一门医学。中医强调非生物性生态因子致病，"六淫"致病理论反映了中国传统哲学"取象比类"的意象思维，以六种气候征象比附疾病病因，从其表现形式和应用范围上看，属生态学的非生物生态因子范畴。

"六淫"致病理论源于五运六气学说，创造性地解释了疾病的时空规律。在生理上，《素问·阴阳应象大论》从生态巨系统的角度阐述了五方所对应的复杂联系。在病理上，《素问·异法方宜论》专就五方地域特点与发病的联系进行了细致分析。《素问·气交变大论》《素问·五常政大论》《素问·六元正纪大论》中某岁灾某宫之说更是指出疾病的九宫分野。外感六淫所致的外感病与运气学说中主客运气对应的干支五行属性有关，风淫邪与甲、乙、寅、卯，寒淫邪与壬、癸、亥、子，火（暑）淫邪与丙、丁、巳、午，燥淫邪与庚、辛、申、酉，暑湿淫邪与未，寒湿淫邪与丑、辰密切相关。

可以看出，现代医学多从致病微生物（细菌、病毒）及器官、细胞、基因、蛋白质等方面的生理病理改变，以求其病因；传统中医学则多审证求因、辨证求因或以效析因。采用取类比象、演绎推理方法，阐释整体和相关脏腑。现代医学既可以从微观来分析，也可以从整体来把握，两者相互补充、相互结合，可以提高认识水平，并加以深化。但是无论是从微观还是整体，对于中医"六淫"病因的研究基本上针对的是单个的邪气，而实际生活中，六淫致病不单单只有一种邪气，很多疾病常常是复合病因为患，例如，《黄帝内经》就有"风、寒、湿三气杂至合而为痹也""风为百病之长"等说。现代基础研究重点常常是针对单个病因，而现代临床实际是复合因素致病更具有其广泛性。

四、"六淫"与复杂性科学

兴起于 20 世纪 80 年代的复杂性科学是系统科学发展的新阶段，也是当代科学发展的前沿领域之一。复杂性科学可以用于研究疾病的复杂性方面。目前许多疾病病因十分复杂，并难以治疗。而难以治疗的根本原因在于复合病因的作用引起疾病的复杂性。正因为其复杂，也就决定了病机的复杂性和治疗的不确定性。因此，对复合病因进行深入而系统的研究已显得更为必要。

我们通过文献整理，流行病学调查和实验研究，提出了建立"中医病因组"说。其复合方式可以是"六淫"、"七情"、病理代谢产物多因素复合，我们称之为"中医病因组"。而"六淫"复合病因归属于"中医病因组"。历代文献对于"六淫"复合病因也有详细的描述。

西晋王叔和在《脉经》中指出："其人常伤于湿，因而中暍，湿热相薄，则发湿温，病苦两胫逆冷，腹满，又胸，头目痛苦，妄言。""其人素伤于风，因复伤于热，风热相薄，则发风温，四肢不收，头痛身热，常汗出不解。"指出湿热、湿温、风热可形成复合病因。

隋代巢元方《诸病源候论》说："风之伤人，有冷有热。""风热者，风热之气先从皮毛入于肺也。""风湿者，是风气与湿气共伤于人也。风者八方之虚风，湿者水湿之蒸气……"指出风湿为复合病因。唐代孙思邈《备急千金要方》说："自有肝中风热，令人眼目昏者。""风热毒相搏为肿。"指出风热、风热毒为复合病因。

《黄帝内经》中风热、风湿、寒湿等可形成复合病因；《素问·生气通天论》中"湿热不攘，大筋软短，小筋弛长，软短为拘，弛长为痿"论湿热兼夹为患。还有最为常见的痹证，就是由"风、寒、湿三气杂至，合而为痹"。《素问·通评虚实论》曰："中风热，喘鸣肩息。""跖跛，寒风湿之病也。"论述了风热、风寒湿多病因同时为患。《素问·六元正纪大论》云："风湿相薄，民病血溢，筋络拘强，关节不利，身重筋痿。""感于寒湿，民病身重胕肿，胸腹满。""溽暑湿热相薄，民病黄瘅、胕肿。"若"水火寒热持于气交"，"则热病生于上，清病生于下，寒热凌犯而争于中，民病咳喘，血溢，血泄，鼽嚏，目赤眦疡，寒厥入胃，心痛腰痛，腹大，嗌干肿上"等。描述了风湿、寒湿等可形成复合病因。

通览历版中医基础理论教材及病因病机专著，基本上只从单一病因方面阐释了致病特点和规律。但就临床实际而言，复合因素致病较单一因素致病更为常见。因此我们就要从中医整体观的高度，寻找内外病因之间的相互作用的机制，理解和把握复合病因形成的特点和规律，从而更加有效地指导临床审因论治。

五、模拟复合"六淫"模型方法

1."痹证"模型

"风、寒、湿三气杂至合而为痹也"。孙备等用弗氏完全佐剂和湿热处理法制备大鼠湿热痹证关节炎模型，得出中药牛膝对于痹证疗效显著。

2."秋燥""温燥""凉燥"模型

丁建中根据气象学上以平均气温 10～20℃为春、秋季节、"候平均气温"以 10 月份的平均气温为秋季温度，取其中间值，即以平均气温 15℃和相对湿度（70±5）%为常温常湿气候，（22±2）%为温燥气候，（8±2）℃为凉燥状态（"凉次于寒"），以（30±5）%相对湿度模拟秋季干燥气候，人工外燥环境中风速定为 2.5m/s（气象学上称"三级风"）。模拟外燥"温度－相对湿度－风"综合条件刺激造模。

今天，医学模式已经随着人类的进步发展而逐渐变化，医学模式不仅仅研究人体，而且更加倾向于环境、社会的研究，这与《黄帝内经》中的"天人相应"的观点不谋而合。其中环境条件即与中医的外感"六淫"关系密切。随着气候环境、生活方式等变化，新的疾病不断出现，如传染性非典型肺炎（SARS）、禽流感等疾病，这些疾病均与中医"六淫"关系密切，这就更加显示了研究中医"六淫"病因的重要性和紧迫性。综上所述，"六淫"是最具中医特色的致病因素，中医学对"六淫"致病的认识和研究源远流长。研究"六淫"病因是为了更好地应用于科研和临床，从生态学的角度来解决医学和社会问题。在当今人口老龄化问题日益严峻的背景下，将"六淫"的研究与老年医学、医学地理学、"中医病因组"的研究相结合，必将使"六淫"病因的研究更加深入。

第三节　病因病机理论中的多元文化

中医病因病机理论中存在着多种文化元素，这些文化元素从不同角度构建了独具特色的中医理论体系，这种人文与医学交融的论述模式，形成了中医学丰富多彩的学术风格。

一、儒家文化

（一）儒家之"中庸"思想

中庸又称中和、中道、用中、时中等，关于中庸的本义，朱熹解释说："子程子曰，不偏之谓中，不易之谓庸。中者天下之正道，庸者天下之定理。""中庸者，不偏不倚，无过不及，而平常之理，乃天命所当然，精微之极致也。"可见，中庸思想的基本实质是"执两用中"，就是凡事都追求不偏不倚，无过不及的中和状态。"中庸"作为儒家文化中的一个重要概念，其"中和"的思想为《黄帝内经》所吸收，在构建中医生理、病理、诊断、治则、养生等基础理论时都有中庸思想的具体体现。

1. 生病起于过用

《素问·经脉别论》："春秋冬夏，四时阴阳，生病起于过用，此为常也。"所谓"过用"即指超越常度，"过用"致病可作为《黄帝内经》发病理论的普遍规律。如《灵枢·口问》说："大惊卒恐，则血气分离，阴阳破败，经络厥绝，脉道不通，阴阳相逆，卫气稽留，经络虚空，血气不次，乃失其常。"指出七情太过是人体重要的致病因素之一。《素问·痹论》云："饮食自倍，肠胃乃伤。"指出饮食过量可损伤胃肠，此处是宏观的论述。《素问·至真要大论》则具体描述了五味太过，造成人体发病的机制，云："夫五味入胃，各归所喜……久而增气，物化之常也；气增而久，夭之由也。"饮食五味能化生阴精，入五脏以养五脏之气，但如果五味偏嗜，又能损伤五脏，故《素问·生气通天论》云："阴之所生，本在五味；阴之五宫，伤在五味。是故味过于酸，肝气以津，脾气乃绝；味过于咸，大骨气劳，短肌，心气抑……"提出偏食某味过久，可使五脏之气偏胜偏衰而发病的病机理论。《素问·调经论》说："有所劳倦，形气衰少。"《素问·举痛论》云："劳则喘息汗出，外内皆越，故气耗矣。"《素问·宣明五气》曰："久视伤血，久卧伤气，久坐伤肉，久立伤骨，久行伤筋，是谓五劳所伤。"这里所说的劳倦、劳、五劳均为过度运动，与"中庸"相反，故可造成正气的损伤。自然界气候变化太过也会导致人体的失衡，如《素问·气交变大论篇》云："岁木太过，风气流行，脾土受邪。民病飧泄，食减，体重，烦冤，肠鸣，腹支满……岁木不及，燥乃大行……民病中清，肤胁痛，少腹痛，肠鸣，溏泄……"可见，《黄帝内经》关于发病理论，无论外感内伤都存在"生病起于过用"的规律，这种"过则为病"的病机理论，显然是基于儒家之"中庸"思想。

2. 物极必反

"物极必反"思想最早出自先秦道家及兵家著作《鹖冠子·环流》,曰:"物极则反,命曰环流。"《吕氏春秋·博志》也有类似描述,曰:"全则必缺,极则必反。"这一主张"持中勿极,急则生变"的观念,与儒家的"中庸"思想非常吻合,所以被后世儒家广为接纳传播。宋代朱熹在《近思录》中曰:"如《复卦》言七日来复,其间无不断续,阳已复生,物极必反,其理须如此。"体现"物极必反"思想的《黄帝内经》病机理论,以《素问·阴阳应象大论》篇最为集中,其中"寒极生热,热极生寒""重阴必阳,重阳必阴""重寒则热,重热则寒"等作为中医的经典病机理论被后世广为沿用。《灵枢·论疾诊尺》也有更详细的论述,云:"四时之变,寒暑之胜,重阴必阳,重阳必阴;故阴主寒,阳主热,故寒甚则热,热甚则寒,故曰寒生热,热生寒,此阴阳之变也。"

(二)儒家之"尚权"思想

自董仲舒提出的"君权神授"观被汉武帝接纳以来,儒家始终以"穷则独善其身,达则兼济天下"为修身养性之宗旨,将"出将入相"作为毕生的追求。儒家积极入世的价值观,最终形成了其极力推崇皇权思想的世界观和方法论。因此,汉代医家在构建《黄帝内经》医学理论的过程中,受主流意识形态的影响,有意无意地在病机理论中融入"尚权"思想。如《素问·灵兰秘典论》的"主明则下安""主不明则十二官危"强调的是皇权;而"观五脏六腑,心为之主,耳为之听,目为之候,肺为之相,肝为之将,脾为之卫,肾为之主外"(《灵枢·五癃津液别》),则将皇权拓展到行驶皇权职能的政府机构。在君权至上的封建王朝,社会的治乱与其行使政府职能的权力机构息息相关,古代医家正是观察到这一社会现象,并将其运用到医学领域,提出人体的健康状况与社会的治乱有相通之处,最终形成了运用封建社会的权力机构来解释人体病理机制的独特医学理论。

(三)儒家之"重阳"观念

儒家之"重阳"思想源自《周易》,其最直接的表现形式是"男尊女卑"。《周易·系辞上》云:"天尊地卑,乾坤定矣,卑高以陈,贵贱位矣……乾道成男,坤道成女。"汉儒董仲舒在《春秋繁露·阳尊阴卑》中也提出了类似的思想,谓:"阳始出物亦始出,阳方盛物亦方盛,阳初衰物亦初衰,物随阳而出入。"认为万物的生长衰亡取决于阳气的盛衰。在男耕女织的封建社会，男主外属阳，女主内属阴，整个社会的价值体系是以男性为主导的，所以，《论语·阳货》中孔子曰："唯女子与小人为难养也，近之则不逊，远之则怨。"字里行间表达出明显的"重男轻女"的思想。由此可见，儒家在强调"中庸"，主张阴阳平衡的同时，又强调阳重于阴。《黄帝内经》显然接纳了儒家的"重阳"观念，也是在强调阴阳平衡的同时，又强调阳气的重要性，《素问·百病始生》篇云："凡阴阳之要，阳秘乃固。""阳气者，若天与日，失其所则折寿而不彰；故天运当以日光明。是故阳因而上，卫外者也。"认为阳气在人体整个生命活动中起着至关重要的作用，指出机体阴阳的平衡在一定程度上取决于阳，即阳秘乃固。阳密则邪不外淫，精不内亡；阳病则折寿而不彰。将阳气比作"天"与"日"，总让人感觉有些许"夫者天也，天固不可逃，夫固不可违也……故事夫如妻天，与孝子事父、忠臣事君同也"的味道（汉班昭《女诫·夫妇》）。

（四）儒家之"重土"思想

《黄帝内经》在论述脏腑生理功能时，将脾胃比喻为土，总是反复强调脾胃的重要性，如"胃者五脏之本也"（《素问·玉机真脏论》），"阳明者，五脏六腑之海"（《（素问·痿论》），"五脏六腑皆享气于胃"（《灵枢·五味》），"胃者，太仓也"（《灵枢·胀论》）等。正是基于这种重"胃土"的思想，《黄帝内经》在病机理论中也提出了大量强调脾胃重要性的病机学说。如"有胃气则生，无胃气则亡"，指出胃气的存亡是疾病演变过程中，决定预后吉凶的关键。《素问·平人气象论》谓："平人之常气禀于胃。人无胃气曰逆，逆者死。"又曰："人以水谷为本，故人绝水谷则死，脉无胃气亦死。"说明胃气是奉养生身之源泉，是决定患者生死的主要因素。《灵枢·本神》之"脾气虚则四肢不用，五脏不安"，则强调了脾脏的重要性。《素问·玉机真藏论》曰："浆粥入胃，泄注止，则虚者活。"以危重患者饮浆粥，腹泻下注停止来表达胃气尚存的病理状态，说明虽有五脏之虚，只要胃气不衰就有生还之机，也是强调胃土的重要性，这些病机理论与儒家之重土思想一脉相承。

二、道家文化之精气学说

精气学说产生于先秦，战国后期稷下派道家提出了精气是一种极微细的物质元素，宇宙的本源即精气，宇宙万物都是由精气产生这一理论假说，并将其用于解释自然界各种事物和现象。管子认为："凡物之精，此则为生、下生五谷，上为列星；流于天地之间，谓之鬼神；藏于胸中，谓之圣人；是故名气……"（《管子·内业》）指出作为物质的精气，结合起来就产生万物。庄子认为："人之生，气之聚气，聚则为生，散则为死……故曰通天下一气耳。"（《庄子·知北游》）庄子对这种肉眼不能见到的最细微物质做了进一步描述，认为无形物质是有形物质的本源，万物都经历从无到有的过程，"无中生有"的本源在于精气。庄子这种生死"气化"的观点含有朴素的唯物论元素。《黄帝内经》"气合而有"的生命观，显然有着道家思想的痕迹。《黄帝内经》不仅构建了生命起源与物质的医学理论，而且在解释疾病的产生机制方面，也广泛借用"气"的概念，认为人体是由"气"构成的，生命活动就是"气"在体内运动变化的外在表现。《黄帝内经》从气的存在方式、运行模式和作用机制等多个层次，建立了中医学特有的病机理论。如《素问·举痛论》曰："余知百病生于气也，怒则气上，喜则气缓，悲则气消，恐则气下，寒则气收，炅则气泄，惊则气乱，劳则气耗，思则气结。"提出了不同致病因素或者通过改变气的存在状态，或者影响气的多少，进而导致疾病发生的病机理论。《素问·阴阳应象大论》还将致病因素和人体内的营养物质也赋予了"气"的内涵，云："寒气生浊，热气生清。清气在下，则生飧泄；浊气在上，则生䐜胀。"这里的"寒气""热气"是指致病因素，"清气""浊气"则含有营养物质的含义。道家的精气学说是《黄帝内经》"气"学说的滥觞，《黄帝内经》中与气相关的病机理论经过后世医家的发挥，逐渐演变成为中医病机理论的基石。宋元已降，脏腑病机、气血病机、经络病机等病机理论日臻完善，从根本上说，这是得益于《黄帝内经》的精气病机学说。

三、阴阳家文化

阴阳家是东周战国中期的主要学派之一，以提倡阴阳五行学说为宗旨，又称"阴阳五行家"或"五行家"，以战国末期齐国的邹衍为代表人物。阴阳家善言天道，用五行盛衰推衍天道及人事变化。阴阳家的哲学使中医摆脱了神学迷信的束缚，促进了中医与巫神的决裂，导致了医学概念的产生、医学理论框架的建立和中医知识的系统化。反映在《黄帝内经》的病机理论中，则是以脏腑的五行生克规律和天地五运六气之变，来推演人体疾病的发生、发展与变化过程。

（一）阴阳失衡的发病观

《黄帝内经》借用阴阳家之阴阳概念，用以阐释人体的生理病理现象，认为生理情况下，人体内阴精与阳气之间存在着相互为用的依存关系。"阴在内，阳之守也；阳在外，阴之使也。"（《素问·阴阳应象大论》）阴阳之间相对的协调平衡，是维持"阴平阳秘，精神乃治"生理状态的前提。阴阳失常可引起疾病的发生，如《素问·生气通天论》说："阳气者，烦劳则张，精绝，辟积于夏，使人煎厥。"《阴阳别论》曰："阴争于内，阳扰于外"，甚则"阴阳离决，精气乃绝"而死亡。

（二）阴阳盛衰的病机观

《黄帝内经》运用天人合一的思想和阴阳家的阴阳消长理论，说明人体阴阳与天地阴阳运动变化规律的一致性，认为人体阴阳的运动必须符合天地阴阳的运动变化规律。故《素问·四气调神大论》云："阴阳四时者，万物之终始也，死生之本也。逆之则灾害生，从之则苛疾不起，是谓得道。"如果人体阴阳出现偏盛偏衰，则会造成疾病的发生，出现"阳虚则外寒，阴虚则内热，阳盛则外热，阴盛则内寒"（《素问·调经论》），"阴胜则阳病，阳胜则阴病，阳胜则热，阴胜则寒"（《素问·阴阳应象大论》）等。《灵枢·论疾诊尺》根据阴阳家"阴主寒，阳主热"的一般规律，进一步推导了寒热转化的机制。

（三）五行生克之传变规律

五行生克乘侮的推演是阴阳家用以解释各种自然和社会现象的主要工具，认为事物运动变化的内在机制，是其内部存在着相互制约和相互促进的两种因素。《黄帝内经》在建立疾病传变理论时，借鉴了阴阳家的说理模式，首先依据五脏的生理特点将五脏分属于五行，然后按照五行生克原理，建立了一套独特的病机传变理论，如《灵枢·玉机真藏论》曰："五脏受气于其所生，传之于其所胜，气舍于其所生，死于其所不胜。病之且死，必先传行，至其所不胜，病乃死。此言气之逆行也，故死。肝受气于心，传之于脾，气舍于肾，至肺而死。……黄帝曰：五脏相通，移皆有次。五脏有病，则各传其所胜，不治。法三月，若六月，若三日，若六日。传五脏而当死，是顺传其所胜之次。"认为五脏疾病可以从其子脏感受病邪，并将病邪传递给其所克之脏，病邪容易滞留于其母脏，当病邪传至克己之脏时则病势凶险，这种病机传变理论与临床实际情况基本一致。

（四）"天人合一"观

"天人合一"是中国古典哲学的根本观念之一，认为人与自然是息息相通的一体，一切人事均应顺乎自然规律，达到人与自然的和谐。老子说："人法地，地法天，天法道，道法自然。"（马王堆出土《老子》乙本）即表明人与自然是一致、相通的。先秦儒家亦主张"天人合一"，《礼记·中庸》说："诚者天之道也，诚之者，人之道也。"认为人只要发扬"诚"的德行，即可与天一致。董仲舒则明确提出："天人之际，合而为一。"（《春秋繁露·深察名号》）成为2 000年来儒家思想的主要观点之一。《黄帝内经》反复强调人"与天地相应，与四时相副，人参天地"（《灵枢·刺节真邪》），"人与天地相参也"（《灵枢·岁露》《灵枢·经水》），"与天地如一"（《素问·脉要精微论》）等，认为独立存在的"天"，与作为世界主体的"人"，有着统一的本原，一致的属性，相似的结构，相同的规律。基于这种朴素的认识，《黄帝内经》从时间和空间等多个角度，分别构建了"天人合一"的病机理论。

1. 时间

《黄帝内经》在病机理论中融入时间因素，是道家"天人合一"思想的重要体现之一，关于时间与疾病的关系，《黄帝内经》从年、季、月、日、时等不同层次分别进行了论述。疾病与年份的关系主要体现在《黄帝内经》的运气学说之中，在王冰补入的七篇大论中，有大量关于运气影响疾病的论述，如《素问·五常政大论》云："少阳司天，火气下临肺气上从……大暑以行，咳嚏、鼽衄，鼻窒曰疡，寒热胕肿。……阳明司天，燥气下临，肝气上从……胁痛目赤，掉振鼓栗，筋痿不能久立。……太阳司天，寒气下临心气上从……心热烦，嗌干善渴，鼽嚏，喜悲数欠，热气妄行，寒乃复，霜不时降，善忘，甚则心痛。"《素问·金匮真言论》曰："故春气者，病在头；夏气者，病在脏；秋气者，病在肩背；冬气者，病在四肢。故春善病鼽衄，仲夏善病胸胁，长夏善病洞泄寒中，秋善病风疟，冬善病痹厥。"描述的是季节与疾病的关系。《素问·八正神明论》云："是故天温日月，则人血淖液而卫气浮，故血易泻，气易行；天寒日阴，则人血凝泣而卫气沉。月始生则血气始精，卫气始行；月郭满则血气实，肌肉坚，月郭空，则肌肉减，经络虚，卫气去，形独居，是以因天时而调血气也。"提出随天气的寒温和月亮的盈亏变化，人体会发生"肌肉减，经络虚，卫气去"等病理改变。《黄帝内经》认为，在生理上，人体阳气可以随自然界阴阳盛衰的变化而变化，如"平旦阳气生，日中阳气隆",那么在病理状态下就会有"旦慧,昼安,夕加,夜甚"的规律,这是时辰与疾病关系的具体体现。《素问·藏气法时论》详细论述了疾病随季节、日期、时辰而发生变化的规律,曰:"病在肝,愈于夏,夏不愈,甚于秋,秋不死,持于冬,起于春。禁当风。肝病者,愈在丙丁,丙丁不愈,加于庚辛,庚辛不死,持于壬癸,起于甲乙。肝病者,平旦慧,下哺甚,夜半静。"

2. 空间

《黄帝内经》"天人相应"病机理论还体现在疾病与空间的关系上,《素问·异法方宜论》:"故东方之域,天地之所始生也。鱼盐之地,海滨傍水,其民食鱼而嗜咸……其病皆为痈疡,其治宜砭石。……西方者,金玉之域,沙石之处,天地之所收引也。其民陵居而多风,水土刚强,其民不衣而褐荐……其病生于内,其治宜毒药。……北方者,天地所闭藏之域也。其地高陵居,风寒冰冽,其民乐野处而乳食,脏寒生满病,其治宜灸焫。……南方者,天地所长养,阳之所盛处也。其地下,水土弱,雾露之所聚也。其民嗜酸而食腐,故其民皆致理而赤色,其病挛痹,其治宜微针……中央者,其地平以湿,天地所以生万物也众。其民食杂而不劳,故其病多痿厥寒热。"说明东、南、西、北、中央五方的地理环境、自然气候的差异,以及人们生活作息习惯的不同,对人体生理活动和疾病发生会产生重大影响。

第四节 "气－血－神"理论与老年脑病

老年脑病是一系列常见的老年人多发的与脑和神经相关的疾病,多属中医学中风、郁证、痴呆、失眠、癫狂等范畴,常与脑血管病、中枢神经系统脱髓鞘疾病及运动障碍性疾病等相关。脑在《黄帝内经》中被称为"诸髓之海""清灵之窍""诸阳之会""精明之府"。《素问·八正神明论》云:"血气者,人之神。"中医学总结老年脑病的病因多为年迈体亏,脏腑虚损,内伤七情,外感邪气,久病生变等。张仲景言:"阳明证,其人喜忘者,必有蓄血。所以然者,本有久瘀血,故令喜忘。"张景岳言:"久视则劳神,故伤血。"其认为视物过久则劳神,神损则血伤。张锡纯言:"盖言神明虽藏于脑,而用时发露于心。"心与脑是气血和神联系的高度反映。故后世医家多从"气""血""神"立论。血的生成与营气和心神密切相关，气血异名而同物，营气是血生理功能的内在体现，神又是血与气生理功能的外在反映。《灵枢·营卫生会》曰："营卫者，精气也，血者，神气也。"《灵枢·本神》亦载："血脉营气精神，此五脏之所藏也。"血运通和则心神得安，心藏神、主血脉是《黄帝内经》对气－血－神三者联系的高度阐释。从气－血－神辨析老年脑病的病机，多以五脏精亏血虚为本，血虚夹瘀为标，证属本虚而标实，虚瘀并存致神失所养。五脏藏神的人体生理特点，丰富了神志病的诊疗思路，其中理气、调血、生神的思想贯穿于中医辨治老年脑病始终。

一、不寐

不寐，现代医学多称其为失眠，是老年人常见的疾病，亦属老年脑病的范畴。老年不寐患者多见入睡困难、寐浅、多梦、困乏及健忘等症。中医学认为，不寐多因气血阴阳失和、脑络失养而致。老年人长期不寐常出现焦虑和烦躁的症状，其病机为气血俱虚，神失所养。《灵枢·天年》载："血气已和，营卫已通……神气舍心。"血运正常则心神得安。《灵枢·大惑论》云："心肺虚，虚则营卫留于下。"营卫留于下焦使"上气不足而下气有余"，上气不足致脑窍失养，神机失用则心生焦虑。邪实留于胃可致脑络不通，夜寐不安。《素问·逆调论》载："胃不和则卧不安。"《灵枢·营卫生会》曰："老者之气血衰……其营气衰少而卫气内伐，故昼不精，夜不瞑。"脾胃之气升降失司兼化血乏源则脑窍不清，营卫血气不和，则夜寐不安。脾胃为生化血气之源，培补脾胃以生气血，可荣脑窍、调精神。《素问·五脏生成》载："人卧则血归于肝。"故肝不藏血则魂不守舍而寐浅多梦，气畅血和则神魂安宁而寐安。在老年不寐患者的治疗中，应把握好血可养神，将调和气血阴阳作为施治目标。故临床中对于老年不寐患者的诊疗，根据气－血－神三者联系，喜用养血安神的治法，强调血脉通畅是心神清明的前提。

二、中风

现代医学多称中风为卒中，是指急性脑血管病，是老年脑病中较为常见和严重的一类疾病。因其病因复杂，加之老年人气血虚衰，发病时易致老年人脏腑阴阳失衡，血气骤然不行，周身瘫痪残疾，甚则影响老年人生命。老年人中风后不仅可以出现肢体运动障碍，日久亦可出现抑郁和烦躁等神志改变，其中神志后遗症以抑郁多见。关于中风，《素问·调经论》中有载："血之与气，并走于上，则为大厥，厥则暴死。"之于中风后肢体痿废，《景岳全书》云："元气败伤，则精虚不能灌溉，血虚不能营养者，亦不少矣。"张锡纯言："脑充血者，其脑中之血过多，固能伤其脑髓神经。脑贫血者，其脑中之血过少，又无以养其脑髓神经。是以究其终极，皆可使神经失其所司也。"故不论充血或者贫血，皆可致神经失其所司而脑失所养。本病病位在脑；病机多属于气虚血瘀兼以化热，上浊而下虚，故临床常取补下清上的治法。老年中风患者要把握气－血－神的辨证，从气－血－神论治，不可偏执一端，从而制定了补气活血兼以化痰清热的治则治法，在脑卒中患者中颇具疗效。

三、痴呆

　　痴呆属于慢性进行性智能障碍综合征，亦属老年常见脑病，临床上种类繁多，其中以阿尔茨海默病、血管性痴呆、路易体痴呆和额颞叶痴呆较为多见。痴呆的发病可由脑损伤或脑部病变加重引起，且常伴随老年人的年龄增长呈进行性发展。痴呆患者临床多以缓慢出现的记忆减退为主要表现，亦可出现情绪异常及人格改变。中医学认为记忆、情绪及人格改变皆属于"神"的范畴，血的生成依靠神的化生；神的安稳有赖血的濡养，血与脉和则心神得安。《素问·阴阳应象大论》载："阴阳者，万物之能始也。"《素问·生气通天论》又载："阴平阳秘，精神乃治。"痴呆患者的病因以肾气虚衰、天癸将竭、冲任脉衰、精血不足致髓海失充为多。因此，老年人气血不足致阴阳失衡为痴呆的发病基础。孤阴不生，独阳不长，因阴阳互根互用，该病在临床中多见阴阳失和。治疗须遵循张仲景"阴阳自和者必自愈"与张景岳"善补阳者，必阴中求阳兼顾，以求阴阳同调"的古训。老年人肾气虚衰，肾为水火之脏，肾虚兼瘀，则气血失常。痴呆的老年患者病机多属虚瘀并存、痰热内蕴。治疗可如陈士铎所言："大补其心肝之气血，加之祛痰开窍之药，则肝中枯竭得滋润而自苏，心内寡弱得补助而自旺，于是心气既清，肝气能运。"于临床治疗中总结认为，老年痴呆患者多是血气亏虚以致血虚夹瘀，故临床多从元气理论为源头，从气－血－神三者联系出发，创固本培元、行气化瘀、养血健脑的治法，对痴呆患者颇有疗效。

　　气－血－神的联系频现于历代医家的著作中，《仁斋直指方论》载："人之一身，所以得全其性命者，气与血也。"朱震亨据此联系创越鞠丸治疗六郁，其认为

"气血冲和，万病不生"，并认为"火生诸病，多生于郁"。从《黄帝内经》营卫气血的角度把握慢性病的治疗，亦为中医学对老年脑病诊疗提供更多理论支持。根据《黄帝内经》所阐述的气－血－神的联系对脑病治则深化，对于老年脑病的发生、发展和传变研究有着重要的指导意义。以元气理论作为老年脑病诊疗的基础，从气－血－神的联系对老年脑病的诊治方向进行丰富，使患者得到了较好的疗效。展望现代医学与中医学脑病发展的未来，根据中医学气—血—神的联系，把握中医药多靶点特性，发掘中医学联合现代医学的基础研究，推广中医药国际化进程，为老年脑病的诊疗开辟新思路。

第五节　从神认识健忘病机

健忘是指记忆力减退、遇事易忘的症状，它是大脑生理性衰老的标志之一，同时也可由多种病因引起，在老年人群中，健忘多为老年性痴呆（阿尔茨海默病）的早期症状。健忘会给人们的日常生活带来许多不便。因此，探讨中医理论对于健忘的病因病机的认识，对于抗衰防老和防治相关疾病，从而提高生活质量，具有十分重要的意义。中医经典《黄帝内经》将本症称为"善忘"或"喜忘"，并进行了许多深刻的论述，为后世中医学认识本症奠定了理论基础。有些论述在今天看来，对我们防治本病仍具有很大的启示作用。

一、健忘总属神之病变

《黄帝内经》中"神"主要有3个方面的含义：一指自然界事物的运动变化规律，如《素问·天元纪大论》说："故物之生谓之化，物之极谓之变，阴阳不测谓之神，神用无方谓之圣。"此即指自然界事物运动变化规律。二指人体生命活动现象，如《灵枢·天年》中说："黄帝曰，何者为神？岐伯曰：血气已和，营卫已通，五脏已成，神气舍心，魂魄毕具，乃成为人。"此处的神是指气、血、营、卫、五脏具备而且调和时所表现出来的状态，今天中医诊断疾病时所说的眼神、脉神之神即是此意。三是指人的精神意识思维情感活动，如《灵枢·本神》曰："天之在我者德也，地之在我者气也。德流气薄而生者也。故生之来谓之精；两精相搏谓之神；随神往来者谓之魂；并精而出入者谓之魄；所以任物者谓之心；心有所忆谓之意；意之所存谓之志；因志而存变谓之思；因思而远慕谓之虑；因虑而处物谓之智。"其中"生之来谓之精，两精相搏谓之神"是阐释神的物质基础为先天之精和后天之精（也可理解为阴阳两精）的结合，神产生以后，其动态变化则产生不同的形式，如"魂""魄""意""志""思""虑""智"等。这段论述在现代看来可以认为是对人的认知活动，包括感觉、知觉、记忆、比较、分析、综合、判断等过程的最早论述，其中"所以任物者谓之心，心有所忆谓之意，意之所存谓之志"可以看作是对记忆的识记过程和回忆过程的描述。因此，健忘当属于《黄帝内经》中所述神的上述第3个含义的病变。在《黄帝内经》体系中，后两种含义之神，即作为人体生命活动现象的概括之"神"和作为精神意识思维活动之"神"，其内在物质基础均为脏腑精气，脏腑所藏精气盛衰决定了神之盈亏和功能状态。因而，健忘症这样一种神的病变，必然与多脏腑的功能密切相关。

二、精亏髓虚为健忘之主因

现代医学认为，记忆为中枢神经系统的功能，健忘症属于大脑的病变。在《黄帝内经》理论体系中，也有类似的论述，《灵枢·经脉》中"人始生，先成精，精成而脑髓生"，可知脑髓为肾精所化，现实生活中我们也可体会到，当人头晕眼花、头脑昏沉时，多伴记忆力下降，因此可以明确健忘症的病位在脑。同时，《黄帝内经》也认为五脏藏神，其中，"肾藏志"（《素问·宣明五气篇》），"志"便包含了识记的意思，说明精亏髓虚为健忘的根本原因。

《黄帝内经》认为，肾精是人赖以生存的物质基础，如《灵枢·经脉》说："人始生，先成精，精成而脑髓生。"《灵枢·决气》也说："常先身生，是谓精。"肾精的构成是以享受于父母的先天之精为主，加上后天获得的水谷之精，两者相合而成，先天之精与后天水谷之精彼此互相充养培育，化生出生命之活力。后天水谷之精主要来源于脾胃，故脾胃虚弱亦可致气血两虚和精亏神衰，在《黄帝内经》的五神脏理论中又说"脾藏意"《灵枢·九针论》），同时也说"思伤脾"（《素问·阴阳应象大论》），联系《灵枢·本神》所说之"意之所存谓之志"，可以认为，脾与思维记忆关系也至为密切，它既为肾主志（记忆）提供了物质基础，也参与记忆过程中的识记（有意的识记）、保存、再认、再现的全过程。因此，健脾益肾、填精补髓可以作为健忘症的防治大法。我们早在20世纪90年代始，便在此病机和治法理论指导下，研制了固本健脑液并进行相关研究，临床观察发现其能有效改善老人中医辨证之衰老见证分值，实验研究也证实该方能有效提高小鼠记忆力。

从《黄帝内经》的学术体系特点来看，特别强调从整体角度把握生命规律，将人与自然、人与社会、人体自身均看作是一个有机联系动态变化的整体，在其理论体系中将心与肝肺肾脾四脏、脑和胆等联系起来，认为它们共同主宰着神志功能。因此，作为神志病变的健忘症，其病位在脑，病机主要是肾脾两虚、精髓亏虚，同时，也与多脏腑相关。如在一些经文中明确指出多脏的病变可导致健忘，如《素问·至真要大论》说："心胃生寒，胸膈不利，心痛痞满，头痛善悲，时眩仆，食减……甚则入心，善忘善悲。"即是指心病可致健忘。《灵枢·本藏》中"心高则满于肺中，悦而善忘，难开以言"和《灵枢·本神》中"肝悲哀动中则伤魂，魂伤则狂忘不精""肾盛怒而不止则伤志，志伤则喜忘其前言"，分别指出心、肺、肝、肾的病变均可致健忘。《黄帝内经》的这些理论和思路，让后世启益良多，将来仍有深入研究和发展的必要。

三、其他常见的几种病机

除以上主要的病机外，《黄帝内经》还论述了其他几种常见的病因病机，现归纳如下。

（一）上虚下实

《灵枢·大惑论》："黄帝曰，人之善忘者，何气使然？岐伯曰：上气不足，下气有余，肠胃实而心肺虚。虚则营卫留于下，久之不以时上，故善忘也。"指出善忘是下气有余肠胃实滞、上气不足心肺两虚所致虚实夹杂的证候。这部分在下文有详细论述。

（二）气血逆乱

《灵枢·本藏》："心高则满于肺中，悦而善忘，难开以言。"指出气血壅逆于肺中可致健忘。《素问·调经论》："血并于下，气并于上，乱而喜忘。"指出气血逆乱是健忘发生的重要原因。《素问·玉机真脏论》："春脉太过与不及，其病皆何如？岐伯曰：太过则令人善忘，忽忽眩冒而巅疾。"指出肝气上逆可致健忘。《素问·四时刺逆从论》："秋刺经脉，血气上逆，令人善忘。"指出刺法不当引起气血上逆而致健忘。

（三）阳气虚损

《素问·五常政大论》："太阳司天，寒气下临，心气上从……热气妄行，寒乃复，霜不时降，善忘，甚则心痛。"太阳司天年份，寒气来复则神气伤，使人善忘。说明六淫外邪伤及阳气，依据"心痛"一词，可能为心阳虚损而致健忘。《素问·至真要大论》："太阳之复，厥气上行，水凝雨冰，羽虫乃死，心胃生寒，胸膈不利，心痛否满，头痛善悲，时眩仆，食减，……甚则入心，善忘善悲。"此亦与上文同理，从"善忘善悲"并见来看，似为外邪同时伤及心肺之阳。《素问·四时刺逆从论》："冬刺肌肉，阳气竭绝，令人善忘。"如冬季刺法不当，导致阳气竭绝，则致善忘。

（四）情志所伤

《灵枢·本神》："肝悲哀动中则伤魂，魂伤则狂忘不精，不精则不正，人阴缩而挛筋，两胁骨不举，毛悴色夭，死于秋。""肾盛怒而不止则伤志，志伤则喜忘其前言，腰脊不可以俛仰屈伸，毛悴色夭，死于季夏。"详细指出情志过极可伤相应之脏，也可影响该脏所藏之神，从而影响记忆功能。

（五）他病传变

如《灵枢·厥病》："厥头痛，意善忘。"《灵枢·癫狂》："狂始生，先自悲也，喜忘，苦怒，善恐者得之忧饥。"指出健忘可由厥头痛和癫狂引起，此时治疗健忘症必须治其原发病。

以上这些理论对我们今天防治健忘症乃至老年痴呆病和养生延年均具有重要的意义。首先，对于健忘症病位的认识，提示我们应以整体的联系的观点看待问题，从记忆的功能属性出发，以培补先后天之精气为主，精足则脑髓充，髓满则神旺，记忆不衰；其次，在防治健忘症的措施上，还应注意调节气血、调畅情志、顾护阳气、通腑逐邪，同时应考虑其他可能导致健忘的疾病进行综合治疗。在这些观点的启示下，再结合临床实践进行深入探讨，将能极大地丰富和发展中医学对于本病治则治法的认识，有助于提高临床疗效。

第六节　健忘"上虚下实"病机

健忘是一种记忆力减退，遇事善忘的临床证候，多发于老年人群，也可由其他多种病理改变引起。《黄帝内经》称健忘为"喜忘"或"善忘"。"健忘"一词，最早见于《太平圣惠方》，《圣济总录》亦曰："健忘之病。"而在《圣济总录》后，"健忘"作为病名一直沿用至今。当今健忘患者愈来愈年轻化，且较之常人其生活质量亦多受影响。故探析健忘病因病机也成为医学研究的重要课题之一。《灵枢·大惑论》云："黄帝曰，人之善忘者，何气使然？岐伯曰：上气不足，下气有余，肠胃实而心脑虚，虚则营卫留于下，久之不以时上，故善忘也。"原文指出健忘与心脑虚、肠胃实密切相关，上部之心脑虚，不能升发营卫之气；下部之肠胃实，不得运化通畅，生理之气积聚，日久为病理之邪，逆于上而心脑虚，故发为健忘。基于《黄帝内经》"上虚下实"理论，联系古今健忘之病因病机研究探讨，阐明心脑虚、肠胃实之健忘病机原理，以期指导临床治疗健忘。

一、健忘之"上虚"

（一）"上虚"之理论内涵

"上气"即为心脑之气，"不足"即为虚，故为心脑虚。心主神、脑为髓海，心脑虚则神散、髓消。

心者，主神明也，《素问·灵兰秘典论》言："心者，君主之官也，神明出焉。"心统帅全身的生理活动，主司意识、思维、情志等精神活动。"心"是产生"智"的物质基础，"智"是包括记忆在内的系列精神思维活动的结果。故《灵枢·本神》云："所以任物者谓之心。"心主血脉，心阳之气推动调控血液运行，营养周身；与肺气相合，水谷之精奉心化赤，化为血液。心主神明、心主血脉，二者相辅相成；血液行其道赖于神明主司，神精脑明赖于营血充养。《灵枢·平人绝谷篇》言："血脉和利，精神乃居。"神明清，血气和，五脏调和，神魂充养，人乃平。在人体生命活动中，心神具有重要地位，心神乱则精神魂魄离散。故《黄帝内经太素》论述："目者，心之使也；心者，神之舍也。故神分精乱而不传，卒然见非常之处，精神魂魄散不相得，故曰惑。心脏者，心内形也。心者神之用，神者心之主也。故神劳分散，则五精乱不相传，卒见非常两物者，以其精神乱为惑也。"

脑者，奇恒之腑，内藏脑髓，《灵枢·海论》云："脑为髓之海。"此为脑发挥功用之物质基础。张景岳在《类经·运气类》注曰："人之脑为髓海，是谓上丹田，太乙帝君所居，亦曰泥丸宫君，总众神者也。"认为人体最为重要的器官是头。《金匮玉函经》中有云："头者，身之元首，人神所注。"神明汇集于此处，与《黄帝内经》所言"精明之府"意义相合。脑主明，指脑的生理功能，神通过目入于脑，再由脑翻译这些信息并执行指令，从而形成各种生命活动。《灵枢·经脉篇》曰"人始生，先成精，精成而脑髓生。"《黄帝内经太素》注释为："人生成形，凡有八种，谓先遗体，阴阳二精，一也。阴阳精变成脑髓，脑、髓同是骨中脂也，在头为脑，在四肢为髓，二也。"思从脑出，思脑相关，思亦为神，神之所藏，脑也。李时珍在《本草纲目》"辛夷"篇首次提出："脑为元神之府。"创立了脑府理论新说。王清任也提出"脑髓说"，认为元神存在于脑。脑为"元神之府"，主司神明，御五志，统五脏。五志由元神所主，情动于外而神舍于内，故脑之神气足，则可驭志，五志顺和；五志顺，则五脏安和。而五志伤，则元神受损，五脏失衡。

（二）上虚健忘之实质

健忘病位在脑，病机根本为精亏髓减。诚如王清任《医林改错·脑髓说》所言："小儿善忘者，脑未满也，老人健忘者，脑渐空也。"心脑虚导致的健忘实质是脑失所养。心脑的关系一则心藏"神"，为"神"之根，统领生命活动，脑主"明"，为"神"之用，主事生命活动，形成心–目–脑的"神"运行通路，以心为主，心脑协作调控"神明"。心脑共主神明，虽所主神明各有偏向，但殊途同归。隋代杨上善《黄帝内经太素》云："头是心神所居。"也强调了脑在人体中的重要地位及脑内藏心神的功能。思维记忆与心脑密切相关，《说文解字》注释"思"字言："从心从囟。"林珮琴《类证治裁》提出："脑为六神之府，精髓之海，实记忆所凭也。"强调了脑中藏髓、孕育记忆的生理功能。清代朱骏声由此提出了"思者心神通于脑"的主张，心气上充于脑则产生思维记忆活动。郝懿行在《尔雅义疏》中还进一步描述了整个记忆思维的形成过程，言："人从囟自心，如丝相贯，心囟二体皆慧知所藏，人之思虑生于心而属于脑。"及至"民国"时期，有医家提出心脑之间相通之通路可能为"神明"运行、神机升降之道路。张锡纯衷于《黄帝内经》，参以西学，在《医学衷中参西录》解释道："神明之体藏于脑，神明之用发于心也。"心脑相交，二者相互影响，心神虚至脑神虚，脑神虚至心神损，"一处神明伤，则两处俱伤"。若心脑虚，则心脑神之不交，神明失养，思维记忆功能失常，故发为健忘。

二则心主血脉，使血行脉中，上达脑髓，用以荣养；故《灵枢·本神》言："心藏脉，脉舍神。"心气心血充足，营卫之气充足，气血得以上充于脑，发挥养脑、温脑之用。若心脑虚，营血生成不足，则血脉不利、神不能藏，"智"失所养，日久健忘乃发。正如《诸病源候论》中提到："多忘者，心虚也。心主血脉而藏于神。若风邪乘于血气，使阴阳不和，时相并隔，乍虚乍实，血气相乱，致心神虚损而多忘。"甚或气虚推动血液不利形成瘀血，阻塞心窍，则妨碍心、脑、肾相交；或阻塞脉道，造成血行不畅，脑失气血的充实和营养，终致健忘。

二、健忘之"下实"

（一）"下实"之理论内涵

"下气"即为肠胃之气，"有余"即为实滞。"胃主受纳""小肠主受盛""大肠主传导"，肠胃实则气滞、邪聚。

胃者，五脏六腑之海也，《类经·脏象类》曰："胃司受纳，故为五谷之府。"胃为腑，主受纳，腐熟水谷，形成食糜，为水谷气血之海，正如《灵枢·玉版》所言："人之所受气者，谷也，谷之所注者，胃也。胃者水谷之海也。"人以"胃气"为本，"胃气"充沛则各五脏六腑生理功能得以维持和防病却疾成效显著，故《灵枢·五味》云："五脏六腑，皆禀气于胃。"人之机体功能正常运行，如四肢充养活动、五脏六腑生理功能正常发挥，均有赖于"胃气"的支持，正如叶天士《临证指南医案·不食》所言："有胃气则生，无胃气则死，此百病之大纲也。"胃与脾以膜相连，互为表里，共司受纳、腐熟、运化、资生气血津液之功效，并以脾气主升、胃气主降，一升一降、一纳一运，输布水谷精微，荣养全身，故二者合称为"后天之本"，故《景岳全书·饮食门》言："胃司受纳，脾司运化，一纳一运，化生精气。"脾胃健运，水谷精微运化输布以常，气机升降有序，精濡脑窍、血行脉中；脾胃实滞，精微不得布散，气机上下不相顺接，清窍失养、血瘀脉中，又水湿不得化、聚而成痰，久之痰瘀互结。

小肠受盛化物、泌别清浊，《素问·灵兰秘典论》云："小肠者，受盛之官，化物出焉。"小肠所受盛由胃而来之津液、糟粕，糟粕传至大肠，故姚止庵《素问经注节解》注：小肠"承奉胃司，受盛糟粕，受已复化，传入大肠"。大肠传导糟粕、变化物，《素问·灵兰秘典论》曰："大肠者，传道之官，变化出焉。"

大肠承接小肠之糟粕，燥化糟粕成粪便排出体外，王冰《增广补注黄帝内经素问》注云："传道为传不洁之道，变化谓变化物之形。"小肠、大肠乃为六腑，小肠与心相合，《灵枢·经脉》言："心手少阴之脉……下膈络小肠。"大肠与肺相合，《灵枢·本输》曰："肺合大肠，大肠者，传道之腑。"小肠在心之温煦濡养下，受盛化物，泌别清浊，推动糟粕、津液至大肠、膀胱，维持饮食物的消化、吸收以及津液的正常代谢；同时清者经脾上输心肺，赤化为血，使心血充足，以养心脉。正如《医经精义便读·上卷》所言："小肠中所盛者，只是食物，乃阳质也，饮主化气，食主化血，食物在小肠皆化为液，以出于连纲，遂上奉心而生血，所以小肠为心之腑，乃心所取材处。"大肠燥化功能的正常发挥有赖于肺通调水道不会使过多水分从大肠排出。大肠之末端魄门，在大肠生理功能正常发挥中亦起重要作用。《素问·五脏别论篇》云："魄门亦为五脏使，水谷不得久藏。"魄门虽为肠之末端，但具有腑的功能，主受胃肠支配，又受五脏制约。心神坚守、肝气顺畅、脾气升发、肺气宣降、肾气固摄，五脏调和，则魄门启闭有常。

《灵枢·本输》中指出"大肠小肠，皆属于胃，是足阳明经也"。《脾胃论·大肠小肠五脏皆属于胃胃虚则俱病论》详细解释为："大肠主津，小肠主液，大肠、小肠受胃之荣气，乃能行津液于上焦，灌溉皮肤，充实腠理。"大肠、小肠均秉受胃中之物，承接胃中腐熟水谷，又加之脾气升发，输布津液至全身，四者虽异名，但共司水谷运化之效。《伤寒论》中又有"胃家"之称，亦有"胃中有燥屎"之言，此皆为将肠与胃等同之故。《医学入门·脏腑》"脏腑相通理论"言"脾与小肠相通"。小肠升清降浊、泌别清浊之效，实为脾之升清与胃之降浊功能的结合辅助，脾胃升降、纳运水谷气机的具体体现。如《医原》云："人纳水谷，脾化精微之气以上升，小肠化糟粕传于大肠而下降。"脾阳者，实属小肠腑传运化之功；脾主升清，亦为小肠之泌清别浊。因此，肠胃实滞，即脾胃功能失司，生理之气阻滞肠胃，日久形成病理之气，或上虚，或痰瘀，或下实加重。

（二）下实健忘之实质

肠胃实导致的健忘实质亦是脑失所养。脾胃与心脑之间关系密切，脑府与阳明胃经相连，大小肠实则属于中医宏观之胃；心与小肠相表里，脾为心之子。若脾气胃气顺足，营血充盈，后天之本荣养全身，气机升降有常，心神安而脑神宁。然脾气胃气郁阻，多思则气结，脾胃不得安宁，子脏病反及母脏，心脑失养，心神乱而脑神昏，五脏六腑失其主，则诸症皆见。正如《素问》言："思发于脾而成于心，一过其节，则二脏俱伤。"《寿世保元·健忘》亦记载："脾之官亦主思，此思由思虑过度，伤心则血耗散，神不守舍伤脾则胃气衰惫而疾愈深。"忧思太过则伤脾，怒可伤肝，喜可伤心，悲可伤肺，恐可伤肾，故而情志之变化太过则伤神，久而及五脏。李东垣《脾胃论》中专著一篇《脾胃虚则九窍不通论》，更强调了心脑与脾胃关系的重要性。因此，肠胃实之健忘一则脾胃升降失调、气机阻滞不能顺利散精布气于脑，二则肠胃病理产物日久积聚阻滞上逆于脑。心脑御五志，司神明，离不开脾胃之气机运化。脾胃居于中焦，是水液代谢和气机升降之枢纽。《医碥》言"脾胃居中，为上下升降之枢纽"，心肺气降和肝肾气升皆由于脾胃之气的转枢。脾胃安和是故阴阳气机出入有常，升降有序；脾胃不和，则中枢气机不利，营卫循行不得常，气机逆乱。若脾胃实滞则分清别浊功能不畅，清阳不得升发，浊阴不得下降，津液、气机不得行，则易水停、气滞，日久水气互结则生痰浊；痰涎随气而行，上于清窍则逆脑络、混髓海，呆病乃发，故朱丹溪在《丹溪心法·健忘》中云："健忘者，精神短气者多，亦有痰也。"脾胃弱则水液运化不及，横生痰饮水湿；且脾胃地处中焦要塞，脾胃病而气机失常，一者郁结为病，二者加重痰浊阻窍。周学海《读医随笔》补充道："凡人气血犹源泉也，盛而流畅，少则壅滞，故气血不虚不滞，虚则无有不滞者。"气血逆乱亦为健忘成因之一，《素问·调经论》有言："血并于下，气并于上，乱而喜忘。"《素问·诊要经终论》："秋刺春分，病不已，令人惕然，欲有所为，起而忘之。"气血逆乱不循常道，瘀血上逆则阻滞脑窍，扰乱神明；或神无所藏，意无所主，思无所定，因瘀或虚而善忘。

第七节　脑衰老与老年痴呆

脑衰老是一种由于内部或外在因素，加速和加剧脑老化或生命崩溃的过程。

严格地说,脑老化的脑的生理性衰老与老年痴呆的脑的病理性衰老并无质的差异,故将二者相并讨论。

老年痴呆包括阿尔茨海默型痴呆（SDAT）、血管性痴呆（VD）、混合型痴呆和其他痴呆。其中阿尔茨海默型痴呆和血管性痴呆是老年痴呆中两种最主要的类型，患病率占所有痴呆的90%以上。

随着人民生活水平的提高，以及医疗保健事业的进步，老年人口的比例越来越大。老年痴呆的高发病率给社会和家庭带来了重大的生物医学问题、社会问题和经济问题。因此，有关老年痴呆的研究是一项涉及面十分广泛的系统工程。

传统的中医衰老学说主要有先天不足说、后天亏损说、脏腑虚损说（包括肾虚说、脾虚说）、精气神虚损说等。

衰老的"神虚说"在中医有关衰老机制理论中占有相当的地位。这里的"神虚"主要是指"神明"功能（即五神藏功能）的衰退。《素问·五常政大论》云："根于中者，命曰神机，神去则机息。"

《黄帝内经》认为，相当于现代医学的大脑功能主要是由心、肝、脾、肺、肾五脏藏五神、主五志的调控中枢所主宰。因此，总结归纳《黄帝内经》对五脏虚衰或病邪侵袭所伴随的五神藏功能障碍，以及脑髓本身在增龄中的改变，对于脑老化及老年痴呆的认识十分重要。

一、五脏虚衰是脑衰老的根本原因

《素问·上古天真论》说："女子七岁，肾气盛，齿更发长……八八，则齿发去。肾者主水，受五脏六腑之精而藏之，故五脏盛，乃能泻。今五脏皆衰，筋骨解堕，天癸尽矣。故发鬓白，身体重，行步不正，而无子耳。"突出反映肾中精气盛衰是人体衰老的内在驱使因素。《灵枢·天年》说："人生十岁，五脏始定，血气已通，其气在下，故好走……九十岁，肾气焦，四脏经脉空虚。百岁，五脏皆虚，神气皆去，形骸独居而终矣。"这段论述则突出反映五脏精气盛衰对衰老发生的影响。同时，这两段论述都明确指出生命过程的发展变化与衰老的发生，其根本原因不是源于人体的外部，而是由机体的内部变化所决定的。外界和人类社会中的不良因素，只是一种影响衰老的重要原因，而不是机体必然衰老的根源，内部的变化才是衰老的决定性因素。

五脏缓慢而持续的逐渐虚衰，进而导致人的逐渐衰老。如老年人，既有因肾虚而在肾主藏精、生殖、生长发育、主骨生髓、主水、纳气、合膀胱、司二阴、其华在发、开窍于耳，以及在齿和藏志等方面的衰老表现，也有肝主疏泄、藏血、合于胆、主筋、其华在爪、开窍于目、藏魂；脾主运化、统血、主四肢肌肉、合于胃、其华在唇、开窍于口、藏意等多方面的衰老表现。"视其外应，以知内脏"（《灵枢·本脏》），种种衰老征象，表明衰老是中年后五脏逐渐虚衰的结果。

肾气藏之于肾，肾气在五脏中对生命的生、长、壮、老、已的发展变化，具有相对突出的作用。《黄帝内经》中还有很多养生以保精护肾的论述。如"以欲竭其精，以耗散其真，不知持满……故半百而衰也"（《素问·上古天真论》；"七损八益……不知用此，则早衰之节也……知之则强，不知则老"（《素问·阴阳应象大论》）等。

二、五神藏功能老化是脑衰老的主要特征

衰老是不可抗拒的自然规律。随着年龄的增长，五脏虚损必然会表现出不同程度的五神藏功能的变化。《灵枢·天年》指出："五十岁，肝气始衰，肝叶始薄，胆汁始减，目始不明。六十岁，心气始衰，苦忧悲，血气懈惰，故好卧。七十岁，脾气虚，皮枯。八十岁，肺气衰，魄离，故言善误。"《灵枢·本神第八》曰："血脉营气精神，此五脏之所藏也，至其淫泆离藏则精失，魂魄飞扬，志意恍乱，智虑去身者，何因然乎？……是故怵惕思虑者则伤神……喜乐者，神散而不藏；愁忧者，气闭塞而不行；盛怒者，迷惑而不治；恐惧者，神荡惮而不收……脾愁忧不解则伤意，意伤则乱……肝悲哀动中则伤魂，魂伤则狂妄不精，不精则不正……肺喜乐无极则伤魄，魄伤则狂，狂者意不存……肾盛怒不止则伤志，志伤则喜忘其前言。腰脊不可以俛仰屈伸……恐惧而不解则伤精，精伤则骨痠厥，精时自下。是故五脏主藏精者也，不可伤，伤则失守而阴虚；阴虚则无气，无气则死矣。"上文分析了五神藏功能失调的病理及临床表现，其中智虑去身（思维、理解力下降）、志伤喜忘等与老年痴呆症状相似。《灵枢·本藏第四十七》云："志意者，所以御精神，收魂魄，适寒温，和喜怒者也……志意和则精神专直，魂魄不散，悔怒不起，五脏不受邪矣。……五脏者，所以藏精神血气魂魄者也。"强调"志意"对精神、魂魄等的驾驭、调节作用，而五脏是其所藏，是其基础。

《素问·阴阳应象大论》曰："能知七损八益，则二者可调，不知用此，则早衰之节也。年四十，而阴气自半也，起居衰矣。年五十，体重，耳目不聪明矣。年

六十，阴痿，气大衰，九窍不利，下虚上实，涕泣俱出矣。故曰：知之则强，不知则老……愚者不足，智者有余，有余则耳目聪明，身体轻强，老者复壮，壮者益治。"强调耳目聪明的智者要懂得养生的道理，并指出身体保健包括脑保健的方法。"东方阳也，阳者其精并于上，并于上则上明而下虚，故使耳目聪明，而手足不便也；西方阴也，阴者其精并于下。并于下则下盛而上虚，故其耳目不聪明，而手足便也。"说明耳目聪明等感觉功能与精的关系十分密切。

三、脑髓病变与脑老化有关

《黄帝内经》所论脑虽不等同于现代医学的脑，但其所论脑的病变与脑老化密切相关。《灵枢·决气第三十》曰："脑髓之虚实……何以知之，精脱者，耳聋；气脱者，目不明；液脱者，骨属屈伸不利，色夭，脑髓消，胫酸，耳数鸣。"《灵枢·营卫生会篇》："老者之气血衰，其肌肉枯，气道涩，五脏之气相搏，其营气衰少而卫气内伐，故昼不精，夜不眠。"此段论述可说是对脑髓病理的高度概况。《素问·脉要精微论》曰："头者，精明之府，头倾视深，精神将夺。"强调头作为精明之府与精神的密切关系。

《灵枢·口问第二十八》说："故上气不足，脑为之不满，耳为之苦鸣。"老人多上部精气不足而脑髓空虚为病。《灵枢·海论三十三》云："髓海有余则轻劲多力，自过其度，髓海不足，则脑转耳鸣，胫酸眩冒，目无所见，懈怠安卧。"髓海有余，参考其他几条应释为邪入于脑，则动作能力超出常度，如狂证患者打人毁物，力过常人；而髓海不足老人多见，表现出脑空骨弱、眩冒目昏、耳鸣胫酸、怠惰嗜卧等症，这与许多老年痴呆早中期表现相一致。

《素问·风论篇》："风气循风府而上，则为脑风……新沐中风，则为首风。"对于脑风，杨上善注解为头痛，多家从之。细研原文，首风的症状是有头痛无疑，而脑风的表现则未明确。实际上，外邪从风府入脑，引起脑部病变如脑炎等实质脑病，也是可能的，阿尔茨海默病（AD）的假说中就有慢性病毒感染说。对于中风后出现智力障碍，《黄帝内经》十分重视，并作为疗效判断的重要标准。

《灵枢·热病第二十三》曰："偏枯，身偏不用而痛，言不变，智不乱……乃可复也；痱之为病也，身无痛者，四肢不收，智乱不甚，其言微，知可治，甚则不能言，不可治也。"多发性梗死痴呆、血管痴呆多在中风后发生，《黄帝内经》十分重视诊察中风合并智力障碍，并作为判断预后的指征。可以说这是有关血管性痴呆（VD）的最早记载。

《灵枢·终始第九》："凡刺之禁……粗工勿查，是谓伐身，形体淫乱，乃消脑髓，津液不化，脱其五味，是谓失气也。"指出误治可致脑髓消病变。现代医学也认为，化学药物或治疗方式与老年痴呆的发生有一定关系，如铝的过量摄入、透析后痴呆等。

随着人口老龄化的进程加快，从传统的中医药中寻求有效的药物、方法具有重要意义。目前，中医对于老年痴呆的研究涉及病因、发病机制、动物模型、治疗药物、治疗方法等，而深入探讨脑衰老与老年痴呆的病机尤其显得重要，因为有了理论的指导，方能研制出有效的方药。

第八节　五脏神与老年痴呆

随着世界人口老龄化的进程加剧，老年疾病所带来的问题日益凸显。老年痴呆是一种大脑原发性退行性变性疾病，起病徐缓，病程呈进行性发展，病因尚未完全明确。患者主要表现为记忆、智能、语言、操作等多方面认知功能衰退以及性格的改变。近年来老年性痴呆疾病的发病年龄有年轻化趋势，其发病率及病死率也逐年增高。

一、中医对老年性痴呆阶段性探讨

老年性痴呆的一个突出的特点是发病人群多为高龄人，且发病率随着年龄的增长会逐年增高。《黄帝内经》详尽地描述了人体的生、长、壮、老、已的过程，而衰老是推动老年性痴呆各种生理病理变化的根本。

（一）初期：认知能力障碍阶段

老年性痴呆患者会出现记忆力减退、遇事易忘的症状，但其并非对患者的所有记忆能力都有相同影响，相对于新近发生的事情或记忆，患者人生的长期记忆、语义记忆受到的影响比较少。《黄帝内经》将本症称为"善忘、喜忘"，并有相应的论述。

《灵枢·本神》中提到"生之来谓之精；两精相搏谓之神"，认为"神"为人体生理机能充盈的一种状态，当脏腑所藏精气盛时，神有所养，人体各项功能才能正常地发挥作用。《素问·五藏生成》曰："诸髓者，皆属于脑。"可以看出语言能力、记忆功能的正常与否依赖于脏腑功能活动的正常。当人体开始衰老，脏腑的物质基础亏虚，神失所养，气血生化无源无以化髓，脑髓亏虚，继而出现健忘。

《灵枢·本神》曰："随神往来者谓之魂；并精而出入者谓之魄；所以任物者谓之心；心有所忆谓之意；意之所存谓之志；因志而存变谓之思；因思而远慕谓之虑；因虑而处物谓之智。"这是《黄帝内经》对人精神活动的认识，五脏安和，人体的精神活动正常，人体接收外界的信息（任务）时，对信息进行处理（意）转变为短期记忆（志),然后通过不断巩固成为长期记忆随时能够利用（思）。可见记忆过程需要脏腑功能正常以提供相应的物质基础。当人体开始衰老，"天癸竭，精少，肾脏衰"，先天之精开始亏虚，"肾藏志"（《素问·宣明五气》）生理功能下降，表现为志之不存。而患者的其他脏腑受"后天之精"的供养，其生理功能尚未出现障碍，故在老年性痴呆的早期，出现近期记忆力下降，而远期记忆尚存的现象。

（二）中期：证候加重、情志变化阶段

此时期行为和神经精神病学的变化也变得显著，常表现为游荡、易怒和情感不稳，这些变化导致患者突然哭泣、突发的非故意攻击行为，或是拒绝接受照顾。相关研究表明，愤怒情志与老年性痴呆密切相关，频繁发怒或郁怒等慢性愤怒应激或是诱发老年性痴呆的原因之一。

《素问·玉机真藏》曰："春脉太过与不及，其病皆何如？岐伯曰：太过则令人善忘……""春脉者，肝也。"春脉太过即是肝气太过，肝气太过即为肝气实，《素问·本神》曰："肝藏血，血舍魂，肝气虚则恐，实则怒。"临床上常常可以观察到老年性痴呆患者伴有易怒行为，有研究对 200 例门诊及住院老年性痴呆患者的调查显示，患者可有不同程度的易怒、激越症状。对老年性痴呆患者的行为观察发现，17% 的患者出现激惹和攻击行为。肝主疏泄，调畅气机，气机太过，气血不和，脑不得所养，情志不畅，令人善忘。正如《素问·调经》有言："气并于上，乱而喜忘。"《素问·金匮真言》曰："腹为阴，阴中之阴，肾也；腹为阴，阴中之阳，肝也。"肝肾同在腹中为阴，肾属水为阴中之阴，肝属木为阴中之阳，二者互为阴阳，相互制约。人体在衰老时，容易出现肝肾之阴亏虚不足，无力制约阳气亢逆，表现为肝气实，在临床上即可观察到老年性痴呆患者的易怒表现。

（三）晚期：痴呆症状凸显、认知能力丧失阶段

在老年性痴呆的最终时期，患者已经完全依赖照护者，语言能力退化至简单的词语甚至仅有单字，最后完全失去谈话能力。除了失去口语能力之外，患者通常能理解及回应情感刺激，虽然攻击行为仍然存在，但极度冷漠和疲倦成为更常见的症状。这种主动性丧失的症状被称为淡漠综合征，但是将其确认为一种临床证候仍缺乏有力的依据。情志活动是人接触外界客观事物而产生的心理活动，《素问·阴阳应象大论》论述了"怒、喜、思、忧、恐"五志与五脏的对应关系，然而五志的生理以五脏精气作为物质基础。如果五脏之精匮乏，就会出现相应的情志疾病。《灵枢·大惑论》中言："目者，五脏六腑之精也，营卫魂魄之所常营也，神气之所生也。"晚期老年性痴呆的患者常常可观察到双目失神，目无所定。若五脏六腑精少，则双目神离。《灵枢·天年》曰："五十岁，肝气始衰，……六十岁，心气始衰，……七十岁，脾气虚，……八十岁，肺气衰，魄离，……九十岁，肾气焦，……百岁，五脏皆虚，神气皆去，形骸独居而终矣。"人体正常的衰老应是肝、心、脾、肺、肾的顺序依次衰老，最终神气皆去。老年性痴呆患者最终表现为淡漠，有研究利用磁共振成像技术分析大脑结构，用以区别老年性痴呆患者淡漠症以及抑郁症。抑郁以显著而持久的心境低落为主要临床特征，而淡漠病理表现与《黄帝内经》所论述的"神气皆去"基本相同。《灵枢·本神》曰："血、脉、营、气、精神，此五脏之所藏也。至其淫泆离脏则精失、魂魄飞扬、志意恍乱、智虑去身者。"老年性痴呆晚期的患者五脏皆气衰，气血运行失常，五脏之精皆亏，从而出现了"目无所见，懈怠安卧"（《灵枢·海论》）的状态。

二、《黄帝内经》的理论启示

老年性痴呆是中医药研究的热点之一，其中辨证论治是中医研究老年性痴呆的核心。有研究对139例患者用中医诊断学方法对其发病机制进行统计分析发现，其发病与脏腑功能的失调，气血阴精不足相关。尹龙则认为老年性痴呆的病位在脑髓，病机为脏腑功能失调，脑府气血逆乱，脑髓失养，致毒邪内生，脑髓受损，神机失用。也有研究从"肾虚髓亏为本"以及"痰瘀阻滞为标"两个方面展开，认为肾虚为本，涉及其他四脏，具有本虚标实、虚实夹杂的特点。

根据以上《黄帝内经》的理论依据，临床用药上多数也是围绕着补益肝肾、化痰祛瘀展开。《黄帝内经》这些理论充分地反映了整体认识生命活动的特点，治

疗应该以固摄肾精为主，培补脾气为辅；调节五脏，填补五脏亏虚之精气，使人体各脏腑功能状态趋于平衡，才能真正达到防治老年性痴呆的最终目的。在这些理论的指导下，在临床实践中对老年性痴呆不同阶段进行分析，深入地探讨治则治法，以期为提高临床疗效提出理论依据。

三、五神脏理论与老年性痴呆

中医对脑的认识在《黄帝内经》成书之前曾经有一个争议的阶段。古人早就认识到神志活动与脑有关。《黄帝内经》则明确指出，脑的功能是通过依附于五脏而完成的。在中医学理论体系以五脏为中心的藏象学说中，正是将脑的功能分属五脏，因而形成了中医独特的五神脏理论。

（一）五脏藏五神、主五志是对脑与神关系的高度概括

神是中国传统文化与中医理论中的一个复杂而重要的概念。《黄帝内经》中对神的论述相当丰富。概而言之，神是人体生命活动总的体现，是精神、意识、知觉、运动的概括，它的物质基础是精。《灵枢·经脉》说："人始生先成精，精而成脑髓生。"《灵枢·平人绝谷》曰："神者，水谷之精气也。"在先后天精气的作用下，神随着生命活动，逐渐成熟健全，如目之能视，耳之能听，口之能言，以及精神充沛，智能健全，对客观事物分析、判断、理解等能力，都是神气活动正常的体现。神在人体中居重要地位，神充则身强，神衰则身弱。只有神的存在，才能有人的正常生命活动。

中医学早已认识到脑与神的密切关系。如《素问·刺法论》："气出于脑，即不邪干。"后世的认识更为深刻，如李时珍称"脑为元神之府"（《本草纲目》）。《医林改错》则明确提出："灵机记性在脑。"还做了进一步分析："两耳通脑，所听之声归于脑，两目系如线，长于脑，所见之物归于脑，……鼻通于脑，所闻香臭归于脑；小儿至周岁，脑渐生，……舌能言一二字。"说明王氏已认识到脑具有记忆、听觉、视觉、言语等功能。由于神产生于精气，而脑的生成及精气的来源均出自五脏精气，所以《黄帝内经》将人之神分成"神、魂、魄、意、志"五个部分，分属于五脏。如《素问·宣明五气》："五藏所藏心藏神、肺藏魄、肝藏魂、脾藏意、肾藏志。"此外，对魂、神、意、魄、志的概念也有明确阐述。《灵枢·本神》："两精相搏谓之神，随神往来者谓之魂，并精而出入者谓之魄，所以任物者谓之心，心有所忆谓之意，意之所存谓之志，因志而存变谓之思，因思而远慕谓

之虑，因虑而处物谓之智。"神与血、脉、营、卫、精、气的关系，表现为"肝藏血，血舍魂""脾藏营，营舍意""心藏脉，脉舍神""肺藏气，气舍魄""肾藏精，精舍志"（《灵枢·本神》）。

五脏藏五神、主五志的五脏藏神学说或称五神脏理论，是对中医脑与神关系的高度概括，充分反映了中医学以五脏为中心，认识整体生命活动和神志活动的基本特点。在病理上，脑的病变可表现为五脏六腑的见证，反过来，五脏的病变也必定会有相应的脑神经发生改变。这种独特的五神脏理论以及相应的治法方药体系体现了整体观与形神合一的思想，直接指导着中医对神经、精神系统疾病的认识和防治。

（二）以肾虚为主的五脏虚衰是脑衰老、老年痴呆发生的内在机制

中医学认为现代医学的大脑功能主要是由心、肝、脾、肺、肾五脏藏五神、主五志的调控中枢所主宰。因此，总结归纳《黄帝内经》及历代医家对五脏虚衰或病邪侵袭所伴随的五神脏功能障碍，以及脑髓本身在增龄中的改变对于脑衰老及老年痴呆的认识具有十分重要的意义《素问·上古天真论》说："女子七岁，肾气盛，齿更发长。……八八，则齿发去。肾者主水，受五脏六腑之精而藏之，故五脏盛乃能泻。今五脏皆衰，筋骨解堕，天癸尽矣。故发鬓白，身体重，行步不正，而无子耳。"《灵枢·天年》说："人生十岁，五脏始定，血气已通，其气在下，故好走……九十岁，肾气焦，四脏经脉空虚。百岁，五脏皆虚，神气皆去，形骸独居而终矣。"这两段论述，前者突出反映了肾气的自然盛衰对衰老的作用，后者则突出反映五脏盛衰对衰老的作用。环境、饮食等外界因素虽然对衰老有影响，但不是人体必然衰老的根源，精气的盛衰和五脏功能的变化才是衰老的决定性因素。

肾为先天之本，因而在五脏中，对于生命的生、长、壮、老、已的发展变化，又具有相对突出的作用。故《黄帝内经》还有很多养生以保精护肾的论述。如"以欲竭其精，以耗散其真，不知持满……故半百而衰也"。（《素问·上古天真论》）"七损八益……不知用此，则早衰之节也……知之则强，不知则老"。（《素问·阴阳应象大论》）

肾虚与脑衰老的关系十分密切，因肾主藏精，精生髓，髓又上通于脑，脑为髓海，故精足则令人体魄坚强，智慧聪颖。唐容川说："事物之所不忘，赖此记性，记在何处，则在肾经益肾生精，化为髓，而藏之于脑中。"（《内经精义》）所

以随增龄而发生的肾精亏损、肾气不足常是脑衰老、老年痴呆发生的最基本变化，应当指出的是肾为先天之本，禀赋与肾有关，而禀赋与老年痴呆的发病也有密切关系。

《医学心悟》明确指出："肾主智，肾虚则智不足。"人体衰老在于肾。人至老年，肾中真阴真阳亏虚，精血不足，髓海失充，造成髓少不能养脑，脑失滋养枯萎，萎则神机失用，五神失司。临床上老年痴呆常伴有肾虚症状。如耳鸣、耳聋、发脱、齿摇，小便失禁或淋沥不尽等。肾中之气是推动气运的动力，肾气不足则气虚失运，亦是导致痰浊瘀血产生的重要原因。正如《医林改错》所谓："高年无记性者，脑髓渐空。"正因为肾虚髓海不足在脑衰老、老年痴呆的发病中占有如此重要的地位，所以早在《神农本草经》所记载的健脑益智药物中，补肾药就占第一位。其后如《备急千金要方》的孔圣枕中丹，《太平圣惠方》的圣惠益智丸，《辨证录》的生慧汤，《普济方》的育神丸，《赤水玄珠》的状元丸、读书丸等均以补肾填精为主。

临床上以补肾为主治疗老年痴呆获效的报道，也证实了脑衰老、老年痴呆的病理演化是以肾虚为主，可以说补肾健脑法是较为公认的延缓脑衰老的有效措施，是治疗老年痴呆的基础治法。在肾气与五脏逐渐虚衰的基础上，还将逐渐产生气滞、血瘀、痰浊等标实之象，也与衰老进程密切相关。

（三）痰浊、瘀血是加速脑衰老导致老年痴呆发生的重要因素

痰浊是人体脏腑气血失和，津液运化失常的病理产物，同时又是一种危害甚广的致病因素。随着年龄的增长，以肾虚为主的五脏虚衰逐渐发生，势必导致气机滞涩不利，津液运行障碍，所以痰浊的产生是衰老过程中的重要变化之一。其与脑衰老、老年痴呆的关系也十分密切。明代医家张景岳首先提出了痴呆病名并指出："痴呆症凡平素无痰，而或以郁结，或以不遂，……渐致痴呆。"《石室秘录》则明确指出："痰气最盛，呆气最深。""治呆无奇法，治痰即治呆也。"强调了痰与痴呆的关系。《医林绳墨》也指出："有问事不知首尾，作事忽略而不记者，此因痰迷心窍也，宜当清痰理气，而问对可答，用之牛黄清心丸。……若痴若愚，健忘而不知事体者，宜以开导其痰，用之芩连二陈汤。"可见历代医家都十分重视痰浊与健忘、痴呆的关系并有着丰富的临床实践。文献与临床资料分析均表明，痰浊阻滞是老年痴呆病机中的主要因素之一。痰浊蒙蔽清窍，则视、听、语言障碍，

健忘，情志异常。痰浊流注经络，则肢体活动受限，困倦懒动。痰浊一方面因衰老而产生，反过来又进一步损害五神脏功能，加快脑衰老进程或导致老年痴呆的发生。国外用加味温胆汤、天麻、雪莲花等具有化痰作用的药物治疗老年痴呆收到良效，也从一个侧面证实了痰浊在脑衰老与老年痴呆发生中的重要作用。

瘀血是与衰老关系密切的又一重要病理因素。中医素有"老人多瘀""久病必瘀""虚久致瘀"的说法。因虚可以致瘀，而瘀久则使虚更甚。正如《读医随笔》："凡人气血犹源泉也，盛而流畅，少则壅滞，故气血不虚不滞，虚则无有不滞者。"因为肾阳不足，阳虚生寒，寒凝则可致瘀，脾胃虚损，气血生化无源，气虚行血无力亦可致瘀；阴虚血少，脉道枯涩可致血瘀；三焦失司，腑气不畅，气滞亦可血瘀，临床可见随年龄增长出现的各种瘀象，如皮肤色素斑、舌质暗紫或瘀点，以及与衰老相关的各种疾病，均有不同程度的瘀血征象。

《灵枢·邪气脏腑病形》指出："十二经脉，三百六十五络，其血气皆上于面而走空窍。"说明脑对气血的供应需求很多。随着五脏和气血运行的功能减弱、失调，必然会出现血瘀脑络的病理改变，或瘀阻络内或血溢脉外均可导致脑功能衰退，甚至中风、痴呆的发生。《素问·四时刺逆从论》也指出："秋刺经脉，血气上逆，令人善忘。"说明当时即已认识到气血逆乱是善忘等脑功能障碍发生的重要原因。唐容川《血证论》指出："又凡心有瘀血，亦令健忘，……血在上则浊蔽而不明矣。凡失血家猝得健忘者，每有瘀血。"现代临床对脑动脉硬化、脑血管痴呆等病多从瘀血论治并收到较好疗效，也说明瘀血是影响脑衰老和导致老年痴呆发生的一个重要因素。

应当指出的是，中医其他致病因素如外邪、药毒、禀赋等也与脑衰老和老年痴呆的发生密切相关。而痰浊、瘀血也常互相影响，兼夹为病。

综上所述，痴呆是以本虚标实为特征的老年常见疾病。其本虚主要在于肾精不足，髓海亏虚，清阳不升，五神失用；其标实在于痰浊，瘀血蒙蔽脑窍，闭阻脑络。由于其与年龄增长密切相关，一方面以肾虚为主的五脏虚衰可导致痰浊、瘀血等的产生，即因虚而致实；另一方面，痰瘀为患又可影响气血津液的化生和运行，致本虚更甚，此所谓因实而致虚。两者互为因果，形成恶性循环，致病程缠绵，见症多端。

第九节　老年疑难杂症病机

中医素有"老人多虚""老人多痰"之说，"肾虚不能制水，则水不归源，如水逆行，洪水泛滥而为痰"。痰一旦形成，可随气升降流布，内至脏腑，外达皮肉筋骨，无处不到，故有"百病皆由痰作祟"之说。我们于长期的临床实践中总结得出老年证候的关键病机是肾虚痰阻，运用补肾化痰法治疗老年疑难杂症，疗效颇佳。

一、补肾化痰法治疗老年痴呆

老年痴呆依症状可归属中医学的"呆病""善忘""健忘"等范畴，唐容川在《中西汇通医经精义》中谓："事物之所以不忘，赖此记性，记在何处，则在肾经。益肾生精，化为髓，而藏之于脑中。"清代汪昂在《本草备要》中曾言："人之记忆皆在脑中，小儿善忘者，脑未满也；老人健忘者，脑渐空也。"可见脑髓为脑府功能活动的物质基础和源泉所在，而肾之精气的盛衰直接关系脑髓的盈亏及大脑功能的正常发挥。随年龄增长，肾精逐渐亏虚，脑髓不足，脑失所养，是老年痴呆的发病基础。人到老年，肾气亏虚，蒸腾气化作用失常，津液不能蒸化而为痰浊，或肾精亏虚，阴虚火动，灼津为痰，痰浊困阻，蒙蔽脑窍，则为老年痴呆发生发展的关键因素，正如《石室秘录》所言："痰气最盛，呆气最深。"因此，老年痴呆以本虚标实为主要特征，本虚在于肾精不足，标实在于痰浊阻滞，一方面以肾虚为主的脏腑功能失调可导致痰浊的产生，即因虚致实，另一方面，痰浊为患又可影响气血津液的化生和运行，致本虚更甚，即由实转虚，两者互为因果，形成恶性循环，以致病程缠绵，见症多端，故以补肾化痰法治疗。

患者，女，77岁，2011年3月27日初诊。记忆减退，特别以近期事件记忆丧失明显，同时伴有爱好丧失，易多疑，烦躁，偶有胡言乱语，神情淡漠，时有眩晕。自诉夜寐不安，多梦。舌尖红，苔白腻，脉弦滑。处方：生地黄15g，何首乌15g，石菖蒲15g，法半夏10g，枳实10g，竹茹10g，丹参15g，栀子10g，天麻15g，川芎15g，柴胡15g，黄芩10g，五味子15g，百合15g，浮小麦30g，白芍 15g，龙齿 20g，炙甘草 6g，生晒参 5g，14 剂。

2011 年 4 月 12 日二诊：服上方后，眩晕次数明显减少，情绪平稳，愿意与家人交谈，但仍健忘，眠差，舌淡边有齿痕，苔微腻，脉弦细。处方：生地黄 10g，熟地黄 15g，益智仁 15g，陈皮 10g，石菖蒲 15g，法半夏 10g，枳实 10g，竹茹 10g，黄芪 15g，生晒参 5g，远志 15g，藿香 15g，白术 15g，灵芝 10g，丹参 15g，煅龙骨、煅牡蛎各 15g，龙齿 20g，夜交藤 15g，郁金 15g，合欢皮 10g，14 剂。

2011 年 5 月 7 日三诊：诸症好转，睡眠亦好转，舌淡红，苔白，脉细。处方：生地黄 10g，熟地黄 15g，益智仁 15g，陈皮 10g，白术 15g，茯苓 15g，茯神 10g，石菖蒲 15g，法半夏 10g，枳实 10g，竹茹 10g，黄芪 15g，当归 10g，远志 15g，灵芝 10g，丹参 15g，酸枣仁 10g，木香 15g，川芎 15g，钩藤 10g，煅龙骨、煅牡蛎各 15g，龙齿 20g，夜交藤 15g，郁金 15g，合欢皮 10g，浮小麦 30g，黄连 6g，黄芩 10g，山楂 15g，鸡内金 15g，炒谷芽、炒麦芽各 15g，甘草 6g，15 剂，水泛为丸，服用数月。2012 年 1 月 7 日电话随访，病情明显好转，诸症减轻，近期记忆力有所改善，眩晕偶发，睡眠尚可。

患者年过七旬，肾精虚损，不能生髓充脑，则脑海空虚，出现健忘、眩晕等症。老年人脾胃虚弱，脾失健运，聚生痰湿，痰饮具有重浊黏滞的特性，影响经脉气血运行，并可随气升降流布，泛滥横溢，无处不到，因痰阻脑窍则神机失用，健忘，头晕耳鸣。老年人气机不利或气虚乏力，都会导致津血运行不畅，凝为痰饮或瘀血。痰饮和瘀血虽然是疾病过程中形成的不同病理产物，但形成之后往往相互影响，既可因痰致瘀，也可以因瘀成痰。痰瘀互结，络气不通，元神失荣，则生痴呆。在长期的临床治疗中以化痰祛瘀治其标，益肾健脾固其本。老年痴呆患者每以清窍被蒙为特点，因而还须注重祛痰开窍，故石菖蒲和远志最为常用，《本草从新》谓石菖蒲为"辛苦而温，芳香而散，开心孔，利九窍"，远志具有安神益智，祛痰解郁之功，故每多选用。

二、补肾化痰法治疗老年失眠

失眠，即不寐，《景岳全书·不寐》云："痰火扰乱，心神不宁，思虑过伤，火炽痰郁而至不眠者多矣。有因肾水不足，真阴不升，而心阳独亢者也不得眠。"指出肾虚、痰火均可致失眠，而年老者，往往肾虚、痰火同时并存，肾虚气化不利则水泛为痰，痰郁则日久化火。《景岳全书·痰饮》云："若因肾水虚弱，阴亏难降，使邪水上溢，故多痰唾。宜滋其化源，其痰自消。"故以补肾化痰之法治疗。

患者，女，68 岁。失眠 10 余年，每于凌晨 3：00—4：00 醒来，伴潮热，入睡难，睡眠浅，近日因照顾家人劳累则彻夜不眠。心烦，乏力，健忘，纳可，面色萎黄，口干欲饮。证属阴虚火旺。处方：熟地黄 15g，女贞子 15g，薏苡仁 20g，墨旱莲 10g，浮小麦 30g，桑椹 15g，苦杏仁 15g，川芎 15g，龙眼肉 15g，茯神 15g，枸杞子 15g，橘红 10g，百合 15g，天麻 10g，白术 15g，甘草 6g，7 剂。

二诊：自述服药后诸症好转，口干减轻，舌尖红，苔白。处方：生地黄、熟地黄各 10g，沙参 15g，龙齿 15g，枸杞子 15g，橘红 10g，黄芪 15g，茯神 15g，桑枝 15g，白术 15g，龙眼肉 15g，桑椹 15g，黄芩 10g，天麻 10g，薏苡仁 20g，川芎 15g，当归 10g，浮小麦 30g，甘草 6g，7 剂。后失眠、潮热诸症悉瘥。

《冯氏锦囊秘录》曰："壮年人肾阴强盛，则睡沉熟而长，老年人阴气衰弱，则睡轻微易知。"患者年过六旬，天癸近竭，又加操劳精亏亦甚，阴虚生内热，虚火上扰心神，神不守舍而致心烦失眠、潮热，同时肾虚气化不利则水泛为痰，痰郁日久化火则加重失眠，取滋补肾阴之法，兼用化痰之品乃可奏效。方以熟地黄、枸杞子、女贞子、墨旱莲、桑椹等补益肝肾，橘红、杏仁化痰，配伍安神定志药如茯神、龙眼肉、百合等。

三、补肾化痰法治疗老年眩晕

痰邪是眩晕发生的主要病因，元代朱丹溪倡导"无痰不作眩"。认为"痰"邪为眩晕主因，倡导"治痰为先"。临床上痰浊型眩晕多发生在中老年人，其病机主要是中老年人脏腑功能虚损，脾肾亏虚，而易生痰邪，阻滞气机，上蒙清窍，使清阳不升，浊阴不降，而发为眩晕。同时脾肾亏虚亦可直接导致眩晕发生，脾为"气血生化之源"，脾虚则气血生化不足，脑窍失于濡养，易发为眩晕；肾精不足，脑髓失充，脑窍失养，而发生眩晕，同时"肾为生痰之根"，肾主水对津液在体内的正常输布起关键作用，与痰邪的生成关系密切。

患者，男，83 岁，眩晕，近 2 个月加重，发作时伴头昏、呕吐、乏力。纳可，大便结，舌质暗，花剥苔，脉弦。有脑梗死、高血压、糖尿病病史。处方：黄芪 30g，白术 15g，天麻 10g，川芎 10g，当归 10g，白芍 15g，法半夏 10g，茯神 15g，生地黄 15g，玄参 15g，煅龙骨、煅牡蛎各 15g，浮小麦 30g，熟地黄 20g，山药 20g，山萸肉 15g，丹皮 15g，砂仁 10g，土茯苓 15g，薏苡仁 15g，甘草 6g。

守方加减治疗 2 月余，眩晕发作次数减少，程度减轻，后 1 个月未发。后电话随访，收效良好。

　　患者主要病因是痰邪，而脾肾亏虚为其始发因素。据此于临床中总结出以补肾健脾，化痰祛湿为组方原则。《景岳全书·眩晕》中所说："丹溪则曰无痰不能作眩，当以治痰为主，而兼用它药。余则曰无虚不能作眩，当以治虚为主，而酌兼其标。"可见固本肾元之法在肾精不足之眩晕证运用广泛，而本例患者的证候正是肾精不足之眩晕，于是临床上对此类证候的治疗多用六味地黄丸加减化裁，常用熟地黄、山药、山茱萸、当归补肾益精。针对痰浊中阻之标治疗时多化痰行气，燥湿健脾。化痰主要是针对其痰邪壅盛于中焦之证，而脾为生痰之源，健脾燥湿可从根源上阻止痰湿的生成，组方时多以半夏白术天麻汤加减化裁为多。

　　对于老年疑难杂症，一方面"老人多痰""百病皆由痰作祟"；另一方面应该充分认识到老年患者肾虚的基本病机，正如《景岳全书》所说"治痰者，必当温脾强肾，以治痰之本，使根本渐充，则痰将不治而自去矣"。老年患者无论有无肾虚的表现，均可在治疗上加上补肾之品，与化痰协同治疗，标本兼治，在其他治疗无效的老年疑难杂症当中，可采用补肾化痰之法，往往收效甚佳。

第十节　昼夜节律与睡眠

　　昼夜节律又称为近日节律、24h 节律，是指机体某些组织、器官、系统的功能活动呈现大约以 24h 为界的周期性节律变化，如体温周期、血浆成分的浓度水平、内分泌激素水平、睡眠与觉醒等。在长期的生产实践活动中，祖国人民掌握了各种生物节律现象，《黄帝内经》中积淀了丰厚的关于昼夜节律的理论基础。

一、阴阳营卫贯其中，天人相应

　　昼夜节律是自然界最为重要的节律之一，《黄帝内经》对这一规律做了深入思考，认识到人的各种生命活动是"人与天地相应"的表现，是人适应自然界昼夜节律变化的结果，如《灵枢·邪客》云："天有昼夜，人有卧起……此人与天地相应者也。"《黄帝内经》昼夜节律理论包括阴阳消长、卫气运行和经脉气血流注昼夜节律等。

（一）阴阳消长昼夜节律

《素问·生气通天论》云:"故阳气者,一日而主外,平旦人气生,日中阳气隆,日西而阳气已衰,气门乃闭。"说明人体阳气的生长与收藏受自然晨昏变化,阴阳交合的影响。《灵枢·营卫生会》则论述了人体阴阳气血随昼夜变化的规律:"日中而阳陇为重阳,夜半而阴陇为重阴……夜半为阴陇,夜半后而为阴衰,平旦阴尽而阳受气矣。日中为阳陇,日西而阳衰,日入阳尽而阴受气矣。夜半而大会,万民皆卧,命曰合阴。平旦阴尽而阳受气。如是无已,与天地同纪。"《素问·金匮真言论》云:"平旦至日中,天之阳,阳中之阳也;日中至黄昏,天之阳,阳中之阴也;合夜至鸡鸣,天之阴,阴中之阴也;鸡鸣至平旦,天之阴,阴中之阳也,故人亦应之。"《灵枢·本藏篇》又云:"五脏者,所以参天地,副阴阳,而运四时,化五节者也。"说明人体的阴阳消长亦随着昼夜的阴阳运转而变化,认为睡眠与自然界、人体阴阳之气的盛衰变化有关,即阴盛则寐,阳盛则寤。

（二）卫气运行昼夜节律

《灵枢·口问》曰:"卫气昼日行于阳,夜半则行于阴。阴者主夜,夜者卧。阳者主上,阴者主下……阳气尽,阴气盛,则目瞑;阴气尽而阳气盛,则寤矣。"《灵枢·营卫生会》曰:"卫气行于阴二十五度,行于阳二十五度,分为昼夜。故气至阳而起,至阴而止。"《灵枢·卫气行》曰:"阳主昼,阴主夜。故卫气之行,一日一夜五十周于身,昼日行于阳二十五周,夜行于阴二十五周,周于五脏。是故平旦阴尽,阳气出于目,目张……"《灵枢·大惑论》曰:"夫卫气者,昼日常行于阳,夜行于阴,故阳气尽则卧,阴气尽则寤。"《灵枢·营卫生会》曰:"荣卫之行,不失其常,故昼精而夜瞑。"以上引文说明:在生理情况下,夜间卫气由阳入阴,行于五脏,人体阴气偏盛,人们便能安睡;白昼卫气由阴出阳,行于阳分,人体阳气偏盛,人们便从睡眠转为觉醒。如此,卫气"昼行于阳,夜行于阴"这种有规律的运行决定了人类的睡眠具有与自然界昼夜节律相一致的规律。

（三）经脉气血流注昼夜节律

《灵枢·痈疽篇》云:"经脉流行不止,与天同度,与地同纪。"人体的经脉气血流注与昼夜节律有着密切的联系,每一脏腑或经脉之气,都在一天中特定的时辰内，表现出相对的旺盛和衰弱。《灵枢·营气》："营气之道，内谷为宝……精专者行于经隧，常营无已，终而复始，是谓天地之纪。故气从太阴出，注手阳明，上行注足阳明，下行至跗上，注大指间……从三焦注胆，出胁注足少阳，下行至跗上，复从跗注大指间，合足厥阴，上行至肝，从肝上注肺，上循喉咙，入颃颡之窍，究于蓄门。其支别者，上额循巅下项中，循脊入，是督脉也，络阴器，上过毛中，入脐中，上循腹里，入缺盆，下注肺中，复出太阴。"此篇记载了营气中精专者化为经脉之气，循行于十二经脉之中，周而复始，循环无端，经脉之所以有自手太阴至手阳明至足厥阴，复至手太阴有序交接，是由十二经脉之间阴阳表里及相互联络的特定结构所决定的。医学家在认识到十二经脉流注交接次序后，在实践中进一步观察到某经疾病，在特定的时辰里施用治疗，较其他时辰疗效显著，进而发现了时辰与经脉的关系，其配属次序正是《灵枢·营气》所记载的经脉循行次序。

二、昼夜消长生寤寐，道法自然

《黄帝内经》将生命活动节律变化的机制主要归结为自然界规律的影响，认为人与天地相参也，并且认为自然界规律的影响引起了人体的阴阳消长、气血活动、脏腑经脉功能盛衰的节律变化，进而导致了人体表现出睡眠–觉醒等生命活动，而阴阳跷脉调节全身经络气血，在其中起到了重要的调节作用。阴跷、阳跷属奇经八脉，跷脉脉气推动营卫二气运行，阳入于阴则寐，阴出于阳则寤。阴阳跷脉气之盛衰与寐寤有直接关系。阳跷脉交通左右两侧阳经的脉气，主一身左右之阳；阴跷脉交通左右两侧阴经的脉气，主一身左右之阴，所以阴阳跷脉有协调一身左右阴阳经气的功能。同时由于阴阳跷脉在目内眦相互交会，因此跷脉有司眼睑开合而影响睡眠的作用。《灵枢·寒热病》也提到："足太阳有通项入于脑者……入脑乃别阴跷、阳跷，阴阳相交，阳入于阴，阴出阳，交于目锐眦，阳气盛则瞋目，阴气盛则瞑目。"阳跷脉为足太阳膀胱经之别，阴跷脉为足少阴肾经之别，平旦阳跷脉气盛，当卫气从足太阳膀胱经开始行于诸阳经时，阳跷脉渐盛，阳气出于睛明穴则寤，故目开而不能睡；夕酉之时阴跷脉气盛，当卫气从足少阴肾经开始行于诸阴经时，阴跷脉气盛，阳气于足少阴肾经之涌泉穴行于阴分，阳开阴合，故目合而寐安。

三、营卫气盛阳跷满，寤寐失常

在昼夜节律认识的基础上，《黄帝内经》还对睡眠紊乱的病理机制进行了描述。如《灵枢·邪客》："今厥气客于五脏六腑，则卫气独卫其外，行于阳不得入于阴，行于阳则阳气盛，阳气盛则阳跷满，不得入于阴，阴虚故不得瞑。"外邪侵袭导致卫气运行不能顺利入于阴分，阳气盛而致阳跷脉气满溢，夜晚阳盛，精神亢奋，故不眠。《灵枢·营卫生会》认为老年由于精血亏损，阳不入阴，导致白天神情怠倦，夜间失眠。此处讨论的主要是老年人失眠的病因，但其产生机制具有普遍意义。如少壮之人气血盛，营卫运行如常，能昼精夜寐；老衰之体气血衰，营卫失和，故昼不精，夜不寐。后世医家赞同此观念，并多有论述，隋代巢元方《诸病源候论·大病后不得眠候》："大病之后，脏腑尚虚，荣卫失和，故生于冷热。阴气虚卫气独行于阳，不入于阴，故不得眠。"《张氏医通·不得卧》也有："不寐有二，有病后虚弱，有年高人血衰不寐。"由上可知，《黄帝内经》已经较系统地提出了中医学昼夜节律理论的基本雏形，《黄帝内经》关于昼夜节律的认识揭示了人体睡眠的生理功能和病理机制。自然界昼夜节律变化导致人体出现睡眠－觉醒生理活动，为昼夜节律理论的具体运用和睡眠相关疾病的治疗提供了理论基础。

第十一节　基于真实世界挖掘失眠证治规律

充足的睡眠是国际公认的 3 项健康标准之一，多项流行病学调查表明，全球目前影响人们身心健康、生活质量及工作效率的第一问题是失眠。失眠是指因睡眠质量不能满足个体需要而明显影响患者白天活动的一种睡眠障碍综合征。中医称之为"目不瞑""不得眠""不得卧"等，中医药多通过辨证论治实施个体化诊疗从而达到良好效果。

我们收集门诊病例 146 例，运用中国中医科学院"中医临床科研信息共享系统"结构化病例模块，挖掘失眠的中医辨证诊治规律。

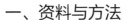

一、资料与方法

（一）研究对象及来源

选取 2015 年 3 月至 2016 年 3 月湖北中医药大学国医堂门诊失眠病例 146 例，共计 305 诊次，其中单次就诊患者 85 例次，复诊患者 61 例次，累计 220 例次。男性患者 62 例，女性患者 84 例，年龄最小者 20 岁，最大者 78 岁，平均年龄（51 ± 10.23）岁。

（二）诊断标准

参考《精神疾病诊断与统计手册》（第 5 版）《国际睡眠障碍分类》（第 3 版）、《国际疾病分类》（第 10 版）等诊断标准及简略失眠问卷翻译，经数名失眠相关专家学者讨论研发的"结构化接诊问卷"用来诊断失眠。

（三）纳入标准

以失眠为主诉就诊且满足失眠障碍诊断（A. 主诉不满睡眠数量或质量，并伴入睡困难、睡眠维持困难、早醒且不能再入睡等症状；B. 睡眠紊乱引起日常功能受损；C. 每周至少出现三晚睡眠困难；D. 持续时间至少 3 个月及以上）的单纯性和焦虑性等原发性失眠；可合并中轻度抑郁的患者；18 ～ 80 岁；签署知情同意书。

（四）排除标准

尚未得到有效控制的躯体疾病伴发的非原发性失眠；病例记载患者在就诊期间出现失眠症状加重者；严重抑郁、有精神病且有自杀倾向的患者；怀孕及哺乳期患者。

（五）剔除标准

入选后发现患者不符合纳入标准；使用方案规定的禁用药物和方法，违背临床试验方案；纳入后未曾用药；服药后无任何可评价记录。

（六）脱落标准

患者自行退出；研究者依从性差，出现夹杂症，严重不良事件病例退出。脱落的病例应详细记录原因。

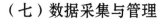

（七）数据采集与管理

包括患者一般信息（姓名、性别、出生年月、居住地、职业、主诉、现病史、既往史、婚育史、家族史、过敏史）、体检情况（身高、体质量、双臂血压等）、一般体格检查及失眠诊疗相关信息（如主诉、现病史、既往史、失眠诱因等）和中医辨证论治信息（中医四诊信息、方药等），且所有病例报告由两位录入员使用配合进行在线录入并校对。

（八）数据处理方案

拟用频数、聚类和关联规则分析方法。

二、结果

（一）常见伴发症状频数

如表 2-1 所示，失眠纳入患者常见伴发症状排名前 10 位的分别是头晕、烦躁易怒、头痛、健忘、纳差、神疲乏力、胸闷、腰膝酸软、口干、面色少华，其中头晕、烦躁易怒、头痛出现频率在 80% 以上，健忘、纳差、神疲乏力出现频率在 50% 以上。

表 2-1　常见失眠伴发症状频数分布比较

编号	伴发症状	例数 / 例	百分比 /%
1	头晕	134	91.78
2	烦躁易怒	128	87.67
3	头痛	120	82.19
4	健忘	109	74.66
5	纳差	88	60.27
6	神疲乏力	86	58.90
7	胸闷	68	46.58
8	腰膝酸软	64	43.84
9	口干	59	40.41
10	面色少华	52	35.62

（二）证型频次分布

如表 2-2 所示，失眠纳入患者辨证分型多见阴虚火旺证、气血亏虚证、心脾两虚证、痰瘀蕴结证、肝气郁滞证和心肝火旺证，且其比例均在 50% 以上。

表 2-2 证型频次分布比较

编号	辨证分型	例数 / 例	百分比 /%
1	阴虚火旺证	92	63.01
2	气血亏虚证	91	62.33
3	心脾两虚证	89	60.96
4	痰瘀蕴结证	77	52.74
5	肝气郁滞证	75	51.37
6	心肝火旺证	74	50.68

（三）病位频次分析

如表 2-3 所示，146 例患者病位主要涉及心、肝、肾、脾，分别占 63.01%、43.15%、33.56%、25.34%。

表 2-3 病位频次分布比较

编号	病位	例数 / 例	百分比 /%
1	心	92	63.01
2	肝	63	43.15
3	肾	49	33.56
4	脾	37	25.34

（四）治则治法频次

如表 2-4 所示，治疗失眠纳入患者以安神、养血、理气、清心法出现频率最高，所占比例在 60% 以上。

表 2-4 治则治法频次分布比较

编号	治则	例数 / 例	百分比 /%
1	安神	129	88.36
2	养血	112	76.71
3	理气	110	75.34

编号	治则	例数 / 例	百分比 /%
4	清心	91	62.33

（五）使用方剂频次分布

如表 2-5 所示，酸枣仁汤、柴胡疏肝散、百合地黄汤、三草安神方、生慧汤、安寐丹、天王补心丹是治疗失眠常用方剂，其中尤以酸枣仁汤、柴胡疏肝散最为常见。

表 2-5　方剂频次分布比较

编号	方剂	例数 / 例	百分比 /%
1	酸枣仁汤	141	96.58
2	柴胡疏肝散	59	40.41
3	百合地黄汤	54	36.99
4	三草安神方	41	28.08
5	生慧汤	38	25.21
6	安寐丹	18	12.33
7	天王补心丹	15	10.27

（六）使用中药频次分布

如表 2-6 示，统计 305 张处方共 163 味中药，使用频次超过 50% 以上的中药有 16 味，使用频率从高至低依次为甘草、黄芪、姜栀子、炒酸枣仁、何首乌、川芎、当归、合欢皮、白芍、知母、煅龙骨、煅牡蛎最为常见，用药频率均达到 60% 以上。

表 2-6　中药频次分布比较

编号	药物名	例数 / 例	百分比 /%	最大剂量 /g	最小剂量 /g	平均剂量 /g
1	甘草	126	86.30	6	10	6.16
2	黄芪	119	81.51	40	10	24.45
3	姜栀子	116	79.45	6	10	10.14
4	炒酸枣仁	113	77.40	40	10	24.05
5	何首乌	108	73.97	30	10	23.28
6	川芎	105	71.92	3	10	10.07

续表

编号	药物名	例数 / 例	百分比 /%	最大剂量 /g	最小剂量 /g	平均剂量 /g
7	当归	96	65.75	15	10	10.16
8	合欢皮	95	65.07	20	10	13.34
9	白芍	93	63.70	15	10	13.59
10	知母	92	63.01	6	10	9.97
11	煅龙骨	89	60.96	30	10	19.56
12	煅牡蛎	89	60.96	30	10	19.56
13	百合	83	56.85	20	10	15.04
14	苍术	83	56.85	15	10	11.33
15	山楂	75	51.37	20	10	10.34
16	神曲	75	51.37	20	10	10.26

（七）复杂网络核心处方挖掘

如图 2-1～图 2-3 所示，使用 Liquorice 系统数据挖掘平台的分层网络分析法对药物进行层次划分，得到中药核心处方。

治疗入睡困难、早醒的核心药物均有炒酸枣仁、姜栀子、炙甘草、川芎、黄芪，治疗入睡困难善用煅龙骨与煅牡蛎配伍，治疗早醒善用首乌藤与合欢皮配伍，而其治疗失眠的核心药物为合欢皮、川芎、何首乌、当归、煅牡蛎、黄芪、炒酸枣仁、姜栀子、炙甘草。

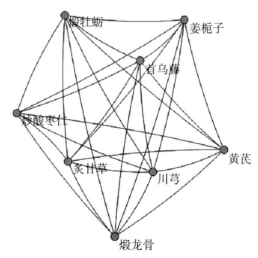

图 2-1　入睡困难核心方

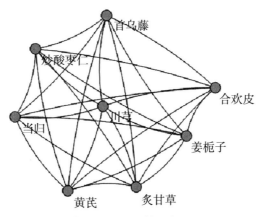

图 2-2　早醒核心方

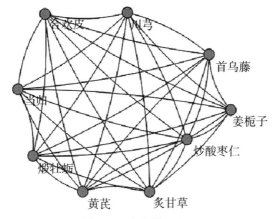

图 2-3　失眠核心方

睡眠可以帮助造血并形成和巩固记忆，失眠是指无法入睡或无法保持睡眠状态，导致睡眠质量不足的证候，常表现为难以入睡、睡眠易醒、醒后不易再睡或时睡时醒等，中医学称之为"不寐"，其易致精气不能化生、精血不得濡养、脾胃气血不得健运、筋骨肌肉不得强健。精气、精血不能生成则神疲乏力，面色少华，气血生成循行不畅，气郁易化火从而出现烦躁易怒、胸闷；而头目不得精气精血上濡易出现头晕、头痛等不适；脑髓不得精气精血充养则容易健忘；脾胃健运不得易出现纳差等。故失眠患者常见头晕、烦躁易怒、头痛、健忘等伴发症状。

三、失眠病性属虚实夹杂，以虚为主

《黄帝内经》认为，睡眠与营卫、阴阳、五脏神、阴阳跷脉息息相关，其病机包括营卫循行失常、阴阳不交、脏腑损伤、邪阻虚实等，且以阳盛阴衰、阴阳不交为本。失眠病性虚实夹杂，失眠乃机体正气不足而邪气趁机侵犯而致阴阳失和所致，而正气不足多由机体气血阴阳等不足而造成。认为元气是人体生长发育的原动力，与健康长寿、疾病死亡关系密切，故元气亏虚与失眠息息相关。临床失眠辨证多见虚证如阴血亏虚证、气血两虚证、心脾两虚证等，治疗多用酸枣仁汤以滋阴养肝安神，百合地黄汤以养阴益心肺安神，生慧汤以补肾化痰安神，安寐丹以补气养血安神。

失眠虽以虚证为主，但临床辨证也非纯虚无实，痰瘀乃失眠常见实性病邪。实则以痰瘀蕴结证、肝气郁滞证最为常见，如阴阳气血不和，津液运行失常，日久痰瘀互结、阻滞气机导致心神不安而致不寐。如曾天德认为，失眠病机乃阴虚或津伤导致心神失养、水停或痰阻致心神受阻。又如《张聿青医案》载身体丰满者多湿生痰，易发不寐。瘀血亦可影响脏腑气机、阻滞经络气血运行，导致新血不生、瘀血从生，以致脏腑阻滞失于濡养而见失眠。正如《医林改错》指出："夜睡多梦，是血瘀。"强调瘀血亦为不寐的病机，主张用血府逐瘀汤治疗。此外，痰瘀导致脏腑气血失调又易形成恶性循环，进一步加重失眠并使其缠绵难愈，日久甚至产生其他变证，因而痰瘀互结证亦是其临床辨证失眠的常见证型。

四、失眠辨证须重视五脏且以心肝为甚

中医关于失眠的理论主要有神、阴阳、营卫、脏腑学说，然神、阴阳、营卫的生成和运行均离不开脏腑功能的正常发挥。五脏藏五神又称"五脏神"，五脏所藏精气是"五神"化生的物质基础，五脏精气充盛则五神安藏守舍而神识清晰、思维敏捷、反应灵敏、运动灵活、睡眠安好。若因先天禀赋不足，或因后天调养失调，或因久病损耗以致元气生成不足或耗损太过，元阴、元阳功能失调引发五脏之神不藏或失养易引起五神夜寐不安，故其总结为元气亏虚、五神失调是卧寐失常的重要病机，培元固本、安五脏神是失眠的重要治法。而五脏之中失眠尤与心、肝二脏密切相关。盖心为"君主之官，神明出焉"，患者或因思虑过度、耗伤阴血或产后、术后、久病以及年老气血衰少，血行无力或脉络痹阻导致心的气、血、阴、阳亏虚，致使心神不得濡养产生失眠；或因外感六淫或由于痰湿、瘀血扰动或阻蔽心窍以致神明混乱，亦可见失眠。

肝主疏泄为"五脏之贼"，具体表现为可调畅机体气机和精神情志；疏泄如常则升降出入调畅、七情五志和顺，反之则升降出入紊乱、情志逆乱失常，进而使

阳不潜于阴而致不寐。如《血证论·卧寐》记载："肝病不寐者，肝藏魂……魂不入肝，则不寐。"蒋雪丽等研究认为，肝和失眠之间存在显著的统计学关联，如肝血不足见头晕目眩、失眠多梦等，肝火旺盛多见失眠、急躁易怒等。从心肝入手治疗失眠，常以酸枣仁汤治疗肝血不足、虚热内扰型失眠，柴胡疏肝散治疗肝郁气滞型失眠。此外，百合地黄汤补益心肺，三草安神方清心泻火安神，生慧汤心肾兼补，安寐丹养心安神，天王补心丹滋阴安神，皆说明治疗失眠尤重视心、肝，使脏腑阴阳平衡乃寐安。

五、失眠治疗当调理气血，安神为先

睡眠是由人体阴阳之气互相交感转化的结果，白天属阳故人寤而活动，夜晚属阴故人卧而寐；而气轻清向上、血质稠润下，气属阳、血属阴，阴阳失调具体表现为气血失调。一方面，失眠患者多因生活琐事导致肝气郁结不舒畅，日久郁久化热，火热上扰心神而诱发；另一方面气滞日久还可以致使机体血液运行不畅，从而血停成瘀或郁火灼络煎熬血液，或将导致睡眠愈发不安。因此，国医大师颜德馨认为，气血失调贯穿于失眠的整个过程，是其主要的病理矛盾，失眠当从气血论治。

第三章 脏腑病形

第一节 中医整体观念临证运用

整体观念是中医学理论体系的主要特点之一，它是中医学关于人体自身的完整性及人与自然、社会环境的统一性的认识。这种观念贯穿并体现在中医学生理、病理、诊疗等各个方面。整体观念是中医学的两大特点之一，中医在治疗慢性疾病及疑难杂症时所显示的独特优势是中医整体观熟练运用的结果，现将临床运用整体观念的经验阐述如下。

一、从五脏一体论治失眠

失眠是常见病，中老年人群多发，现逐步年轻化。《黄帝内经》曰："心者，君主之官，神明出焉。"《灵枢·口问》："悲哀愁忧则心动，心动则五脏六腑皆摇。"《景岳全书·不寐》："劳倦思虑太过者，必致血液耗亡，神魂无主，所以不眠。"历代医家皆认同"心"在不寐病机中的重要地位，治疗理当从心论治，有诸如天王补心丹、酸枣仁汤等补心安神、养心安神的方剂。

社会竞争激烈，人们常常心绪难平，七情郁结，喜怒哀乐等情志过极尤其是暴怒导致肝火上炎，肝失疏泄，气血不畅，魂不安舍，扰动心神，神不安则不寐，此类表现多与肝的功能密切相关。

《素问·逆调论》有关于失眠的论点"胃不和则卧不安"，如今生活质量显著提高，暴饮暴食、肥甘厚味等都会导致脾胃受损，酿生痰热，胃气失和而不得安寐。失眠的病因有虚有实，老年人多以虚为主。《景岳全书·不寐》中提到"真阴精血不足，阴阳失交，而神有不安其室"。若素体阴虚，肾阴耗伤，不能上奉于心，导致水火不济，心肾失交而不寐。由此可见，肝气郁滞、脾胃失和、肾虚不足可以引起失眠，临床上失眠日久也会出现健忘、烦躁、食欲不振、头晕耳鸣、腰膝酸软等症状，说明失眠日久会影响肝胆、脾胃、肾的正常生理功能。

◇ **验案举隅：**

患者，女，62岁，2014年10月15日初诊，失眠半年，睡眠质量明显下降，入睡困难，早醒，白天精神差，伴有健忘，不欲饮食，喜叹气，头晕耳鸣，做完家务后有明显腰膝酸软感，平素身体情况尚可，无其他慢性疾病，二便尚可。舌淡暗，边有齿痕，苔薄，脉细稍弦数。诊断：失眠。治法：疏肝理脾，滋阴补肾，养心安神。方用酸枣仁汤合逍遥丸加减，配伍健脾理气、滋养肾阴之品。处方如下：酸枣仁20g，川芎10g，知母10g，茯神15g，黄芪20g，白术15g，陈皮10g，百合15g，龙眼肉10g，桑椹10g，枸杞10g，苍术10g，黄柏10g，夜交藤15g，忍冬藤15g，鸡血藤15g，续断15g，淫羊藿15g，石斛15g，焦山楂、焦神曲各10g，炒栀子10g，白芍15g，荆芥穗15g，煅龙骨、煅牡蛎各20g，桑白皮15g，大枣15g，炙甘草6g，7剂，水煎服，1日1剂，分3次服。2014年10月22日复诊：自诉服上方后，较易入睡，精神状态和饮食均较前改善，仍有健忘，头晕。舌淡尖稍红，苔薄，脉弦细。处方：续上方加黄芩10g，黄精15g，党参15g，去荆芥穗、苍术、黄柏。10剂，水煎服，1日1剂，分3次服。

按：心在五脏六腑中的地位及心的生理功能决定了这种病理变化，主要通过两个方面相互影响：其一，心属火，心阳偏亢或者心气不足，心病上犯其母，下犯其子，故失眠可以影响肝胆、脾胃，又因为心火与肾水存在水火既济、心肾相交的平衡关系，从而引起肾的功能失调；其二，心为君主之官，心主神明，五脏六腑皆藏神，进而影响五脏六腑。方中酸枣仁、知母、茯神、远志养心安神，柴胡、白芍、郁金、香附疏肝解郁，当归、白术养血健脾，熟地黄、山萸肉填补肾精，煅龙骨、煅牡蛎潜镇安神。充分体现了中医整体观念不是简单组合，而是五脏一体相互之间的关系，指导疾病治疗的原则，临床上收到较好的疗效。

二、从上病下治论治咳喘

上病下治是指证候的病理变化（本）在中焦或下焦，而其某些症状或体征（标）表现在上焦或中焦，宜用调理中焦或下焦的方法来治疗，充分体现中医整体观念。咳喘是指肺失宣降，肺气上逆作声，咳吐痰液，为肺系疾病的主要证候之一。咳喘的诱因相对比较明确，临床常见痰热壅肺喘促明显之人多伴腑气不通、大便燥结之症。《素问·五常政大论》:"气反者,病在上,取之下,病在下,取之上。"指出病在上者下取之,病在下者高取之的原则,这是一种与病气相反的治疗原则,它是根据人体上下内外通过经络贯通及气机升降的相互影响等而确定的治则。

治疗咳喘兼便秘的患者通常从整体出发,上病下治,上下同治。首先,肺与大肠在经络上互为表里,一阴一阳,相互属络;再者肺主行水,大肠得以濡润,肺主肃降,大肠得以传导,两者在生理上密切相关;在病理上,肺气不足,大肠虚秘;肺热壅盛,肠燥便结;肺阴不足,则肠枯便秘;大肠实热秘结,肺气不利而咳喘。

◇ **验案举隅:**

患者,男,47 岁。2013 年 12 月 7 日初诊,咳喘伴发热 3d,体温 38.5℃,咳痰,色黄质稠,心烦,口渴喜饮,大便干结,3d 未解,舌质红,苔薄黄稍腻,脉数稍滑。治宜泻下清肺。拟用麻杏石甘汤合大承气汤加减:麻黄 6g,杏仁 10g,生石膏 20g,大黄 10g(后下),枳实 10g,厚朴 15g,葶苈子 10g,知母 10g,黄芩 10g,桑白皮 10g,贝母 10g,瓜蒌 10g,炙甘草 6g。7 剂,水煎服,1 日 1 剂,分 3 次服。2013 年 12 月 14 日复诊,自诉服上方后,解大便、咳喘明显好转,未发热,口不渴,舌淡稍红,苔少,脉弦稍数。处方:续上方去大黄、麻黄、葶苈子、石膏、黄芩,加玄参 10g、麦冬 10g。5 剂,水煎服,1 日 1 剂,分 3 次服。

按:在临床上运用上病下治的整体观念,用承气汤通腑降气以治喘,脏病治腑,加入通腑泄热之药,使腑气通而肺气降,借腑道排出邪气,使邪有出路,以达通腑降气之功,使肺气可降,喘气可平。

三、从形神一体论治胃痛

形神一体,形即形体,神指人的精神意识、思维及生命活动的外在表现,中医特别强调精神心理状态对生命活动的影响,提出"情志与五脏相关"理论,说明了形体与精神的统一。胃痛,又称胃脘痛,是以上腹胃脘部近心窝处疼痛为主的证候。多见于西医的胃炎、消化性溃疡等疾患。中医早在《黄帝内经》时代就认识到精神情志因素致病的重要性,《素问·五运行大论》载"思伤脾",已经意识到脾胃病与精神因素密切相关。李东垣在《兰室秘藏·卷上》中指出:"夫喜怒不节,起居不时,有所劳伤,皆损其气,气衰则火旺,火旺则乘其脾土。"提出七情不节伤气,继而乘脾的理论,正如《临证指南医案》中"……胃脘常痛,情志不适即发……"。

治疗上强调调畅情志的同时也要重视饮食的调节。若饮食不节,劳役过度,七情所伤导致脾胃之气虚弱,生化无权,必然影响元气的充养,从而内伤百病。《素问·痹论》指出"饮食自倍,肠胃乃伤",李东垣的《兰室秘藏·卷二》中"多系饮食劳倦而致脾胃之虚",都说明对于胃病治疗需要重视调理饮食,体现了中医形神一体、因人制宜的整体观念。

◇ **验案举隅:**

患者,男,45岁,2014年12月初诊,反复胃痛半年,胃脘及两胁胀痛,泛酸、口苦,每因情绪波动加重,嗳气后疼痛缓解,食欲缺乏,眠浅,大便稀软,小便尚可。舌淡苔薄白,脉弦滑。证属肝胃不和证,治宜疏肝理气和胃。拟用柴胡疏肝散加减:柴胡15g,炒白术15g,陈皮10g,枳壳10g,川芎15g,制香附10g,煅瓦楞子15g,广木香10g,白芍10g,砂仁10g,旋覆花包煎10g,生甘草6g,太子参10g,焦三仙各10g,7剂,水煎服,1日1剂。

按:服药同时,积极疏导,加强与患者的交流,释疑解惑,满足患者相关需求,帮助患者树立战胜疾病的信心,提高治疗效果,与现代医学的生物–心理–社会医学模式相吻合。并嘱咐患者饮食宜清淡易消化,忌油腻、辛辣,如葱、蒜、辣椒、浓茶、烈酒等。治疗时很好地遵循了整体观念,强调饮食对于药物作用的发挥以及调理脾胃的重要性,在临床疗效甚好。

整体观念贯穿于中医学的各个领域,整体观念的核心是治疗疾病要以整体观来考虑,强调要以人为本,不能局限于某一证,对失眠、咳喘、胃痛等的治疗也不例外,在临床实践中只有更好地运用整体观念来指导各种病的诊断和治疗,才能取得长足的进步。

第二节 三焦的歧义

《黄帝内经》三焦的概念有四:作为六腑的三焦,作为食物在体内消化、吸收、排泄的3个部位,经络学说中的手少阳三焦经和证候名称。三焦的功能散见于《黄帝内经》多个篇章,从《黄帝内经》原文可以推断三焦当有形有质。关于三焦的脏腑相合理论，既说"肾合三焦膀胱"，又说三焦"是孤之腑"，不与其他脏器合。《黄帝内经》有关三焦的歧义性，催生了后世众多医家针对三焦的学术争鸣，在一定程度上补充、丰富、完善了中医基础理论。

"三焦"一词首见于《黄帝内经》，由于《黄帝内经》没有关于三焦形名的详细描述，这就造成了后世医家对三焦名义产生了巨大分歧，有关三焦实质、功能和形态的争鸣，经千余年而无定论。本文试对《黄帝内经》有关三焦的歧义做简要梳理和分析，希望能对同道理解三焦理论之含义有所裨益。

一、《黄帝内经》三焦概念的歧义

《黄帝内经》之论三焦主要有4种含义。

一是作为六腑的三焦。《素问·灵兰秘典论》："三焦者，决渎之官，水道出焉。"将三焦与其他脏腑并列讨论，合称"十二官"，并指出其功能是运行水液。

二是作为食物在体内消化、吸收、排泄的3个部位。《灵枢·营卫生会》记述如下："上焦出于胃上口，并咽以上，贯膈，而布胸中，走腋，循太阴之分而行，还至阳明，上至舌，下足阳明，常与营俱行于阳二十五度，行于阴亦二十五度一周也。故五十度而复大会于手太阴矣。……中焦亦并胃中，出上焦之后，此所受气者，泌糟粕，蒸津液，化其精微，上注于肺脉乃化而为血，以奉生身，莫贵于此，故独得行于经隧，命曰营气。……下焦者，别回肠，注于膀胱，而渗入焉；故水谷者，常并居于胃中，成糟粕，而俱下于大肠而成下焦，渗而俱下。济泌别汁，循下焦而渗入膀胱焉。"认为三焦是水谷入胃后化为营卫、津液，从胃外出的3个出口或管道。

三是经络学说中的手少阳三焦经。《灵枢·经脉》描述了手少阳三焦经的循行部位："三焦手少阳之脉，起于小指次指之端……至目锐眦。"

四是证候名称。《灵枢·邪气脏腑病形》云："三焦病者，腹气满，小腹尤坚，不得小便，窘急，溢则为水，留即为胀。"

二、后世关于三焦的训解

为准确理解《黄帝内经》建立的三焦理论，后世对"三焦"一词做出了多种训解，比较有代表性的有3种：一是以火训焦。《说文》："焦，火所伤也。"巢元方《诸病源候论·五脏六腑病诸候》："谓此三气，焦干水谷，分别清浊，故名三焦。"将三焦与相火联系起来，认为三焦是从肾上分发而出的先天少阳之火，可以推动各部之气化，化生水谷精微。二是以躯体组织训焦，但对"焦"之所指又有区别。《难经疏证》云："凡骨肉藏府空隙之会，总谓之焦。"虞抟说："三焦者，指腔子而言，总曰三焦。"唐容川提出"焦"通"膲"，认为膲为体内肉质脏器，将人身之膜膈称为三焦。三是以元训焦，如杨玄操说："焦，元也，天有三元之气，所以生成万物，人法天地，所以亦有三元之气，以养人身形。"此三说见仁见智，后世医家褒贬不一，为三焦理论的争鸣提供了巨大空间。

三、脏腑相合理论的分歧

《黄帝内经》各篇对三焦概念和功能的分歧还体现在脏腑关系等方面。如《灵枢·本输》云："三焦者……属膀胱，是孤之府也。"认为三焦是孤立的一腔之大腑，不与其他脏器相合。《灵枢·本脏》又谓："肾合三焦膀胱。"在经络学说中又言手少阳三焦经与手厥阴心包相络属、互为表里。可见，《黄帝内经》之三焦有的是指单一的脏腑，是体内水液运行之通道；有的又将三焦一分为三，上、中、下三焦分别具有 3 种不同的功能；有的与肾相关，有的又与心包互为表里。虽然这些不同篇章的"三焦"二字所表达的含义并不完全相同，但对初学中医以及望文生义者来说难免疑窦丛生。

四、三焦形态的分歧

《黄帝内经》虽然未明言三焦有形质，但从其对三焦的论述中可以推断出三焦当有形有质。《灵枢·本脏》："密理厚皮者，三焦膀胱厚；粗理薄皮者，三焦膀胱薄。疏腠理者，三焦膀胱缓；皮急而无毫毛者，三焦膀胱急。毫毛美而粗，三焦膀胱直，稀毫毛者，三焦膀胱结也。"认为三焦的结构和形态特征具有厚、薄、直、结等差异。《灵枢·论勇》中说："勇士者，目深以固，长衡直扬，三焦理横……怯士者，目大而不减，阴阳相失，其焦理纵。"指出三焦有理纵、理横之分。可见，《黄帝内经》将三焦作为脏腑，并赋予其相对完善的实体器官的内涵，三焦不仅有名称而且有形质。

但对三焦具体的形态，《黄帝内经》又缺乏详细描述。《灵枢·经脉》中有手厥阴心包络"历络三焦"、手少阳三焦经"循属三焦"等内容，而这些经络究竟是如何联络三焦的？三焦的厚、薄、直、结、理纵、理横究竟是何种形态等均缺乏详尽描述，以至于在《难经》提出三焦"有名无形"理论之后，引来后世层出不穷的新观点和新言论。

五、三焦功能的分歧

《黄帝内经》有关三焦的功能散见于《素问》《灵枢》等多个篇章，且各篇的认识并不完全相同，概要言之有以下几种。

（一）决渎之官

《素问·灵兰秘典论》："三焦者，决渎之官，水道出焉。"《灵枢·本输》："三焦者，中渎之腑也，水道出焉，属膀胱，是孤之府也。"说明三焦是调节水液代谢的器官，有疏通水道、运行水液的作用。三焦功能失常最容易导致水饮痰湿的蓄积，所以历代医家均将调理三焦作为治疗水肿的重要手段。张景岳在《类经·藏象类》中说："上焦不治，则水泛高原；中焦不治，则水留中脘；下焦不治，则水乱二便。"认为水肿病的主要病机是三焦不治，这显然是基于《黄帝内经》三焦的"决渎"功能。后世对三焦功能的讨论，大多集中在水液代谢方面，与上述两篇的论述有关。

（二）生营气，化糟粕

《素问·六节藏象论》："脾胃大肠小肠三焦膀胱者，仓廪之本，营之居也，名曰器，能化糟粕，转味而出入者也。"此处所云之三焦是参与水谷消化吸收和糟粕排泄的器官，是营气化生的场所。《难经·三十一难》继承了《黄帝内经》三焦的这一功能："三焦者，水谷之道路，气之所终始也。"将三焦传化水谷的功能高度概括为"水谷之道路"，认为水谷必须以三焦为场所，才能转化为水谷之精气。

显然《难经》对三焦传化之府的认识，比《黄帝内经》表述得更为明确，《黄帝内经》虽言三焦参与水谷的消化吸收，但并未明确表明其分工。《难经》则以"水谷之道路"言其功能，虽然表述更为清晰，但也因此而产生了新的问题。若仅从字面来看，三焦既然是水谷之道路，就应该直接接触水谷，但由于直接接触水谷的另有胃肠等脏腑，所以后世解释"水谷之道路"时，更强调三焦运行的是津液、元气等水谷代谢的产物，而非运行水谷本身。所以，《黄帝内经》和《难经》关于三焦传化之府的认识，还是有一些不同。

（三）上焦如雾，中焦如沤，下焦如渎

《灵枢·营卫生会》："上焦如雾，中焦如沤，下焦如渎。"指出上焦具有输布营养物质的作用，将心肺布散水谷精微的功能，用"雾"字表示，其实质是高度概括了心主血脉、肺主宣发肃降的生理功能。该篇还详细描述了中焦腐熟水谷的过程："中焦亦并胃中，出上焦之后，此所受气者，泌糟粕，蒸津液，化其精微，上注于肺脉。"指出中焦负责水谷的消化，故曰"中焦如沤"。《灵枢·决气》说："中焦受气，取汁变化而赤，是谓血。"进一步明确了中焦还是血液化生的场所。《灵枢·营卫生会》："水谷者，常并居于胃中，成糟粕而俱下于大肠，而成下焦，渗而俱下，济泌别汁，循下焦而渗入膀胱焉。"说明下焦的主要功能为传导糟粕，排泄二便，从大肠排出大便，从膀胱排出小便，故曰"下焦如渎"。

《难经·三十一难》沿袭了《灵枢·营卫生会》的基本思想："上焦者……主内而不出……中焦者，在胃中脘，不上不下，主腐熟水谷……下焦者，当膀胱上口，主分别清浊，主出而不内，以传道也。"《黄帝内经》《难经》的描述相互补充，构建了一个相对完整的水谷消化、吸收、排泄的生理过程。在这个过程中，上焦负责摄入水谷、布散精微，中焦负责消化食物、吸收精华，下焦负责排泄代谢废物。三焦分工合作，共同完成食物的消化吸收，这是中医学重要的新陈代谢理论。

（四）三焦出气

《难经·三十八难》："所以府有六者，谓三焦也，有原气之别焉，主持诸气。"《难经·六十六难》："三焦者，原气之别使也，主通行三气，经历五脏六腑。"明确指出人体之元气通过三焦经历五脏六腑，到达全身各处，后世据此认为三焦运行元气之说是《难经》的首创。其实三焦运行元气的功能，在《灵枢·五癃津液别》中已初见端倪："三焦出气，以温肌肉，充皮肤，为其津，其流而不行者，为液。"此处三焦所出之气，若仅以"温肌肉，充皮肤"的功能而言，似乎与卫气吻合，但其后紧接"为其津，其流而不行者，为液"，这显然是指水谷精气，表明水谷精气能够通过三焦转化为津液，说明三焦是将水谷精气转化为元气、精血、津液等精微物质的场所，提示三焦具有主持气化的功能，可见三焦运行元气的功能是起源于《黄帝内经》，《难经》只是做了更明确的表述而已。

（五）受五脏浊气，为传化之府

《素问·五脏别论》云："夫胃大肠小肠三焦膀胱，此五者，天气之所生也，其

气象天，故泻而不藏，此受五藏浊气，名曰传化之府，此不能久留，输泻者也。"认为三焦是"传化之府"，可以排泄五脏代谢产生的浊气。五脏大多不与外界相通，五脏代谢产生的浊气只能靠六腑转运，三焦作为排泄的通道，自然要参与浊气的排出。五脏浊气的主要排泄途径是汗液和二便。汗的排泄与上焦肺关系密切，大便的排泄与上焦肺、中焦脾胃和下焦大肠均有关联，小便的排泄与上焦肺、下焦肾和膀胱有关。

综上所述，《黄帝内经》各篇对三焦功能的认识并不一致，但其功能之间有些又具有连贯性，如"上焦如雾，中焦如沤，下焦如渎"，是三焦实现"传化之府"和"三焦出气"的具体机制；三焦"受五脏浊气"后，又要通过其"决渎"进行排泄等。后世医家大多采取兼收并蓄的模式，将《黄帝内经》各篇所述之功能汇总归纳，并加上各自的理解，最终形成了相对完善的三焦理论。

《黄帝内经》有关三焦的歧义性，催生了后世众多医家针对三焦的学术争鸣，为了使三焦理论具有完整、系统和自洽性，历代医家均投入了大量精力，试图从不同角度分析探讨先贤的论述，这就在一定程度上补充、丰富、完善了中医学的基础理论。

第三节　肺与大肠相表里刍议

肺与大肠相表里是中医脏腑表里学说的重要基本理论之一，从《黄帝内经》至近代医家的众多论述中，均对肺与大肠表里关系有不同程度的认识，并通过历代医家长期临床实践已得到充分证实。同时，随着现代科学技术的发展，人们对"肺与大肠相表里"的中医理论认识也日趋深入。本文从肺与大肠相表里的理论渊源、现代机制、临床研究等方面探讨，旨在对该理论有更深刻、更具体的认识。

一、祖国医学对"肺与大肠相表里"的认识

历代医家对"肺与大肠相表里"的认识颇详，早至《灵枢·本输》中提出："肺合大肠，大肠者，传导之腑。"《灵枢·经脉》曰："肺手太阴之脉，起于中焦，下络大肠，……上膈属肺……其支者，从腕后直出次指内廉出其端。""大肠手阳

明之脉，起于大指次指之端……下入缺盆络肺，下膈属大肠……"清代唐宗海在《医经精义·脏腑之官》中论述大肠传导作用时云："大肠之所以能传导者，以其为肺之腑，肺气下达，故能传导。"因此，肺与大肠通过经络联系，构成脏腑阴阳表里两经的络属关系。在生理功能上，大肠以通为用，肺气以降为和，二者通降相互联系，互为因果。肺主宣发是大肠得以濡润的基础，使大肠不致燥气太过而便秘，犹如"河道不枯，舟能行之"，大便自然畅通无阻，顺利导下。肺主肃降是肠道功能的动力，魄门为肺气下通之门户，故为"肺上窍开于鼻，下施于魄门"。肺主通调，是大肠主燥气之条件，即肺通过促进水液代谢和维持水液平衡之作用，使大肠水分不致过多，以保证大肠的"燥化"功能。清代黄元御在《素灵微蕴》曰："肺与大肠表里同气，肺气化精，滋灌大肠，则肠滑便易。"当发生病变时，肺与大肠可互传，即脏病及腑，腑病亦可及脏。《灵枢·四时气篇》所云："腹中常鸣，气上冲胸，喘不能久立，邪在大肠。"元代朱丹溪在《证因脉治·卷三》曰："肺气不清，下遗大肠，则腹乃胀。"清代张志聪在《黄帝内经灵枢集注·卷五》曰："大肠为肺之腑而主大便，邪痹于大肠，故上则为气喘争……，故大肠之病，亦能上逆而反遗于肺。"因此，肺与大肠在生理上密切联系，病理上相互影响。肺的宣降功能异常可影响肠道的传导，如邪热或痰热壅肺均可使肺的宣降失调，而肺的宣降失调又可使大肠失濡、传导无力而致大便燥结不通，或影响通调水道的功能，使水液代谢失常、清浊不分，大肠失干燥化而致大便溏泻。

同时，历代医家据"肺与大肠相表里"的理论，创制了不少肺病治肠、肺肠同治的方剂。如张仲景在《金匮要略·痰饮咳嗽脉证并治篇》中，对痰饮伏肺，同时又见胃肠有热者，"面热如醉，此为胃热止冲所致"，方以芩甘五味加姜辛半杏大黄汤，在上以温肺化饮，在下以通腑泄热。《伤寒论》中208条："阳明病，……短气腹满而喘，有潮热者，可攻里也……大承气汤主之。"242条："喘冒不得卧者，有燥屎也，宜大承气汤。"其病机为燥屎内结，腑气不通，肺不肃降而喘。亦有大阳病误治，邪气入里，热迫肠腑，致传导失职，故见下利，同时邪热逼迫于肺，肺失清肃而喘，临床中喘、利并作，如34条所云："太阳病，桂枝证，医反下之，利遂不止，脉促者，表未解也；喘而汗出者，葛根芩连汤主之。"宣白承气汤出自清代吴鞠通《温病条辨》，用治阳明温病"喘促不宁，痰涎壅盛，右寸实大，肺气不降者"，方取白虎、承气两方之意，重用生石膏清肺中之热；桑白皮、杏仁宣降肺气，化痰定喘；大黄生用泻热通腑，旨在肃肺通腑，导痰热下行。因此,"肺与大肠相表里"理论自《黄帝内经》以来,其科学性为历代医家的医疗实践所证明,具有较高的临床指导价值。

二、肺与大肠相表里的现代机制研究

从胚胎发育的角度来看,气管、支气管源于原始肠道的一个皱襞。这种胚胎发育上的共同起源,就为肺与大肠在功能上的内在联系奠定了发育学基础,这也可能是"肺与大肠相表里"这一理论的结构基础。

从气体排泄途径看,胃肠道内气体主要依靠肠壁血液循环吸收,由肺部排出。肠内气体经肠壁血液循环吸收再由肺部排出的量较由肛门排泄的量高出 20 多倍。胃肠道以小肠吸收气体能力最强,正常人由小肠每小时吸收 CO_2 2 500mL 及其他气体 1 300mL。肺部排泄气体功能若因肺炎或支气管哮喘等病变而发生障碍时,胃肠道气体的排泄受到影响,引起腹胀。此时若行泻下通里,排便并排出气体,使肠道气压下降,不但对肠道组织和功能恢复有利,而且可减轻肺部排泄气机的负担,间接改善微循环和肺功能,促进病灶清除。

从内分泌物质的影响看,肠道是人体最大、最复杂的内分泌器官。由肠道分泌的物质,过去重在对消化吸收功能的研究,现在发现许多新的作用,有些物质可对肺产生影响。如由回肠结肠的 H 细胞分泌的血管活性肠肽(vasoactine intrestinal peptide,VIP),它能刺激呼吸和松弛气管,诱发肺通气过度。胆囊收缩素(cholecystokinin,CCK)具有调节肝肠运动及胆囊收缩、保护胃黏膜的作用,研究发现 SD 大鼠肺组织中有 CCK 受体表达,并且外源性 CCK 对 SD 大鼠内毒素血症的肺动脉高压有明显的改善作用,继而改善由此引起的呼吸功能障碍,并能延长内毒素血症动物的存活时间。同时研究也已证实肺不单是一个呼吸器官,也是一个内分泌器官,许多活性物质在肺中合成释放,如肺合成的 VIP 可影响肠的血管舒张,并且哮喘的发作及气道的反应性均与 VIP 含量减少有关,VIP 含量降低与气道阻力呈负相关。

从免疫系统来看,胃肠和呼吸道的黏膜两者都是公共黏膜免疫系统的一部分,当一处黏膜发生病变时,可以通过黏膜免疫的途径影响传变至另一处。研究发现,肠道相关淋巴样组织(GALT)与支气管相关淋巴样组织(BALT)以及其他部位黏膜的淋巴样组织可以共同形成一个相对独立的免疫应答网络,共同调节人体几百平方米黏膜的免疫应答。

目前研究认为，肠道是人体最大的免疫器官之一，其诱导部位包括肠道集合淋巴结、孤立淋巴结和阑尾，效应部位则是肠固有层和上皮内淋巴细胞。在来自肠道的抗原诱导下，肠道集合淋巴结中休止期 B 细胞经输出淋巴管，进入肠系膜淋巴结，转向胸导管，由胸导管进入上腔静脉，然后顺血液循环选择性地向肠黏膜固有层和其他黏膜部位"归巢"。黏膜 T 淋巴细胞也大致经历了与 B 淋巴细胞相同的循环、分化和定位过程。通过这种特殊的细胞迁徙过程分散在身体各处的黏膜就建立了共同的黏膜防御机制，当一处黏膜进行免疫应答时，其他部位的黏膜也会发生相应的反应。因此，肺与大肠表里通过黏膜免疫细胞的迁徙而使两者在免疫过程中相互联系。

从神经 – 内分泌 – 免疫网络来看，中枢神经系统和免疫系统的双向联系为肺肠相关提供了联系。当局部黏膜受到刺激或损伤信号通过免疫 – 神经途径传到中枢，经整合后反馈到黏膜系统调节免疫应答，而如延髓内脏带、下丘脑等整合中枢内部精密的联系，加之黏膜免疫尚具有部分整体免疫的特点，就有可能使这种免疫应答被泛化，又由于结肠和支气管上皮在形态学和生态学上存在相似性，循环免疫复合物介导的全身免疫反应参与了支气管和结肠病变，造成不同黏膜部位对局部刺激产生程度不一的免疫应答。这样就形成了神经 – 内分泌 – 免疫网络，加强了肺与大肠在生理上的相互联系。

十几年来，现代生命科学研究技术和方法有了革命性的进展，如基因组学、转录组学、蛋白质组学和代谢组学等组学技术，都是用来研究复杂生物体系的分子机制及内外因素对其影响的。代谢组学（meta-bonomics）为 20 世纪 90 年代中期发展起来的一门新兴学科，是关于生物体系内源性代谢物质种类、数量及其变化规律的科学，是系统生物学技术的重要组成部分。

既往研究表明，应用代谢组学来理解疾病过程，与中医的整体观和辨证论治思维方式不谋而合。在中医研究方面，黄欣等运用代谢组学方法研究四氯化碳致小鼠肝损伤及水飞蓟肝保护作用的机制。王喜军等报道了乙醇诱导大鼠肝损伤的代谢组学和茵陈蒿汤的干预研究。蒋宁等应用代谢组学方法研究六味及六味地黄汤的作用机制。

目前，在肺与大肠相表里理论研究方面，非代谢组学的实验研究已经取得了较大的进展，不过依据现有文献，尚未有人采用代谢组学的方法系统研究肺与大肠相表里理论。基于代谢组学的上述优点，如能将此技术应用于肺与大肠相表里理论的研究，必将对其深入提示、较全面认识该理论产生积极的作用。

另外，代谢组学的特点在于从系统整体效应的角度去看待研究对象，而非从某一个具体的化合物变化入手，这种从宏观的、整体的、系统的研究角度出发的思路，已被认为符合中医从普遍联系的变化中去分析、认识把握疾病发生、发展、变化的客观规律的认识。中医脏腑表里关系具有整体性和开放式网络的特点，它的存在亦必然有着内在的改变，而代谢物的多样性和分子间的复杂网络关系亦呈现了生物体的各种功能活性，它的改变必然导致外在的表现，因此，在这种特定的关系上，使我们认为，从代谢组学的角度来阐释"肺与大肠相表里"的理论是一种新的思路和方法，并具有一定的可行性。

因此，我们认为，应用代谢组学方法，借助该技术整体、动态、综合、分析于一体的特点，通过辨识和解析内源性代谢组学的变化，寻求正常动物和模型动物的血清、尿液、肺、肠等相关组织的内源性代谢产物的变化，来研究肺与大肠在生理及病理上相关的生物标志物，从而找到"肺与大肠相表里"的物质基础，为提示中医脏腑表里相关的科学内涵和中医理论的客观化提供依据和方法，具有十分重要的意义。

三、肺与大肠相表里理论的临床研究

根据肺与大肠相表里理论所制定的相应的治法，大体可归纳为肺病治肠、肠病治肺、肺肠并治。

（一）肺病治肠

肖阳娥以增液承气汤加减，单纯采用滋阴增液、泻热通便法治疗慢性呼吸衰竭。谢邦军根据肺与大肠相表里的理论，改变给药途径，以加味宣白承气汤直肠滴注治疗痰热腑实型肺性脑病。直肠给药，通过经脉上输于肺，肺朝百脉，而将药物运送到全身，使腑气通而肺气肃、心窍开、痰热自除。张志军用宣肺祛痰定喘剂直肠点滴治疗毛细支气管炎，以解表祛邪、清热宣肺、化痰平喘为治法，通过肠道吸收，使痰无以生，暴喘自止。张石义用加味己椒苈黄汤治疗支气管哮喘急性发作。在《金匮要略》中，己椒苈黄丸为证治痰饮水走肠间之方，用于治疗肺疾，可明显降低异常增高的白细胞数量，并能改善气道通气状态。苏惠萍采用通腑法治疗发作期哮喘，认为哮喘发作期因肺失肃降，影响大肠传导功能导致腑气不通，肠腑壅实又导致阳明浊气上冲，进而影响肺的肃降使哮喘加重，故治疗采用通腑法。腑气得通，气机逆乱得以纠正，痰饮积滞得以降泻，有利于肺之宣肃功能恢复。刘刚观察到肺气肿患者下痢或便秘时气喘即发作。他认为肺与大肠相表里，大肠有疾可影响肺的肃降，无论便秘或下利均可称为气喘发作的诱因，而气喘能否减轻也取决于大便是否正常，故治疗关键在于一个"通"字。

（二）肠病治肺

刘小雨应用百苏愈疡汤加减从肺论治顽固性消化性溃疡，腹胀、腹泻症状显著改善。魏占美认为习惯性便秘是由于大肠气机不利，而肺气的宣发肃降直接关系到大肠的排浊功能，可从调理肺部气机入手调整大肠气机，用此法治疗习惯性便秘也获良效。张小军在临床上体会到慢性肠炎与肺失宣肃关系密切。认为肺失宣肃不能通调水道，水湿内停困脾，脾失健运，水湿相杂而致泄泻，辨证分为肺气不宣、肺失肃降、痰湿犯肺等型，治疗采用宣肺肃降、解郁化痰法，效果颇佳。

（三）肺肠并治

易向明对101例哮喘发作期患者进行调查，结果显示，泄泻下利型占30.69%，大便干结型占39.6%，提出治疗上不能单纯治肺，应肺肠并治。游文华从热郁痰阻与传导失司的病变论证了肺与大肠在病理上的关系，认为痰热阻肺的实喘，因肃降失司往往下累大肠造成肠壅便秘，传导不畅而宿垢不去，积热内充而产生腹胀，热浊不降反而循经上犯，形成恶性循环，互为因果，因此上述证候应肺肠同治。杜怀棠对于肺炎高热兼有便秘的患者，采用宣上通下的治法，运用宣白承气汤启闭宣壅，有釜底抽薪之效，疗效颇佳。伍仲治疗痰热内蕴所致便秘，选用桑白皮汤加大黄、葶苈子等通便泻热之剂。吴承雁认为手术创伤直接对肺脏的损伤，必然影响肺脏的正常生理功能。他观察到病例以热证、实证居多，且气滞血瘀、腑气不通贯穿整个病程，治疗上除清热解毒、活血化瘀以治肺外，还应通里攻下，使肺部实热从大便而下，改善大肠功能及肺部气血瘀滞，有利于肺部感染的控制和损伤的修复。

综上所述，"肺与大肠相表里"的理论已经得到充分的肯定，并被广泛地应用于临床。无论是肺肠同治、肺病治肠、肠病治肺都取得了显著的疗效，该理论对指导临床应用有很大意义。但是肺与大肠相关性的物质基础目前尚不明确，因此，今后研究应以中医理论内涵为指导，从肺与大肠之间的功能影响等方面进行系统研究，深入挖掘该理论在肺系疾病治疗中的临床价值。

第四节 "肺气不和令鼻齆"临证运用

鼻齆之人不闻香臭，临床常治以外治法和局部疗法，但难见痊愈，然司外揣内，因鼻乃肺之外候，故肺之偏虚、偏寒、偏热均可导致其气机、津气、血气的不和，令人鼻齆，如以肺论治，使"肺和"，往往对治疗鼻齆具有指导意义。

《灵枢·脉度》曰："肺气通于鼻，肺和则鼻能知臭香矣。"可见肺与嗅觉关系密切，《黄帝内经》的这一理论，后世医家亦多有发挥，对嗅觉障碍的治疗有着极其重要的指导价值。

一、肺气"和"与"不和"

《黄帝内经》认为"和"是一种动态协调的平衡状态。《素问·五藏生成篇》曰："诸气者，皆属于肺。"就肺脏而言，肺气和是一个广义的概念，说明肺的气、血、津液彼此协调共济的正常生理功能，主要包括气机和、津气和、气血和三个方面，气机和则肺的呼吸均匀协调，卫气得以宣散；津气和则津液的输布、运行和排泄正常；气血和则宗气充沛，血液循环有序。肺气和与不和取决于肺的气血津液相互关系的和谐，肺气和是肺的生命活动的最佳状态。

《黄帝内经》认为病因具非特异性，都有致病与非致病两重性。六气、情志、饮食、劳逸等因素能否致病，取决于这些因素作用于肺后，与内环境的"和"与"不和"。肺能适应则和，和则不病；肺难适应则不和，不和则发病。而肺气失和主要包括肺气虚、肺气失宣而卫气不布的肺寒以及肺气郁而化热的肺热。但无论病变机制如何，都离不开"失和"这一共同基础。《黄帝内经》因而提出了"因而和之，是谓圣度"的基本原则，以恢复肺"和合"状态为治疗的最终目的。

二、肺和则鼻能知臭香

《素问·阴阳应象大论》记载："肺主鼻，在窍为鼻。"鼻的主要生理功能是司呼吸、助发声、主嗅觉，与肺有着密切的关系，故为肺之外窍。肺主呼吸，而鼻是呼吸的通路，肺通过鼻与自然界相贯通，鼻在上，下连咽喉，直贯于肺，为气体出入之通道，能助肺行呼吸。鼻的嗅觉功能须依赖于肺气的作用，肺气宣扬，肺鼻互利，则鼻窍通利，能知香臭。

在经络上，虽手太阴肺经循行不经过鼻，但"肺与大肠相表里"，手阳明大肠经不仅联络肺脏，且其支脉分布在鼻孔两侧，迎香即在此处，《会元针灸学》曰："迎香者，迎者应遇，香者芳香之味，香气近鼻无知无觉，刺之即知。"可见肺与鼻在经络上联系密切，特别是鼻的嗅觉功能与肺关系密切。正如《黄帝内经太素·脏腑气液》所言："肺脉手太阴正别及络皆不至于鼻，而别之入于手阳明脉中，上侠鼻孔，故得肺气通于鼻也。又气有不循经者，积于胸中，上肺循喉咙而成呼吸，故通于鼻也。鼻为肺窍，故肺气和者，则鼻得和气，故鼻知臭香。"

三、肺气不和令鼻齆

（一）肺虚"鼻齆"

《灵枢·本神》曰："肺气虚，则鼻塞不利少气。"《证治准绳·杂病·鼻》进一步解释道："肺虚则鼻塞不利，和则能知香臭矣。……因饥饱劳役，损脾胃生发之气，既弱其营运之气，不能上升，邪塞孔窍，故鼻不利而不闻香臭也。"在治疗上"宜养胃气、实营气，阳气，宗气上升，鼻管则通矣……补中益气汤之类是也"。脾胃为后天之本，气血生化之源，脾胃受伤则生化乏源，母病及子，肺的升清功能亦受到影响，血气不能上于面而走空窍，邪塞鼻窍而不闻香臭，宜补中益气汤之类培土生金，治病求本。

（二）肺寒"鼻齆"

《证治准绳·杂病·鼻》曰："鼻塞久而成，盖由肺气注于鼻，上荣头面，若上焦壅滞，风寒客于头脑，则气不通，冷气停滞，搏于津液，脓涕结聚，则鼻不闻香臭，遂成齆也。"在治疗上"内服芎䓖散、山茱萸丸，外用赤龙散、通顶散、雄黄散、黄白散、通草散"。风寒外袭，客于肺卫，肺气失宣，头面不荣，再加上寒性凝滞，津液结聚，气不得利，故鼻塞而不闻香臭。应予以辛温发散、解表通利之属。

（三）肺热"鼻齆"

《张氏医通·卷八·七窍门》提到"鼻为肺窍，肺家有病，而鼻为之不利也，有寒有热，暴起为寒，久郁成热"。《证治准绳·杂病·鼻》也提到："鼻塞不闻香臭，或但遇寒月多塞，或略感风寒便塞，不时举发者，世俗皆以为肺寒，而用解表通利辛温之药不效，殊不知此是肺经素有火邪，火郁甚则喜得热而恶见寒，故遇寒便塞，遇感便发也。"肺经素有火邪，寒伤皮毛，气不得利而壅塞，气郁化火，热壅清道，气不宣通，鼻塞不闻香臭，治法以清肺降火为主，而佐以通气之剂。先以白芷、香豉、羌活、防风、紫苏、细辛、辛夷之属散表，后以酒炒黄芩、黄连、姜汁炒黑山栀、生甘草、石膏、薄荷、川椒之属清火自愈。

四、验案举隅

患者，男，78岁，退休工人。因嗅觉障碍4年余就诊。2011年11月20日初诊：嗅觉消失4年余，鼻塞，鼻内干燥感，倦怠乏力，短气，动则加重，既往有哮喘病史，遇冷则发，舌红，苔花剥，脉沉细。辨证为肺气不和、络脉痹阻、鼻窍不通。当宣肃肺气，通络开窍。处方：辛夷15g，白芷10g，苍耳子15g，黄精20g，沙参15g，白果15g，麻黄10g，地龙15g，生晒参10g，白术10g，苍术15g，白附片6g，神曲15g，水煎服，每日1剂，连服7剂。

2011年11月27日二诊：服上方，自觉稍知香臭，鼻塞减轻，余同前。舌红，苔花剥，脉沉细。效不更方，气阴两虚当虑，上方酌加黄芪、山药。

2011年12月4日三诊：继服上方，自诉嗅觉恢复正常，鼻塞消失，近两日天气转凉，偶有咳喘，舌淡红，苔花剥，脉沉细。嗅觉复常，但气温变化，外寒引动内痰，导致哮喘复发，当补益肺肾，化痰止咳，固本收功。改用膏剂以图缓补，巩固疗效，防止复发。处方：黄芪50g，生晒参10g，黄精20g，白术20g，白果15g，麻黄5g，酸枣仁15g，浙贝母15g，桑白皮15g，熟地黄15g，五味子15g，麦冬15g，款冬花15g，黄芩10g，山药20g，菟丝子15g，龟胶10g，鹿角胶10g，煅龙骨、煅牡蛎各15g，神曲10g，薏苡仁15g，枸杞子15g，蛤蚧1对，收膏。

2012年2月6日电话随访，诉嗅觉正常，未见复发。

按：嗅觉障碍患者的治疗有两大着眼点，一是恢复嗅觉，二是预防复发。但要达到这个目的，只有抓住主要病机，坚持用药，别无他途。本案依据患者嗅觉消失的症状和以往对嗅觉障碍基本病机的认识，辨证为肺气不和、鼻窍不通，一方面以辛夷、白芷、苍耳子宣通鼻窍，直达病所，另一方面以麻黄、白果、地龙调和肺气，尤其是麻黄的应用十分巧妙，《滇南本草》认为麻黄能治鼻窍闭塞不通、香臭不闻，达到疏达肺金，保全清肃而鼻塞自通，能闻香臭之目的。最后加以生晒参、白术培土生金，以加强肺气的培补。

后哮喘遇冷发作，以定喘汤合龟鹿二仙胶加减，定喘汤对症治疗，缓解咳喘症状，复肺之宣降之性，龟鹿二仙胶滋阴补精，益气壮阳，补肾益肺，以防复发。

综上所述，肺为娇脏，又通过鼻直接与外界相通，且外合皮毛，易被邪侵，不耐寒热，易致不和，肺气不和则肺失肃降，气上逆则鼻窍壅塞，气不通畅，则嗅觉失灵至鼻齆，此即《素问·五藏别论》曰："五气入鼻，藏于心肺，心肺有病，而鼻为之不利也。"《类证治裁·鼻口症论治》曰："鼻别香臭，不闻香嗅者，病在肺。"

第五节　"肾脑系统"理论的构建

"脑"作为奇恒之腑，更多地依存于"肾藏精"的功能，肾中之精是脑生成的物质基础，而对于中医"脑"的认识，也正是中医"肾藏象"学说内涵的延续和扩展。现代生物学是研究生命现象的一门基础学科，主要研究一个生物系统中所有组成成分，包括基因、mRNA、蛋白质等构成，以及在特定条件下这些组分间相互关系的学科。以基因工程为代表的现代生物学技术，为从肾论治脑病，深入研究"肾脑系统"提供了更加精确的研究思路，使之更加科学地应用于临床实践。

一、中医"肾脑系统"溯源及构建

《素问·六节脏象论》云："肾者，精之处也。"又谓："肾藏精，精生髓通于脑。"故《管子·水池篇》以"肾生脑"概之。精又有先天与后天之分，脑由肾中先天之精所化生，又转化为髓而充于脑，可见肾与脑、髓之间具有密不可分的关系，《素问·逆调论篇》云："肾不生，则髓不能满。"先天之精，禀受于父母而藏于肾，为全身阴阳之根本，而后形成脑髓，化神寓于脑，神宅于脑而施神机于周身。正如《灵枢·海论》中所云："脑为髓之海，其输上在于其盖，下在风府。"中医学肾与"脑髓"关系密切，若肾精不足，则骨髓失充，脑窍失养，在小儿可见"五迟""五软"等生长发育迟缓症状。在成人可因骨质疏松而痿软，见腰膝酸软，甚则足痿不能行走，因脑窍不足，老年则因髓减而易发为痴呆、健忘等。

由上可知，古代医家虽然并未提出过"肾脑系统"这一概念，但对肾、脑、髓相关理论早已进行了深入详细的阐述。又肾主生殖，肾中精气生髓而充脑，肾精为人体生长发育的物质来源，故脑衰老的过程与人体的生长发育过程是一致的。随着年龄增长而发生的以肾虚为主的五脏虚衰是脑衰老的根本原因，因此，中医"肾脑系统"是围绕中医"肾藏象"的理论基础进行研究的，肾中之精为"肾脑系统"的根本，后人通过大量的补肾方药基础研究和临床验证，发现利用系统的观念，可以更好地解决在中医理论研究中的复杂问题，由《素问·脉要精微论》"腰者，肾之府也"可知，中医肾的部位和形状与现代解剖学所描述的肾脏基本一致，而对于脑的认识，张锡纯在《医学衷中参西录》记载："脑为髓海，乃聚髓之处。"又因脑"藏于阴而象于地"，以及五脏"藏精气而不泻"的特点，神又依附于脑的形体而存在，肾中精气在脑的基础结构和生理功能中发挥着关键作用。通过大量的基础实验以及补肾方药的疗效验证，我们可以发现"肾脑系统"是以中医"肾藏象"为主导的系列理论基础研究之一，通过以效证因，阐明了各系统之间存在的内在联系，并采用现代生物学研究方法，从多功能、多靶点角度研究骨、脑、生殖之间的相互作用。因此，结合"肾藏象"理论内涵和历代医家对中医"脑"的认识，可以初步构建中医"肾脑系统"。

二、"肾脑系统"理论的现代生物学基础

在中医"肾脑系统"中，主要包括肾、精、髓、脑四个重要组成部分，长期以来受方法学及技术手段的限制，对中医"肾脑系统"的研究仅停留在肾、脑、髓等抽象的物质上，不能完全阐明中医脑病的机制及其与"肾藏象"之间的关系。近年来，以基因工程为核心，同时包括细胞工程、蛋白质工程、酶工程和发酵工程等的现代生物学飞速发展，为中医"肾脑系统"理论基础研究提供了良好的契机。

随着 DNA 分子双螺旋结构的提出，现代生物学正式进入了分子生物学的新阶段。现代生物学将研究对象当作一个整体，利用生物信息学及各种数学方法对数据分析处理并寻找规律，而这些正与中医的整体观和辨证论治思维方式不谋而合。现代生物学的发展尤其是功能基因组学、蛋白质组学为中医药的现代化奠定了生物学基础，围绕中医"肾脑系统"的理论体系，对其现代生物学基础进行分析总结如下。

（一）胚胎干细胞是中医"肾脑系统"构建的物质基础

中医学的"脑髓"，包括神经干细胞、神经元、胶质细胞、基质细胞、胞外基质等结构。有关神经干细胞的研究已得到广泛关注，其中胚胎干细胞由多胚层原始神经干细胞分化而来，是干细胞中颇具临床应用价值的种子细胞，其具有自我更新、增殖功能，可分化为神经系统大部分类型的神经元细胞，并可跨胚层进行分化，具有较大的细胞可塑性，在中医"肾脑系统"研究中得到了不断深入。研究表明，胚胎干细胞能够迁移到受损组织处，通过分泌细胞因子、化学因子以及分泌细胞外基质蛋白促进组织损伤修复。而胚胎干细胞与肾中先天之精来源相同，功能相似，二者均源于父母之精，进而促进胚胎发育。中医学的肾在阴阳属性中被称为"阴中之阴"，在五行中属水，是人体最重要的脏器之一，肾与脑的关系是建立在肾精生髓通脑的基础上，脑的生成、发育和功能的发挥以肾精的充盈为条件。《灵枢·决气篇》曰："两神相搏，合而成形，常先身生，是谓精。"可见先天之精秉受于父母，是胚胎形成的基本物质，而现代生物学认为，胚胎干细胞是受精卵囊胚期的内细胞团，在母体内通过分化为机体发育所需的组织细胞，同样是促进胚胎形成的物质基础，从某种程度上来说，胚胎干细胞具有先天之精的属性，是先天之精在细胞层次的存在形式。

在生理功能上，"肾藏精"与胚胎干细胞的特性也十分相近，肾主生殖，主生长发育，肾中先天之精又称生殖之精，胚胎干细胞化生的生殖干细胞也参与了人体生殖、生长发育和衰老的全过程，肾精与胚胎干细胞既是胚胎形成的原始物质，也是维持人体生命活动的物质基础。此外，"肾主蛰，封藏之本"，肾主静，封固闭藏脏气而不妄泄，而胚胎干细胞也是多处于沉默休眠的状态，机体需要时被激活与唤醒，进而发挥其功能，可见"肾藏精"的功能与胚胎干细胞的功能特性是一致的。现代研究证实，补肾中药可明显抑制胚胎干细胞的凋亡，并可能通过Notch通路促进胚胎干细胞的发育。此外，补肾中药可抑制 $\beta-$ 淀粉样蛋白 $A\beta_{25-35}$ 对干细胞的损伤，具有促进胚胎干细胞增殖的作用，该研究结果从另一个角度验证了胚胎干细胞是"肾脑系统"构建的物质基础。

（二）神经元细胞是"肾脑系统"变化的物质基础

胚胎干细胞能够诱导神经板的分化，借助胚胎干细胞的神经元细胞分化调控可进一步对"肾脑系统"的机制进行研究。神经干细胞可进一步分化成神经元，神经元细胞能自我不断更新，是胚胎发育期及其生长发育的源泉，也是维持脑髓正常功能和结构的重要物质。近年来，通过对脑病动物模型和细胞模型进行研究，结果表明补肾中药对老年脑病尤其是痴呆的防治具有非常重要的地位，其特点是增强细胞能量代谢，促进神经营养因子表达，并可进一步减少神经毒素生成。可见，中医"肾脑系统"发生动态变化的现代生物学基础是脑内神经元细胞数量的变化。

《素问·上古天真论》以女子七七、男子八八，详细描述了人体生长壮老已的生命规律，反映了肾中精气在人的生命中由初生－盛极－衰退－耗竭的动态变化过程，肾精的充盈变化与人体发育尤其是脑的动态变化有密切关系，肾精充沛则脑髓满盈，脑髓是中枢神经元细胞再生的物质基础。脑神经元细胞在机体生长过程中也是同样的生长和衰减过程。中药"补肾填髓"治法，可通过促进神经元细胞能量代谢，进而激活内源性神经营养因子的方式，达到抑制神经毒素生成的作用，如实验研究所证实，补肾复方能够明显提高快速老化小鼠（senescence-accelerated mouse prone，SAMP）的学习记忆能力，增强脑组织细胞的能量和抵抗自由基的抗氧化能力，减少神经元的凋亡。在中医"肾脏细胞"的研究中，通过从神经元细胞层面考虑中医问题，拓宽了中医理论研究的视角，在对肾藏象充分认识的基础上，保证解剖脏腑在中医"肾脑系统"的生理功能及相互作用机制，实现运用中医基础理论更深的层次来认识人体的复杂关联，不但是藏象学应时代发展的要求，也是中医学的规范化和标准化的要求。

（三）DNA 复制和 mRNA 转录环节是"肾脑系统"遗传的物质基础

由上可知，"胚胎干细胞－神经元细胞"与"肾－脑"存在特定的平行关系，目前在基因与"肾脑系统"脏腑及功能关系的研究中，较早开展的就是肾与基因的关系，其研究的根本就是基因对于肾脑功能的影响，从而为基因表达和调控对于肾藏象学之间进行相互印证、相互对应提供了依据和启示。肾所主器官组织，包括骨、髓、脑、齿、发、性腺等器官，都有一个共同的特点，即该器官组织中起着关键作用的细胞，其染色体 DNA 都时刻在高度复制或（和）转录表达。神经细胞通过"DNA-RNA-蛋白质"的信息链，把遗传信息翻译成具有生命功能和意义的蛋白质，这些蛋白质与"肾脑系统"中肾的元气相类似，肾中元气化生元阴、元阳，推动着人体几乎所有的生命活动。从宏观和整体的角度看，众多细胞的生长、增殖、凋亡和生命活动构成了机体的生长、发育、生殖和衰老，而染色体 DNA 中遗传信息的正常与否，必然决定机体的健康与否。

中医整体观是中医最具特色的理论之一，以基因组学为代表的现代生物学，从整个基因组的层次来阐明所有基因在染色体组上的位置、结构、基因产物的功能及基因之间的关系，具有鲜明的"整体性"，现代生物学以高通量、大规模实验和计算机分析统计为特征，同时进行"整体研究"和"多靶点研究"，这为从中医"整体观念"进行分析"肾脑系统"的理论及其生物学机制提供了极大的可能。因此，将现代生物学引入中医基础理论的研究，是对中医整体观的重要补充。

近年来，随着基因工程技术的不断发展，运用现代生物学相关知识和技术研究中医学，已经在国内外广泛开展，这也是传统医学现代化的必经之路，利用系统生物学技术，探讨"肾脑系统"理论及其物质基础，将为中医脑病的临床诊疗提供现代生物学基础，是今后中医学不断发展的方向。

第六节　葱豉汤治疗外感热病初起

葱豉汤首载于晋代葛洪所著的《肘后备急方》，原文曰："伤寒有数种，人不能别，令一药尽治之者。若初觉头痛、肉热、脉洪起，一二日，便作葱豉汤。用葱白一口，豉一升，以水三升，煮取一升，顿服取汗。不汗复更作。"这里的伤寒指的是中医广义伤寒，是一切外感热病的总称，包括狭义伤寒、温病等。当代医家普遍认为：温病与狭义伤寒虽同属外感热病，但因证脉治完全不同，临床必须严格鉴别，这与葛洪提出的外感热病初起机制类似。我们通过临床实践及对历代文献的梳理，认为葛洪所言非虚。外感热病包含的种类虽然复杂，但初起时的病变机制类似，葱豉汤有透表之功，具有发汗不伤阴、无凉遏之虞的特点，故而治疗外感热病初起，只需把握"初觉头痛肉热脉洪，起一二日"这几个辨证要点，即可使用葱豉汤治疗。

一、外感热病初起的机制

外感热病包含的种类虽然复杂，发病原因也各不相同，但初起证候、病变机理类似。如葛洪在《肘后方》中曰："伤寒、时行、瘟疫三名同一种耳，而源本小异。其冬月伤于寒，或疾行力作，汗出得风冷，至夏发，名为伤寒。其冬月不胜寒，多暖气，及西南风使人骨节缓堕受病。至春发，名为时行。其年岁中有疠气兼挟鬼毒相注，名为温病。如此诊候相似，又贵胜雅言，总名伤寒。"

国医大师张镜人认为，外感热病主要有新感外袭和伏气内发两种类型，在初期病变机制类似，治疗原则都是要让邪气从肌表透散。"外感热病不外乎新感外袭和伏气内发二端。新感虽有寒温之分，但外邪侵犯，由表入里，治疗只宜表散；伏气因新感引动，由里出表，治疗亦宜透达。除里结阳明的实证可下而外，新感与服气的出路同在肌表。故表与透实为治疗外感新病的要法。"外感热病初起阶段还未发生变证之前，"表透"之法乃为正治，而葱豉汤恰有表透之功。

二、葱豉汤组方分析

葱豉汤仅由豆豉、葱白二药组成，虽然看似组方简单，药物平淡，但是清代名医费伯雄在《医方论》中评价该方："解表通阳最为妥善，勿以其轻淡而忽之。"

李时珍在《本草纲目》中曰："豉，诸大豆皆可为之，以黑豆者入药。有淡豉、咸豉，治病多用淡豉汁及咸者，当随方法。"现代主要用淡豆豉入药。缪希雍在《本草经疏》中曰："盖黑豆性本寒，得蒸晒之气必温，非苦温不能发汗、开腠理，治伤寒头痛寒热及瘴气恶毒也。"不过淡豆豉的寒温之性与炮制方法有着密切关系。淡豆豉如果与桑叶、青蒿同制发酵，则味辛、甘、微苦，性微寒。张璐在《张氏医通》中曰："香豉、人中黄又为时疫之专药，豉乃黑豆所盦，得湿热之气，酿成败秽之质，能引内邪从巨阳蒸汗而解。"

经麻黄水浸制而成的淡豆豉味辛、甘，性微温，具有虽不取麻桂而实不废麻桂之意。张镜人出生于中医世家，经过数代人临床实践，总结出选用麻黄所制淡豆豉治疗外感热病，善用葱豉汤、栀豉汤、黑膏汤于外感热病各个阶段，而其中淡豆豉的不同配伍组合是其精妙之处。张镜人认为："新感务求表透，勿使内入；伏气务求透表，促其外达。"唯豆豉一味，兼擅表和透的功效，乃治新感与伏气的至当不易之品。综合张璐和张镜人的经验可以发现，淡豆豉用桑叶制则性微寒，麻黄制则性微温，但其味皆辛，并且其败秽之性不变，所以其表透之功不改。

葱是常见调味品，全国普遍种植，但是品种各异，北方主要种植大葱，南方种植小葱。《本草纲目》中曰："一种冻葱，经冬不死，分茎栽莳而无子；一种汉葱，冬季叶枯。食用入药，冻葱最善，气味亦佳也。"张介眉在《华夏小葱研究》中指出，药用主要是洋葱组中的火葱，也就是平时所说的南方的小葱。《神农本草经》中记载葱的功效："其茎可作汤，主伤寒寒热，出汗，中风面目肿。"葱豉汤中使用的是葱白。陶弘景认为："葱有寒热，白冷青热，伤寒汤中不得用青也。"彭子益在论述葱豉汤时，强调使用连须葱白。张山雷在《本草正义》中曰："鲜葱白，轻用二三枚，重至五枚。以柔细者为佳，吾吴谓之绵葱。其粗壮者则曰胡葱，气拙力薄，不如柔细之佳。去青用白，取其轻清；或连须用，欲其兼通百脉。"张山雷的这段话不仅解释了连须葱白的妙处，同时还明确了葱白的用量。葛洪在《肘后方》中对葱白用量的描述为"一虎口"，指一只手的虎口所能执持的量，但人手大小有异，用量难以准确把握。彭子益和张山雷的观点类似，认为病情轻者、体弱者用连须葱白 2～3 根，病情重者、体壮者用 5～8 根。

葱能通阳，豉能升散，二药相合，微辛微温之间共奏表散透达之功，同时具有发汗不伤阴、无凉遏之虞的特点。

三、历代医家对葱豉汤的应用

（一）葱豉汤的应用

历代医家对葱豉汤治疗外感热病初起颇有感触者不乏其人，如《本草纲目》便记载了苏颂对葱豉汤治疗疫病的体会："凡得时气，即先用葱豉汤服之取汗，往往便瘥也。"张镜人对葱豉汤的应用更为丰富，他认为对于伤寒初起、邪在卫分者，使用葱豉汤具有一剂知、二剂已的效果，对于新感引动伏邪者，立可促使伏邪由里出表而获速效。他还提出葱豉汤适用于南方，"盖南方多湿而无北地的寒邪阴凝，故卫分之邪偏于寒者，不必赖麻、桂之辛温，辛温则燥湿化热；偏于温者，也不宜于桑菊，银翘之辛凉，辛凉恐其遏其邪。而葱豉汤的微辛微温，恰到好处"。

彭子益在《圆运动的古中医学》中说："温病脉虚身乏，身痛，发热恶寒，是兼感寒温病。葱豉汤煎服……平稳之方也。"尤其是治疗小儿外感热病时，他非常推崇葱豉汤，并认为小儿荣卫薄弱，麻黄芍药均不能受……用葱头、豆豉以舒金气开收敛。此为难多年，始寻出极妥的办法，并且对葱豉汤的适应证做了详细说明：凡用葱豉汤，舌有黄苔，无论润燥，均用。葱豉能消散胃滞也。如外感初时恶寒，后虽单发热，只要鼻塞身痛头痛，仍宜用之。这比葛洪所描述的"初觉头痛，肉热，脉洪起，一二日"更为明确。

（二）葱豉汤加减的应用

葛洪以降对葱豉汤加减变化者也不乏其人，如《千金方》中的葱白香豉汤就是在葱豉汤的基础上加了生姜一味。张璐在《张氏医通》中评价该方：药味虽轻，功效最著。凡虚人风热，伏气发温，及产后感冒，靡不随手获效。与产后、痢后用伏龙肝汤丸不殊，既可探决死生，且免招尤取谤，真危证解围之良剂也。何秀山在《重订通俗伤寒论》中评价该方：葱白香豉汤，药味虽轻，治伤寒寒疫，三日以内，头痛如破，及温病初起烦热，其功最著。何廉臣对该方的理解也甚为深刻：四时猝然感冒者，为小伤寒。叶天士云："当视其寒暄，或用辛温，或用辛凉，要在适中。唯照此立案开方，最为简要。吾侪可作立方程式，临床医典，不必趋异求新。"

正是由于葱豉汤这种性散平和又润津液的特性，我们通过临床实践发现，该方对于外感热病初起、邪在卫分、邪浅证轻且无其他兼症者，常有 1 剂而愈之功。建议患者临卧前煎汤趁热服下，轻覆衣被，无须厚盖，服药 3 ～ 5min 后，患者会觉得后背微微汗出，或者遍身微似有汗，叮嘱患者安心休息，通常一觉之后热退身安，诸恙悉除。如服药后未见汗出，诸恙如故，可再服 1 剂。

葱、豉乃平常人家之品，但在葛洪的配伍之下，具有治疗外感热病初起的功效。这些证候初起时症状不典型，就是医家也易混淆，但是 1 剂葱豉汤有以不变应万变之妙，即使是没有医学知识的平常百姓，只要把握"初觉头痛，肉热，脉洪起，一二日"这几个辨证要点就可自行治疗。正如葛洪撰写《肘后方》的初衷：又见周、甘、唐、阮诸家，合作《备急》，既不能穷诸病状，兼多珍贵之药，岂贫家野居所能立办……余今采其要约，以为《肘后救卒方》三卷，率多易得之药……或不出乎垣篱之内，顾盻可具。苟能信之，庶免横祸焉。葛洪在博览医书近千卷之后由博返约，对诸多证候示人以简便验廉之法治疗，而这一切都是基于他对病机、药效、配伍的深刻理解。葱豉汤药虽平常，理却精深，正如清代名医费伯雄在《医醇賸义》的序中所言："天下无神奇之法，只有平淡之法，平淡之极，乃为神奇。"

第七节　更年期眩晕脏腑辨治

眩晕是临床的常见病、多发病。眩是指目眩或者眼前发黑，晕是指头晕，感觉自身或外界景物旋转。由于二者常同时出现，故统称为"眩晕"。患者常表现为头晕目眩，视物旋转，或伴有恶心吐逆、耳鸣汗出、面色苍白，严重者站立不稳，甚则昏厥。现代医学中眩晕多作为某种疾病的伴随症状出现，如梅尼埃病、内耳迷路炎、低血压、贫血、颈椎病等。

更年期作为人体功能的重要分水岭，是机体走向衰老的启动阶段，也是身体状态复杂变化的时期。此时，女性"任脉虚，太冲脉衰少，天癸竭"，男性"肾气衰，发堕齿槁""肝气衰，筋不能动"，激素水平下降，脏腑功能减退，总体表现为肾精渐亏，阴阳失衡。如果饮食失调、起居失节、寒温失宜则很容易发病。眩晕作为更年期常见症状之一，近年来发病率有逐渐上升的趋势。

一、气虚阳弱，血行瘀滞——益气温阳，活血逐瘀

《灵枢·口问》载："上气不足，脑为之不满，耳为之苦鸣，头为之苦倾，目为之眩。"《医学正传》言："外有因坠损而眩晕者，中有死血迷闭心窍而然，是宜行血清经，以散其瘀结。"气血互生互化，气虚可致血液生成和运行受阻，血行不畅，瘀阻脑窍而眩晕；血虚本身影响脉管充盈，阻碍血行，导致气无所依，加重瘀血，如果瘀滞发生在脑部，则易导致脑部失养而作眩。临床上患者常表现为头晕、耳鸣、乏力、畏寒，舌暗淡有瘀点，脉细涩。更年期这个特殊阶段人的脏腑功能减退，气血亏虚，流通不畅，瘀阻脑络而眩晕。此类型患者以气血亏虚为本，瘀阻脑窍为标，故当气血同调，用益气活血之法，以八珍汤、五福饮、七福饮为基础方加减。

患者，女，50岁，2015年8月9日初诊，眩晕伴双手麻木1年余。患者2014年7月因眩晕而昏倒，后双手麻木肿胀，有痛感，以手掌、手背为甚，劳累后加重，医院CT显示：小面积腔隙性脑梗死。现头晕，手麻，失眠，易醒，畏寒，纳呆，舌质暗淡，苔薄白，脉细。西医诊断：颈椎病；中医诊断：眩晕。中医辨

证为眩晕，气虚血瘀型，当益气温阳，活血逐瘀。以七福饮为基础方加减：黄芪30g，桂枝10g，党参10g，熟地黄15g，当归10g，苍术15g，白术15g，生地黄15g，川芎10g，夜交藤30g，酸枣仁20g，炒栀子10g，白芍15g，蜈蚣2条，全蝎10g，炙甘草6g。服用14剂后，患者眩晕、失眠好转，后在原方基础上加减治疗1月余，随访时已不作眩。

按：《灵枢·卫气》曰，"上虚则眩。"张景岳指出："眩晕一证，虚者居其八九，而兼火兼痰者，不过十中一二耳。"虚性眩晕是眩晕发作的重要病因，尤其见于中老年患者。该患者正值更年期，眩晕伴有手麻，失眠，畏寒，纳呆等症，皆为气血亏虚不得濡养所致，西医检查提示脑络瘀阻。故以七福饮补气生血止头眩，佐黄芪、桂枝益气温阳，夜交藤、酸枣仁养血安神，全蝎、蜈蚣祛瘀通络，生地黄、白芍、川芎养血活血，坚持治疗，收效明显。

二、肝肾阴亏，阳亢化风——滋阴养血，平肝潜阳

肝藏血，肾藏精，精血互化，二者在生理上息息相关。病理上，肾阴不足导致肝血不充，阴虚化火灼伤肾阴。更年期人体肾精亏损，天癸竭尽，肝阳亢盛，上扰清窍，发为头眩。故临床上阴虚阳亢型眩晕患者在更年期尤为多见，患者除了主诉头晕外，常伴有心烦耳鸣、腰腿酸软、视物模糊、口舌干燥等症。叶天士指出："凡肝阳有余，必须介类以潜之，柔静以摄之，味取酸收，或佐咸降，务清其营络之热，则升者伏矣。"临证需抓住肝肾阴亏之本，重点滋养肝肾之阴，兼以凉血平肝、潜阳息风，以酸枣仁汤、六味地黄丸、天麻钩藤饮为基础方化裁。

患者，女，52岁。2015年3月15日初诊眩晕伴耳鸣1年。患者近1年来眩晕频发，持续时间10s左右，伴间断性耳鸣，似蝉鸣，左耳严重，平昔情绪急躁，睡眠欠佳，烘热汗出，下肢酸冷，现已绝经，舌边尖红，苔薄白，脉弦细。西医诊断：耳性眩晕，中医诊断：眩晕。证属阴虚阳亢型眩晕，当滋阴养血，平肝潜阳，以六味地黄丸加味，兼养血平肝。处方：熟地黄15g，生地黄15g，山药15g，山茱萸15g，茯苓10g，丹皮10g，泽泻10g，怀牛膝15g，炒栀子10g，苍术10g，酸枣仁30g，夜交藤30g，煅龙骨20g，磁石20g，白僵蚕15g，炙甘草6g，7剂。

二诊（2015年3月22日）：患者诉眩晕好转，耳鸣声减弱似电流，失眠好转，潮热依旧，余无明显不适，舌尖红，苔薄，脉弦细。考虑患者目前阴虚内热，心肝火旺，故加淡豆豉10g，地骨皮15g，夏枯草10g，去苍术、熟地黄、石菖蒲。

继续服上方 21 剂后随访，症状全部消除，治疗痊愈。

按：林佩琴在《类证治裁》中提到："高年肾液已衰，水不涵木……以致目昏耳鸣，震眩不定。"肾阴亏虚，髓海不足是导致患者眩晕、耳鸣的根本，故重用六味地黄丸补肾填精益髓；肝阴不足，肝魂不藏，阳亢上扰，心神不安可导致失眠，配伍夜交藤、酸枣仁养心安神；内热炽盛，配伍炒栀子、淡豆豉、夏枯草制衡亢热；煅龙骨、磁石、白僵蚕平肝息风、潜镇安神。全方补真阴，熄肝风，制亢阳，安心神，眩晕向愈。

三、元气亏虚，清阳不升——补气升阳，培元固本

《脾胃论》言："饮食失常，寒温不适，则脾胃乃伤，喜怒忧思，劳逸过度，而耗伤元气。"脾胃乃生化气血之源泉，脾胃功能正常，气血充盛，方能滋养先天元气，濡养四肢百骸；脾胃虚弱，生化乏源，清阳之气不升，头目不得濡养则作眩，兼有倦怠乏力、少气懒言、食少腹胀、面色萎黄等症。更年期患者体质较为敏感，饮食、气候、情绪的变化最先影响脾胃功能，脾胃先虚，水谷精华不能上注头目，日久中气不足，元气亏虚。治疗上强调固本培元，重视培补元气，喜用黄芪、升麻、柴胡等补气升阳药物。盖黄芪培补中焦，温养脾胃，是补气升阳之上品；柴胡、升麻引清阳上行，相辅相成，常以补中益气汤、六君子汤、大补元煎加减治疗元气亏虚、清阳不升型眩晕。

患者，女，52 岁，2016 年 1 月 3 日初诊。眩晕伴多汗 1 个月。患者近 1 个月头晕频发，清晨多见，持续时间达十几秒，兼夜间盗汗，自汗短气，腰腿酸软，眠浅多梦，食少腹胀，夜尿 2～3 次，舌淡红，苔白，边多齿痕，脉细弱。西医诊断：眩晕，中医诊断：眩晕。证属元气亏虚，清阳不升，脑窍失养，当补气升阳，固本培元，固表止汗，以补中益气汤加味：黄芪 30g，焦白术 15g，陈皮 10g，柴胡 10g，升麻 10g，当归 10g，苍术 10g，炒栀子 10g，煅龙骨 20g，百合 10g，淫羊藿 15g，夜交藤 20g，炙甘草 6g，厚朴 10g，杜仲 10g，7 剂。

二诊（2016 年 1 月 10 日）：患者诉服上方后眩晕发作频率降低，自汗、盗汗好转，睡眠好转，腰腿酸痛感仍存在，偶有气短，舌淡，苔白，有齿痕，脉细。目前辨证准确，故在前方基础上增强补气养血之力，加党参 15g，石斛 10g，枸杞子 15g，服上方 1 个月后复诊时，患者诸症悉除。

按：脾胃主气机升降，亦主气血生化，脏腑经络、形体官窍无不依赖脾胃化

生的精微物质。正所谓"内伤脾胃，百病由生"，脾胃既伤，元气亏虚，清阳不升，发作眩晕。该患者出现头晕、多汗、气短、乏力均是元气亏虚的表现，处方中黄芪合当归补气生血，柴胡配升麻升阳举陷，《内外伤辨惑论》云："胃中清气在下，必加升麻、柴胡以引之。"白术配陈皮健脾燥湿；患者多汗，加煅龙骨、炒栀子清心除烦，收敛止汗；杜仲、淫羊藿温阳益肾，强壮腰膝；夜交藤、百合养血安神；苍术、厚朴燥湿行气，全方培元固本，益气温阳，故头眩停，汗出止。

四、脾虚湿盛，风痰上扰——健脾燥湿，化痰息风

《医宗必读》言："脾土虚弱，清者难升，浊者难降，留中滞膈，瘀而成痰。"更年期阶段患者饮食不节，脾虚不运，痰浊中生，上扰清窍。患者多出现眩晕欲扑，头身困重，纳少嗳气，脘腹痞满，恶心呕吐等痰湿中阻的症状。痰浊随气升降，无处不至，无孔不入，当健脾以杜生痰之源，化痰以除头眩之因，正如《丹溪心法》所说："无痰则不作眩。"处方以二陈汤、温胆汤、半夏白术天麻汤化裁，疗效显著。

患者，女，49岁，2015年5月10日初诊，头晕伴头胀2个月。患者近2个月头晕频发，伴有头胀。现心烦燥热，眠浅易醒，易出汗，工作原因导致焦虑，饮食一般，二便调，舌暗，苔白腻，边有齿痕，脉弦稍数。西医诊断：眩晕、焦虑症，中医诊断：眩晕，风痰上扰型。诊断为气机不畅，湿阻热伏，风痰上扰，当理气和胃，化痰息风，以温胆汤为基础方加减：天麻10g，川芎10g，法半夏10g，陈皮10g，竹茹10g，枳实10g，厚朴15g，苍术15g，炒栀子10g，浮小麦20g，神曲10g，炙甘草6g，7剂。

二诊（2016年5月17日）：患者诉诸症好转，现间断性头晕，发作与睡眠不佳相关，出汗好转，舌淡苔白，脉弦。在前方基础上加砂仁10g，灯心草3g，增强和胃化湿、清心除烦的力量，继续服用半月余，随访时，患者头晕已未再发作。

按：温胆汤是理气化痰、利胆和胃的代表方，临床上对于神经官能症、围绝经期综合征、失眠等疾病均有较好的防治作用。方中半夏健脾燥湿，李杲言"足太阴痰厥头痛，非半夏不能疗"，陈皮理气健脾，竹茹清热除烦，枳实行气导滞，《医方集解》解释："枳实破滞……竹茹开胃土之郁，清肺金之燥，凉肺金之所以平甲木也。"配天麻息风定眩，李杲认为"眼黑头眩，风虚内作，非天麻不能除"；川芎、厚朴活血理气，除满消胀；栀子、浮麦清心除烦；苍术、砂仁健脾燥湿，

理气和胃；全方温凉相配，升降相因，可使气顺痰消，眩晕自止。

围绝经期综合征常发生于 45～55 岁，表现为绝经前后自主神经功能紊乱，主要以神经系统症状多见，常见的有头晕、头痛、耳鸣、失眠等症状，眩晕因其发病迅速、病程缠绵、病因多样、症状明显，是更年期较为常见的疾病之一，严重影响患者的身心健康。更年期眩晕以虚证或虚实夹杂证为主，虚者如元气亏虚、肝肾阴虚、气虚阳弱，兼有痰浊、瘀血。在治疗上重视补气升阳、滋阴养血、固本培元，兼以祛痰、息风、化瘀、平肝，常常获得满意疗效。

第八节　更年期汗证脏腑辨治

更年期汗证是机体在衰老过程中出现的以自汗、盗汗为主要表现的疾病，是由于肾精亏虚、情志内伤、起居失常等引起阴阳不和、营卫失调、痰瘀互结所致。随着现代社会各种压力的增大，更年期往往会提前到来。女性更年期综合征多发生在 40～60 岁，常见有月经紊乱、烘热汗出、烦躁易怒、心悸失眠或忧郁健忘等症状。男性更年期综合征多发生在 51～64 岁，主要表现为精力不集中、记忆力减退、抑郁、焦虑、易怒、多疑、心悸、出汗、骨骼与关节疼痛等症状。更年期汗证为其共同症状，影响患者的日间活动与夜间睡眠，调治当以和阴阳、汗自止，调五脏、抟精神，调起居、顾元气为原则，方能止汗治汗，提高更年期患者的生活质量。

更年期具体是指从生育期逐渐进入老年期的过渡阶段，是机体走向衰老的关键启动期。《黄帝内经》指出，衰老是生命活动的客观过程和必然趋势，衰老引起的生理病理变化具有整体性、时限性和持续退行性。随着人口老龄化的发展，更年期人数与日俱增，汗证是更年期最常见的表现之一，其中 75%～85% 有潮热汗出症状，多表现为自汗、盗汗，影响个人健康和生活质量。

一、更年期汗证的病因病机

（一）肾精亏虚，阴阳失衡

《素问·评热病论》："汗者，精气也。"《素问·六节藏象论》又云："肾者，主蛰，封藏之本，精之处也。"说明汗液是人体的精气所化，其生成离不开肾中精气。《素问·阴阳别论》云："阳加于阴谓之汗。"简明扼要地说明人之阳气作用于体内的阴精，宣发、排泄于皮肤而为汗液。明代虞抟《医学正传·汗证》提出自汗属阳虚，盗汗属阴虚。《景岳全书·汗证》言："此其大法，固不可不知也，但自汗、盗汗亦各有阴阳之证，不得谓自汗必属阳虚，盗汗必属阴虚。"更年期综合征多发生于45～55岁，《素问·上古天真论》曰："女子……七七任脉虚，太冲脉衰少，天癸竭，地道不通，故形坏而无子也。丈夫……肾气衰，发堕齿槁……七八肝气衰，筋不能动，天癸竭，精少，肾脏衰，形体皆极。"中医认为，"天癸"是"男女皆有，肾精肾气充盛到一定程度时促进人体生长、发育和生殖的精微物质"。肾精亏虚，肾气不生，气失固摄，阴液外泄发为更年期自汗；阳消阴长，虚火内生，阴精被扰，不能自藏而外泄，导致更年期盗汗。

（二）情志不畅，五脏失调

汗出与五脏密切相关。清代王燕昌《王氏医存·即汗处知其虚处》认为"五脏皆有汗，不独心也"。后世医家将其归纳为脾胃为汗之源，肾为汗之化，肝为汗之调，肺为汗之出，而又必以经脉营卫为要，阴血充、阳气固、腠理肥、玄府密，汗出方能有节。更年期患者在自身生理和社会因素的共同影响下，常会出现思虑太过等情志问题，损伤心脾可导致心血不足；因汗为心之液，血不养心，汗液外泄太过，引起自汗或者盗汗；肝气郁结，湿热蕴于肝胆，邪热郁蒸，津液外泄致汗出增多；此外，惊恐过度也会导致出汗异常，如《素问·经脉别论》云："惊而夺精，汗出于心……疾走恐惧，汗出于肝。"说明由于情志变动会引起身体应激性汗出。

（三）起居失节，津液失常

《素问·经脉别论》云："饮食饱甚，汗出于胃……疾走恐惧，汗出于肝。"《证治准绳·盗汗》云："或得之劳役、七情、色欲之火，衰耗阴精；或得之饮食药味，积成内热，有以伤损阴血，衰疲形气。阴气既虚，不能配阳，于是阳气内蒸，外为盗汗。"说明饮食不节、嗜食辛辣厚腻损伤脾胃；脾失健运，湿浊中阻，蕴久化热，湿热熏蒸肌表，可为自汗；劳身过度，房事不节，亡血失精，精血亏虚，火热内生，阴精外泄，则可引起盗汗。

二、更年期汗证调治法则

（一）和阴阳，汗自止

阴阳失衡是更年期汗证的最根本原因，如《三因极一证候方论》曰："人之气血，尤阴阳水火，平则宁，偏则病。阴虚阳必凑故发热自汗，如水热自涌。阳虚阴必乘，故发厥自汗，如水溢自流。"王其超认为，更年期汗证的主要病因病机以肾气亏虚为主，五脏功能减退，从而造成人体功能下降、阴阳失衡，所以调和阴阳是治疗更年期汗证的基本方法。肾精不足，肾气无以化生，肾气生肾阳，肾阳不足，不能温煦固摄肾阴，导致阴液外泄发为自汗，临床常用滋补肾阳、益气敛汗之法治疗，药用肉苁蓉、巴戟天、紫河车、远志、生地黄、熟地黄、黄芪、太子参、白术、当归、麦冬、煅牡蛎、麻黄根、浮小麦；精汗同源，汗属阴，肾精不足，肾阴化生乏源，阴虚阳亢，汗液外泄，发为自汗，治疗上常用滋阴补肾、收敛止汗之法。如明代王肯堂《证治准绳·自汗》曰："发热，自汗，当归六黄汤加地骨皮。"李冬梅用当归六黄汤加味治疗更年期妇女出汗 18 例，患者出汗症状均消失，1 个疗程治愈 9 例，2 个疗程治愈 7 例，3 个疗程治愈 2 例。人至老年，肾中精血亏损，肾阴亏虚，阴虚无以制阳，虚火内生，扰乱阴液，发为盗汗，治疗当以滋补肾阴、敛汗止汗。如《丹溪心法·盗汗》认为，治疗盗汗"宜敛心气，益肾水，使阴阳调和，水火升降，其汗自止"。申国琴认为，六味地黄丸具有滋阴补肾、调理心、肝、肾之功能，对盗汗的更年期患者具有良好的治疗作用，药用熟地黄、山药、山茱萸、茯苓、泽泻、丹皮、黄柏、五味子、地骨皮、浮小麦等。

（二）调五脏，抟精神

情志失调可直接影响相应的内脏，使脏腑气机逆乱、气血失调引发疾病。如《素问·阴阳应象大论》言："怒伤肝，喜伤心，思伤脾，忧伤肺，恐伤肾。"《素问·举痛论》云："喜则气和志达，荣卫通利。"欢愉喜悦的情绪，能使气血营卫畅达无滞。更年期患者受生理、病理因素影响，容易产生悲观、思虑、焦躁等不良情绪，进而引起五脏功能失调而影响水液代谢，引发汗出异常，因此，保持良好的精神至关重要。《素问·上古天真论》言："恬恢虚无，真气从之，精神内守，病安从来？"《素问·生气通天论》言："苍天之气，清净则志意治，顺之则阳气固，虽有贼邪，弗能害也，此因时之序。故圣人传精神，服天气，而通神明。"强调要精神专一，保持人与自然的和谐，如此才能保证脏腑阴阳气血津液代谢正常，汗出正常。王小云依据更年期综合征的病因病机及症状特点，以情志相胜法为主体，结合语言开导，创立情志相胜四部曲，结果说明中医情志治疗方案能较好地改善更年期妇女症状，其经验对临床治疗有重要指导意义。临床治疗肝气不舒导致的汗出，宜用疏肝解郁、敛汗止汗之法治疗。《证治要诀·卷九》认为："有气不顺而自汗不止，须理气，使荣卫调和，小建中汤加木香。"药用柴胡、郁金、薄荷、茯苓、荷叶、白芍、香附、麻黄根、浮小麦等，此外可用疏肝解郁的逍遥散、百合地黄汤加减治疗；治疗思虑过度而导致的汗出异常，可采用归脾汤或甘麦大枣汤加减治疗，药用太子参、炒白术、茯苓、黄芪、龙眼肉、远志、木香、当归、煅龙骨、煅牡蛎、浮小麦、甘草、大枣、麦冬等。

（三）调起居，顾元气

元气与衰老密切相关，元气是生命活动的原动力，元气充足，推动机体的生长发育；若元气化生乏源，则出现衰老等病理表现。叶天士在《临证指南医案》提出："男子向老，下元先亏。""花甲以外年岁……到底下元衰矣。"人至中年，元气渐衰，人们要规律作息，而非整日沉溺于酒、色、财、气、功名之中，令元气早衰，汗液不得固摄而自汗、盗汗。正如《素问·上古天真论》云："上古之人，其知道者，法于阴阳，和于术数，食饮有节，起居有常，不妄作劳，故能形与神俱，而尽终其天年，度百岁乃去……今时之人不然也，以酒为浆，以妄为常，醉以入房，以欲竭其精，以耗散其真……故半百而衰也。"黄剑认为，房事养生是《黄帝内经》养生的重要方面，中医讲肾为"先天之本"，房劳过度必耗损"肾精"，肾中精气不足，肾阳肾阴无以化生，肾阳虚不能固摄津液而为自汗，肾阴虚损不能制约肾阳，发为盗汗。《素问·宣明五气》提到的"五劳所伤"启示人们过度的生理活动会导致伤血、伤气、伤精、伤骨、伤筋的病理变化，从而引起汗出异常，告诫人们日常生活不仅要有规律且要注意劳逸结合，养成健康的起居习惯。

综上所述，更年期汗证是机体由于肾精亏虚、情志内伤、起居失节而出现的病理产物，以自汗、盗汗多见；调治要以平衡阴阳、舒畅情志、起居得当为原则，才能有效地预防更年期各种疾病的发生，减轻已有疾病的损害，提高更年期患者的生活质量。

三、验案举隅

病案 1　患者，女，57 岁，潮热盗汗 5 年，下午潮热明显，自觉气血上涌感，夜晚入睡汗则湿衣，以手心、脚心、前胸、后背明显，平素畏寒，好热饮，脾气大，绝经 12 年，饮食可，睡眠质量差，大便黏腻，难以冲厕，小便正常。舌暗，苔微黄腻，脉细滑。辨证分析，患者老年肾阴虚，肾阳亢奋，外开腠理，发为盗汗，属于典型的肾阴虚盗汗，药用：青蒿 15g，鳖甲 15g，生地黄 20g，知母 10g，丹皮 10g，玄参 15g，黄芪 30g，当归 15g，灯心草 2g，栀子 15g，白薇 15g，黄连 10g，肉桂 10g，银柴胡 15g，地骨皮 15g，淡竹叶 15g，淡豆豉 15g，煅龙骨、煅牡蛎各 15g，酸枣仁 30g，14 剂，水煎服，1 日 1 剂，分 3 次服用。

二诊：自述潮热盗汗症状缓解明显，夜晚睡眠质量改善，偶见湿衣，手心、脚心仍自觉发热但较前缓解，下午潮热减轻，畏寒，好热饮，大便成形，舌淡红，苔微黄，脉弦细。患者阴虚症状改善，仍见畏寒喜热饮等阳虚症状，由于阴阳互根互用，阴虚阳亦不足，予以六味地黄丸加减治疗，药用：黄芪 20g，生晒参 6g，焦白术 10g，生地黄 15g，山药 15g，山茱萸 10g，茯苓 10g，泽泻 10g，丹皮 10g，熟附片 6g，鹿角胶 10g，淡竹叶 10g，黄连 6g，肉桂 10g，浮小麦 30g，焦山楂、焦神曲各 10g，调理 3 个月，诸症状基本消失。

按：调和阴阳、滋阴填精是治疗更年期汗证的最基本方法，对于更年期自汗，多用益肾填精止汗法，对更年期盗汗，多采用滋阴清热止汗法，在此辨证基础上多以交泰丸、青蒿鳖甲汤、补中益气汤、六味地黄丸共奏平衡阴阳、敛汗止汗之效。

病案2 患者，男，52 岁。自汗 3 个月，自诉近期因家庭琐事、工作压力白天容易出汗，以头部明显，伴见头晕，脱发，头发、眉毛及身上毛发脱落、稀少，伴见眼干涩，眼疲劳，耳鸣，少气懒言，畏寒，睡眠障碍，入睡困难，多梦早醒，早泄，腹胀，腰酸，腹部发凉，偶尔手心发热，大便黏腻。舌红镜面舌，脉沉弦细，尺脉弱。患者因思虑过度，脾气郁结，心血耗伤，气血不和引发自汗等症状，方用逍遥散加减治疗，药用黄芪 40g，当归 10g，白术 15g，茯神 15g，陈皮 10g，生首乌 15g，生晒参 5g，防风 10g，白芷 10g，柴胡 10g，枳壳 10g，白芍 15g，骨碎补 10g，煅龙骨、煅牡蛎各 15g，焦三仙各 10g，黄连 6g，肉桂 15g，炙甘草 6g，侧柏叶 15g，14 剂，水煎服，1 日 1 剂，分 3 次服用。

二诊：患者自诉服用后汗出缓解，眼干、眼涩减轻，乏力症状明显减轻，自觉入睡困难，脱发，偶见头晕，耳鸣，多梦，早泄，腰酸，腹部发凉。患者出汗症状已经缓解，治疗当以健脾补血益肾，续原方去侧柏叶、柴胡、枳壳，加旱莲草 15g，女贞子 10g，酸枣仁 15g，川芎 10g，依此方调理月余，基本痊愈。

按：本病病位涉及五脏，与心、肾关系最为密切。如《素问·宣明五气论》曰："五脏化液，心为汗。"《灵枢·九针》："心主汗。"《素问·六节藏象论》云："肾者主蛰，封藏之本，精之处也。"阐明汗液的生成离不开肾中精气，治疗上尤为重视心、肾两脏的调养。同时，肝、脾、肺三脏与汗出息息相关，如肺气不足则肌表疏松、表虚不固，腠理开泄而致自汗；思虑太过，损伤脾胃，可导致心血不足，因汗为心之液，血不养心，汗液外泄太过，引起自汗或者盗汗；肝气郁结，湿热蕴于肝胆，邪热郁蒸，津液外泄致汗出增多。这与清代王燕昌《王氏医存·即汗处知其虚处》认为"五脏皆有汗，不独心也"一脉相承。对此，在辨证的基础上，多采用调畅五脏，解郁止汗之法，常用逍遥散、越鞠丸、柴芩温胆汤合酸枣仁汤等方治疗，使气血和调，汗出自愈。

病案3　患者，男，65岁。自汗、盗汗1年，患者自诉1年前出现不明原因自汗、盗汗，伴见头晕、困乏、左耳耳鸣，失眠，多梦，心悸，每晚能睡2～3h，醒后不易复睡，服地西泮一颗仍不可睡，晚上时有口苦，食欲缺乏，大便不成形。有高血压、高血糖、高血脂病史。形体肥胖，舌暗淡，苔白腻，脉弦滑有力。辨证分析：患者老年肝肾亏虚，脏腑协调失衡，津液聚而生痰。药用：枳实10g，炒栀子10g，黄芩10g，法半夏10g，陈皮15g，枣仁30g，茯神15g，浮小麦30g，夜交藤30g，煅龙骨、煅牡蛎各15g，合欢皮15g，竹茹10g，白芍15g，灯心草2g，生甘草6g，7剂，水煎服，1日1剂，分3次服用。

二诊：患者自诉自汗、盗汗缓解明显，头晕耳鸣症状减轻，仍失眠、多梦、心烦，口苦基本消失，小便渐清，大便基本成形。辨证分析：患者痰湿基本已化，阴血亏虚，治疗当以滋养阴血，安神益智为主，方以酸枣仁汤加减。药用：酸枣仁30g，川芎15g，茯神15g，知母15g，五味子15g，百合15g，桂枝10g，夜交藤30g，白芍15g，炙甘草10g，黄连10g，枳实10g，法半夏10g，依法调理月余得愈。

按：痰瘀同病是老年病的主要证候特点，治疗更年期汗证自然不可忽视这两个因素。中医素有"老人多虚""老人多痰"之说，"肾虚不能制水，则水不归源，如水逆行，洪水泛滥而为痰"，张介宾提出的"痰生百病""百病多兼有痰"等，说明痰是更年期汗证的影响因义。《丹溪心法·自汗》指出："自汗属气虚、血虚、湿、阳虚、痰。"对盗汗则认为"盗汗属血虚、气虚"，王清任强调："血瘀亦令人自汗、盗汗。"（《医林改错·血府逐瘀汤所治之症目》）补充了血瘀所致自汗、盗汗，用血府逐瘀汤治疗。痰瘀同病之自汗，临床常采用温胆汤、二陈汤、血府逐瘀汤化裁治疗。

病案4　患者，女，57岁。自汗30年，患者自诉30年前产子，产后3个月因吹风受凉而自汗，加衣后缓解，伴见头疼，现自觉四肢冰冷，烦躁，疲惫乏力，易自汗，畏风寒，曾服中药而胃寒、胃痛，月经愆期，舌质淡，苔白腻，脉沉细稍弦。不难发现，患者因生子受寒导致营卫不和而见自汗，治疗上当以调和营卫、补阳和胃为原则，药用：桂枝10g，白芍15g，大枣10g，生姜10g，太子参15g，白术15g，玄参10g，黄精15g，茯苓15g，山药15g，熟附片6g，当归10g，木香10g，砂仁10g，巴戟天10g，熟地黄15g，黄芪15g，焦三仙各10g，炙甘草6g，五味子15g，煅龙骨、煅牡蛎各15g，7剂。

二诊：患者自诉自汗症状缓解，畏寒减轻，仍觉疲乏，肢体疼痛遇寒加重，方以桂枝汤合六君子汤加减治疗因产后受风寒而导致的自汗。复诊，汗出缓解，现吹风后汗出减轻，续原方去熟附片、煅龙骨、煅牡蛎继续服用3个月，随访半年，基本痊愈。

按：《景岳全书》说，"汗发于阴而出于阳，此其根本，则由阴中之营气；而其启闭，则由阳中之卫气。"卫气不能固护肌表，腠理疏松；卫气亏损，不能固摄津液；卫气内郁，阳热内蒸，迫津外泄；营血亏虚，郁热内扰皆是发生汗证的常见病机。《伤寒论》第53条曰："病常自汗出者，此为荣气和，荣气和者，外不谐，以卫气不共荣气谐和故尔，以荣行脉中，卫行脉外。复发其汗，荣卫和则愈，宜桂枝汤。"说明任何外来邪气侵入人体毫毛引起腠理玄府开阖失司，均可引起阴津外泄而汗出，更年期体质虚弱，容易感受外在邪气而汗出。清代叶天士《临证指南医案·汗》指出："阳虚自汗，治宜补气以卫外；阴虚盗汗，治当补阴以营内。"临床多用桂枝汤、建中汤、玉屏风散加减治疗，以奏解肌发表、调和营卫之效。

中医认为更年期自汗、盗汗虽出现在外，但其病在内，绝大多数患者均伴有相关的内在疾病或生理失衡，外在汗出只是一个信号，所以治疗应采用"治病求本"。更年期出汗主要责之于心、肾等内在脏腑功能失调，其病机是以阴阳失调、营卫失和为本，汗出异常为标，虚实夹杂，气血津液不能正常输布而导致汗出异常。治疗上以平衡阴阳、调畅情志、化痰活血、调和营卫、敛汗止汗为法进行辨证论治。同时，元气是生命的原动力，顾护元气是防治疾病的关键，在药物治疗的同时，指导患者起居有常、调畅情志、节制欲望、顾护元气，防止出汗加重。

第九节　从肝论治内伤头痛

头痛是临床常见证候，中医认为其常见病因不外内伤与外感。肝的疏泄失常和肝失藏血是头痛发生发展的重要枢机和主要原因之一。故提出对中年人内伤头痛从肝论治，运用经方灵活化裁，以疏肝解郁、滋肝益肾、镇肝潜阳、暖肝散寒、平肝息风为主，主以养血安神、燥湿化痰、通经活络等为辅，临床疗效比较满意。

一、头痛的分类及特点

《证治准绳·头痛》曰："医书多分头痛、头风为二门……浅而近者名头痛，其痛猝然而至，易于解散速安也；深而远者为头风，其痛作止不常，愈后遇触复发也。皆当验其邪所从来而治之。"中医文献认为头痛的原因不外内伤与外感之分。外感主要指跌仆损伤、外感六淫，内伤主要是气血阴阳失调。外感头痛，多实证，病程短，病情急，痛剧无止。内伤头痛，多虚证，病程长，病情缓，痛轻但缠绵难解。这里着重讨论内伤头痛。

二、内伤头痛与肝的关系

肝疏泄条达，则情志舒畅；肝疏泄失常，则肝气郁结，以致气郁化火而上扰清窍、暗耗肝阴，致肝失濡养，又进一步加重肝火上扰，肝气上逆，犹如沸釜之底加薪，沸水之气上冲清空而见烦躁易怒、头胀头痛、面红目赤等。肝疏泄正常也是保持脾胃气机升降平衡的重要条件。《血证论·脏腑病机论》曰："食气入胃，全赖肝木之气以疏泄之，则水谷乃化。"肝失疏泄，脾胃之气升降失常，可见肝胃不和、肝脾不调之象；脾失健运，气血无源化生，营血亏虚，脑失荣养而头脑空痛；饮食不节，恣食肥甘厚味，化生痰浊，上蒙清窍，清阳不展则见头痛、头昏如裹。

肝主疏泄是肝藏血的功能表现，肝藏血是肝主疏泄的物质基础。前者濡养周身，制约肝的阳气，保持肝的阴阳平衡、气血和调、疏泄正常；后者调畅气机，保证血循常道而不妄行。肝藏血不足，阴不制阳，易见阳亢于上和血液妄行等；肝疏泄不及，多见夜寐多梦，月经不调等；疏泄太过，则发为肝气、肝火、肝风等肝阳上亢证。

三、辨证思路

肝疏泄失常和肝失藏血是头痛发生发展的重要枢机和主要原因之一，故内伤头痛从肝论治，应以疏肝养肝护肝为主，佐以养血安神、燥湿化痰、通经活络等。

（一）疏肝解郁，养血安神止头痛

肝气不疏，经络不畅，血脉不通，故见肝经循行之处或胀或痛。此类患者多为女性。以逍遥散疏肝解郁、养血安神为主。药用柴胡、当归、白芍、白术、茯苓、煨生姜、薄荷、炙甘草等，方出《太平惠民和剂局方》。

患者，女，40岁。2009年7月5日初诊。频发头痛两年余，伴束带感、恶按、眼胀，遇寒加重。两年前产后开始头痛、周身冷痛、畏风，外院诊断为自主神经失调，服用谷维素、天麻杜仲胶囊等治疗效果不佳，素感乏力、两胁隐痛、游走性全身酸痛、食欲缺乏、失眠、心烦、易怒；夜则咽干口燥；月事不定，量少色暗，行则两乳胀痛，经后痛解；舌暗，苔白厚，脉弦细涩；面色不华，神疲倦怠。辨证属肝郁脾虚、气滞血虚兼瘀。治当疏肝健脾、养血和营为主，佐以通阳散结、祛风止痛。药用：当归15g，白芍15g，柴胡15g，茯神15g，白术15g，炙甘草6g，独活15g，羌活15g，川芎15g，桂枝15g，麻黄6g，细辛2g，神曲10g，砂仁10g，炙远志15g。7d后复诊，头痛减轻，随证加减，2个月后头痛痊愈，月事如常。

按：逍遥散乃肝瘀血虚，脾失健运之主方。方中柴胡疏肝解郁；当归、白芍养血柔肝，且当归芳香可行气，味甘可缓急，为肝郁血虚之要药；白术、甘草、茯苓健脾除湿养心，运化有权，则气血生化有源；炙甘草益气补中，缓肝之急，虽为佐使之品，却有襄赞之功。诸药合用，肝脾并治，气血和调，收到疏肝解郁、顺气行血之功效。

该患者素体畏寒，且常伴失眠，故去生姜、薄荷，佐以桂枝、独活等通阳散结、祛风止痛之品；胃不和，则卧不安，故辅以神曲、远志和胃之品等。

（二）滋肝益肾、镇肝潜阳祛头痛

肝肾阴血不足，阴不制阳，肝阳上亢，化风生热，上扰清空，肝阳亢于上为标，肝肾之阴亏于下为本。以天麻钩藤饮滋肝益肾、平肝息风为主，佐以清热安神等。药用天麻、钩藤（后下）、栀子、黄芩、川牛膝、桑寄生、杜仲、夜交藤、益母草、朱茯神，方出清代胡光慈《杂病症治新义》。

患者，女，50岁，2009年4月19日初诊。头痛数月，以两颞部痛为主，时发时止，发无定时，发时胀如针刺，时有血管搏动感，午后甚。性情急躁易怒，食欲缺乏，入睡难，多梦，面色萎黄，形体消瘦，舌红苔少黄，脉弦细数。辨证属肝肾阴虚、肝阳偏亢兼有气滞血瘀。药用天麻15g，钩藤15g，生石决明20g，泽泻15g，茯神15g，枣仁20g，杜仲15g，川芎15g，延胡索10g，细辛3g，白芷10g，蜈蚣2g，夏枯草15g，黄连6g，砂仁10g。复诊时守方随证加减治疗3个月，患者头痛明显减轻，后以丸剂维持治疗，至今随访未见明显发作。

按：天麻钩藤饮，重在平肝息风、滋肝益肾、清热泻火。方用天麻、钩藤、生石决明平肝息风潜阳，乃本方主药；栀子、黄芩清肝热，泻相火；寄生、杜仲、夜交藤等配伍牛膝引药下行，共奏滋肝补肾、镇肝潜阳之功，且有强健筋骨之效；夜交藤、茯神宁心安神定志；益母草活血利水通络，入心、肝二经，配伍牛膝既可引血下行，又可使火热之邪从尿道而出。

该患者病程较久，久病入络，故应用蜈蚣通经法络、川芎活血行气，佐以夏枯草、黄连清肝热泻上炎之火，辅以延胡索、细辛、白芷止痛及枣仁安神等。

（三）暖肝散寒、降逆止呕除头痛

足厥阴肝经上行目系，出于前额，会督脉与巅顶。久处寒湿之地，或素体阳虚，复感寒湿，寒凝肝脉，血脉不通，不通则痛。临证除头痛多以巅顶为主外，多伴肝经循行之处亦痛，如胃脘痛、女子经行腹痛等。故治宜暖肝散寒、温中补虚、降逆止呕，方选吴茱萸汤化裁，药用：吴茱萸、人参、生姜、大枣等。方出《伤寒论》。

患者，女，50岁，2009年12月15日初诊。头痛数年，劳则加重，以巅顶痛为主，有时两侧痛，有时候枕部痛。近1周加剧，伴呕吐两次、频频恶心，多梦易醒，面容憔悴，神疲乏力，舌红稍厚白，脉沉细迟。辨证属肝胃虚寒，浊阴上逆之证。方用玉屏风散和吴茱萸汤化裁：吴茱萸6g，生姜9g，大枣5枚，红参10g，水蛭10g，白芷10g，川芎15g，藁本15g，煅龙骨、煅牡蛎各15g，浮小麦20g，砂仁10g，炙甘草6g。3d后复诊，头痛明显缓解，已无呕吐恶心，再守方治疗 1 周后痊愈。随访未见明显发作。

按：方用吴茱萸，味辛开苦降，性热，暖肝散寒，降逆止呕，是本方君药；配以生姜，温中和胃之功更甚；红参、大枣甘温，益气健脾扶正；姜枣合用，调和脾胃。恶者病程日久，久病入络多瘀，故应用水蛭、川芎通经逐瘀、活血行气，藁本、白芷引药上行巅顶，佐以平肝潜阳、温中安神之品。

（四）平肝息风、燥湿化痰解头痛

清代名医尤怡在《金匮翼·痰厥头痛》论："痰厥头痛者，病从脾而至胃也。夫脾主为胃行其津液者也。脾病则胃中津液不得宣行，积而为痰，随阳明之经上攻头脑而作痛也。其证头重闷乱，眩晕不休，兀兀欲吐者是也。半夏白术天麻汤，治太阴痰厥头痛。"《寿世保元·头痛》曰："痰厥头痛者，其症眼黑头眩、恶心烦闷、气短促上喘、无力以言、心神颠倒、目不敢开，如在风云中。头痛如裂、身重如山、四肢厥冷、不得安卧，此乃胃气虚损，停痰而致也。"《脾胃论》曰："此头痛苦甚，谓之足太阴痰厥头痛，非半夏不能疗；眼黑头眩，风虚内作，非天麻不能除，其苗为定风草，独不为风所动也。"

患者，男，45 岁。头痛反复数年。发则头重如裹，恶心，目眩，时时欲仆，胸闷气促，冬季甚。素常神疲身倦，喜坐，嗜食肥甘厚味烟酒，形体偏胖，舌胖大，边有齿痕，苔白厚腻，脉弦滑。证属痰蒙清窍、肝风上扰。治宜燥湿化痰、平肝息风、和中降逆。处方：天麻 15g，白术 15g，橘红 10g，茯苓 10g，法半夏 10g，干姜 6g，陈皮 10g，炙甘草 6g，白芍 10g，川芎 15g，苍术 15g，神曲 10g，白芷 10g，全虫 10g，僵蚕 10g。7d 后复诊，患者头痛较前减轻，继续守方治疗月余，患者无明显再发头痛，遂以丸剂维持治疗，后随访半年余，未再发作。

按：此方以半夏白术天麻汤和二陈汤合用，以平肝息风、燥湿化痰为主。因患者病程较久，久病者多痰、多瘀、多入络，故佐以行气活血、通经活络止痛之品，以及阳明经引经药白芷，药力更专。

内伤头痛的发生发展与肝火、肝阳、肝风密切相关，后者发生的基础是肝阴虚。故从肝论治头痛，应以保护肝阴为根本。肝郁化火者，以疏肝解郁、清肝泻火为主；肝阳偏亢、血虚生风者，以平肝潜阳、滋阴养血为主；寒凝肝脉者，以暖肝散寒、缓急止痛为主；脾虚生痰者，以平肝息风、燥湿化痰为主。

头为清空之府，邪不可干。邪气上逆，阻遏经络，不通则痛。手足三阳经均会肝经于巅顶。《伤寒论》曰："头角痛属少阳，头额痛及鼻属阳明，头顶痛属厥阴经……厥阴头痛，呕而吐沫，吴茱萸汤。"临证当中，应参考经络循行而辨之，分使引经药，则可使药物直达病所，疗效更佳。常用的引经药有：太阳经头痛选用羌活、蔓荆子、川芎；阳明经头痛多用葛根、白芷、知母；少阳经头痛常用柴胡、黄芩、川芎；厥阴经头痛常选吴茱萸、藁本。《兰室秘藏》曰："凡头痛皆以风药治之者……太阳头痛……川芎羌活独活麻黄之类为主；少阳经头痛……柴胡为主；阳明头痛……升麻葛根石膏白芷为主；太阴头痛……苍术半夏南星为主；少阴经头痛……麻黄附子细辛为主；厥阴头顶痛……吴茱萸汤主之。"

第十节 从心论治健忘

健忘是以记忆力减退、遇事易忘等为主要症状的一种临床证候，多发于老年人群，但在其他年龄段也有发生。健忘可由生理性脑退化或痴呆等多种病理改变引起，亦可由严重应激事件或情绪等因素导致，常伴有睡眠障碍、情绪改变等。老年期失眠往往是老年脑病的前期症状，无论是阿尔茨海默病（AD），还是血管性痴呆（VD），早期均以记忆力进行性减退为主要表现；中青年人群健忘多见于睡眠障碍或慢性疲劳综合征等。健忘可见于多种疾病，在失眠患者中健忘的伴发率更是高达 53.42%，是失眠患者除睡眠障碍之外的最主要伴发症。《黄帝内经》中将健忘称为"喜忘""善忘"等，《灵枢·本神》云："所以任物者谓之心，心有所忆谓之意，意之所存谓之志。"明确指出了记忆等思维意识活动与心有关，类似的记载达 9 处之多，健忘与心的关系由此可见一斑。

一、心血亏虚

心血亏虚的健忘患者以健忘前事、精神疲倦、食少腹胀、心悸不寐为主要临床表现，当以补血养心为治。《诸病源候论》中提到："多忘者，心虚也。心主血脉而藏于神。若风邪乘于血气，使阴阳不和，时相并隔，乍虚乍实，血气相乱，致心神虚损而多忘。"指出了心血亏虚、心神失养是导致健忘的病机之一。

患者，女，45 岁。初诊于 2016 年 5 月 15 日。健忘，头晕乏力，失眠多梦半年余。心悸,面色萎黄,时有自汗,食欲缺乏,便溏,月经量少色淡。脉细,尺脉弱,舌淡苔白。诊断为健忘,证属心血亏虚,予以养心汤和补中益气汤加减:当归 10g,生地黄、熟地黄各 10g,生晒参 5g,黄芪 20g,白术 15g,陈皮 10g,柴胡 15g,升麻 10g,枸杞 15g,煅龙骨、煅牡蛎各 30g,炙甘草 6g。14 剂,水煎,每日 1 剂,分 3 次饭后温服。5 月 29 日二诊:头昏、乏力消失,失眠多梦及心悸大为好转,记忆力有改善,时有自汗。脉细,舌淡苔白。上方去柴胡、升麻,加益智仁 15g、远志 10g。7 剂,水煎,每日 1 剂,分 3 次服。随诊诸症消除。

按:该案患者以头晕乏力和健忘为主,心主血脉,藏神,心血亏虚使心失濡养,心神虚损,神不守舍,发为失眠、多梦;心失濡养,心动失常,故见心悸;血虚不能上荣头面及髓海,故见头晕、健忘;月经量少色淡,唇舌色淡皆为血虚之症;血少脉道失充,故而脉细弱无力。从调补气血入手,以养心汤滋补心血,养心安神;患者头晕,面色萎黄,食欲缺乏,便溏乃脾不升清之证,故合补中益气汤升脾阳且补气行血,气为血帅,血为气母,补血而不滞,达到气血双调的目的,另以煅龙骨、煅牡蛎宁心安神助眠。患者二诊,头昏、乏力消失,失眠多梦及心悸大为好转,记忆力有改善,在原方基础上去柴胡、升麻以防阳气升举太过导致郁热上涌,加益智仁、远志以增强益智安神之功,巩固治疗。

二、心脾两虚

心脾两虚的健忘患者多以失眠健忘、心悸神倦、纳呆气短、脘腹胀满等为主要临床表现,当以补益心脾为治。《济生方》中指出了思虑伤脾、心脾两虚导致健忘:"盖脾主意与思,心亦主思,思虑过度,意舍不精,神宫不职,使人健忘。治之之法,当理心脾,使神意清宁,思则得之矣。"并提出了对应的治法方药,"归脾汤治思虑过度,劳伤心脾,健忘怔忡"。

患者,女,64 岁。初诊于 2016 年 4 月 10 日。患者 10 年前因儿子车祸丧生悲痛忧思,出现健忘、失眠等症,偶感心慌,情绪烦躁,畏寒,纳呆,便溏。脉弦稍数,舌质暗、苔白而干有剥落。诊断为健忘,证属心脾两虚,予以归脾汤合酸枣仁汤加减:黄芪 20g,炒白术 10g,生晒参 10g,当归 10g,茯苓 15g,龙眼肉 10g,合欢皮 10g,酸枣仁 20g,知母 10g,川芎 10g,柴胡 15g,白芍 15g,夜交藤 30g,百合 20g,淫羊藿 15g,炙甘草 6g。10 剂,水煎,每日 1 剂,分 3 次服。患者后期复诊,自诉健忘诸症明显好转,续上方 5 剂,随访诸症基本痊愈。

按：该案患者忧思过度，思则气结，气机不畅，故见烦躁、心慌；忧思耗伤心脾，脾失健运，故见纳呆、便溏；长期心神失养，上气不足而下气有余，故而善忘。人参、白术、黄芪、甘草甘温以补脾；心为脾之母，故以酸枣仁、龙眼肉之甘温酸苦以补心，当归、川芎、白芍滋养心血；茯苓甘淡，健脾宁心；柴胡疏肝解郁，合欢皮安五脏和心志，知母清热泻火，滋阴润燥，共除情绪烦躁之症；百合入心肺，养阴润肺，清心安神，夜交藤养心安神，共消心慌之恙；淫羊藿益精气而补真阳，合白术、茯苓补脾阳，健脾气，以治便溏。

三、心肾不交

心肾失交、水火不济也是健忘的主要病机，心之神明不能下通于肾，肾之精华不能上达于脑，故脑海空虚，遇事善忘，治疗上宜用交通心肾之法。《类证治裁》论治健忘强调交通心肾："治健忘者，必交其心肾，使心之神明，下通于肾，肾之精华，上升于脑，精能生气，气能生神，神定气清，自鲜遗忘之失。"李中梓在《医宗必读》中有类似的观点："心不下交于肾，则火乱其神明，肾不上交于心，精气伏而不用。火居上则因而生痰，水居下则因而生燥，扰扰纭纭，昏而不宁。故补肾而使之时上，养心而使之善下，则神气清明，志意常治而何健忘之有。"

患者，女，54 岁。初诊于 2016 年 10 月 16 日。神疲健忘，入睡难，多梦，心慌气短，腰膝酸软，耳鸣，时有五心烦热，口干、口舌生疮。舌红苔少，脉细数。诊断为健忘，证属心肾不交，予以天王补心丹加减：人参 10g，茯神 15g，玄参 10g，丹参 10g，远志 15g，当归 10g，白术 15g，酸枣仁 30g，柴胡 15g，厚朴 15g，五味子 10g，麦冬 10g，生地黄、熟地黄各 15g，益智仁 15g，炙甘草 6g。14 剂，水煎，每日 1 剂，分 3 次服。复诊于 2016 年 10 月 30 日，续上方 7 剂，随访诸症消除。

按：该案患者年老体虚，肾阴不足，肾主骨生髓，开窍于耳，肾阴不足则髓海不充，骨与耳窍失养，则神疲健忘、腰膝酸软、耳鸣；心肾为水火相济之脏，肾水亏虚，水火失济则心火偏亢，而导致心神不宁、入睡困难、多梦；肾阴不足，阴不制阳，虚火上炎，则五心烦热、口舌生疮；舌红少苔、脉细数，皆为阴虚内热之象。方用天王补心丹加减，远志、益智仁益智安神，人参益气安神，五味子敛心气、安心神，丹参活血安神，酸枣仁补血安神，麦冬清心养阴，生地黄、玄参清热凉血滋阴，当归补血化阴，柴胡、厚朴疏利气机，去茯苓而改用白术加强补脾益气安神之功，而防止茯苓淡渗利湿而伤阴，加用熟地黄滋养肾阴，茯神宁心安神助眠，炙甘草调和诸药。

四、心肺气虚

心肺气虚的健忘患者多以健忘、心悸、咳喘、胸闷气短、头晕神疲、自汗乏力为症，舌淡苔白，脉结大或沉溺，当以补肺养心为治。《灵枢·大惑论》云："上气不足，下气有余，肠胃实而心肺虚。虚则营卫留于下，久之不以时上，故善忘也。"指出善忘是肠胃实滞的下气有余，与心肺两虚的尚不足并存。

患者，女，62岁。初诊于2016年11月13日。健忘，偶有头晕，夜寐不安，自汗，气短，偶有喘咳。脉沉细弱，舌淡胖边有齿痕，苔薄白。诊断为健忘，证属心肺气虚，予以补中益气汤和补肺汤加减：黄芪30g，炒白术15g，陈皮10g，柴胡10g，升麻10g，当归10g，煅龙骨、煅牡蛎各20g，浮小麦20g，苍术10g，炒栀子10g，百合15g，夜交藤20g，续断15g，五味子15g，诃子10g，淫羊藿15g，白芍15g，炙甘草6g，金樱子10g，厚朴10g，杜仲10g，枸杞15g，石斛15g，鳖甲15g。10剂，水煎，每日1剂，分3次服。复诊于2016年11月22日，诸症好转，续上方7剂，随访诸症消除。

按：该案患者年老体弱，劳倦过度，精气渐损，清气不升而致心肺气虚，肺气虚弱，宣降无权，气机上逆则咳喘；营卫之气流通不畅，不足以营养脑窍，而致头晕善忘；卫外不固，腠理疏松，故自汗出；肺主宗气生成，肺气亏虚，宗气不足，少气不足以息则气短；头晕，舌淡胖边有齿痕、苔薄白、脉沉细弱皆为气虚之象。《医方集解》有云："诸虚不足，先建其中。"方用补中益气汤加减，取其补中升阳之功，而加用厚朴宽中下气之品，使清阳升，阴浊降，阳升则万物生，心肺之气得以充实，营卫得以流通。合煅龙骨、煅牡蛎、浮小麦、金樱子、诃子、五味子固腠理而止汗，敛心肺之气而止咳；加用百合、夜交藤安神；淫羊藿、杜仲补肾强骨；补阳必兼和阴，故以白芍、石斛、鳖甲滋阴；气虚易生虚热及痰湿，加炒栀子清热除烦，加茯苓、白术燥湿化痰；续断、枸杞补肝益肾，诸药合用，虽未专设补益心肺之品，然心肺之气已得充养。

五、痰蒙心窍

痰蒙心窍的健忘患者多以健忘嗜卧、头晕胸闷为症，苔腻，脉弦滑，当以化痰宁心为治。朱丹溪在《丹溪心法》中提到："健忘由精神短少者多，亦有痰者。"

方隅在《医林绳墨》中也指出:"有问事不知首尾,做事忽略而不记者,此因痰迷心窍也,当清痰理气,若痴若愚,健忘而不知事体者,宜开导其痰。"

患者,女,44岁。初诊于2015年12月6日。记忆力减退,失眠健忘,入睡易醒,体胖。舌尖红,苔黄腻,边有齿痕,脉弦滑。诊断为健忘,证属痰蒙心窍,予以温胆汤加减:法半夏10g,竹茹10g,枳壳10g,陈皮10g,茯神15g,黄芪30g,当归10g,酸枣仁30g,龙齿20g,夜交藤30g,石菖蒲10g,合欢皮10g,益智仁10g。14剂,水煎,每日1剂,分3次服。随访:患者自行在当地医院续服上方14剂,诸症消除。

按:该案患者体胖,素体痰湿偏盛,痰湿久积体内,上蒙清窍而致健忘;痰湿日久化热,扰乱心神则夜寐不安,入睡易醒;舌尖红,苔黄腻,边有齿痕,脉弦滑为痰湿化热之象。方用温胆汤加减。半夏、竹茹燥湿化痰,陈皮、枳壳理气化痰,茯神宁心安神,夜交藤养心安神,酸枣仁养心益肝、安神,龙齿清热镇惊安神,石菖蒲化湿开窍醒神,合欢皮、益智仁益智安神,再合当归活血,黄芪益气,诸药配伍,共奏清热化痰、安神益智之效。

健忘之病位主要在心、脑、肾,与肝、脾、肺有一定联系,又与气、血、痰浊等密切相关,髓海空虚、气血逆乱等皆可发为健忘,如《素问·调经论》有云:"气血以并,阴阳相倾,气乱于卫,血逆于经,血气离居,一实一虚,血并于阴,气并于阳,故为惊狂,血并于下,气并于上,乱而喜忘。"又如《医林改错》所言:"小儿善忘者,脑未满也,老人健忘者,脑渐空也。"历代医家对本病的认识皆无外乎此类。健忘之病性有虚实之别,病机与五脏功能失常密切相关,发病以心、脾、肾之亏损为其病理基础,以痰浊瘀血蒙蔽清窍为其发病之关键,当以从心论治为主。

第十一节　安神法论治失眠

《黄帝内经》在对人与自然观察的基础上,结合中医学睡眠理论的基本雏形,为睡眠理论的具体运用提供了理论基础和临床实践观察资料,为后世的理论研究和临床运用有十分重要的指导意义。

一、《黄帝内经》睡眠理论

《黄帝内经》认为，睡眠是以神的活动为纲纪，营卫二气的运行出入为枢纽，阴阳跷脉的气血流注为兆始，五脏生理功能（藏精化气）为根底的重要生命活动。

（一）心主藏神，神气安宁乃寤寐之纲纪

神分为自然之神和人体之神。人之寤寐是在自然之神和人体之神的共同调节下，与天地相应，产生的一种生理现象。人的生命活动深受自然界的影响，人类应该自觉地顺从自然规律。自然界的规律具有千变万化，不以人的意志为转移的特点，如《荀子·礼论》云："列星随旋，明暗递昭，四时代御，阴阳变化，风雨博施，万物各得其和以生，各得其养以成，不见其事，而见其功，夫是谓之神，地之动静，神明为之纲纪，故能生长收藏，终而复始。"昼夜交替是自然界最为重要的节律之一，而人的睡眠觉醒周期具有与昼夜交替一致的节律。《黄帝内经》对这一规律做了深入思考，认识到人的睡眠活动是天人相应的表现，是人适应自然界昼夜阴阳变化的结果，《灵枢·卫气》云："阳主昼，阴主夜。"自然界的阴阳变化导致了昼夜的变化，即《灵枢·邪客》所云："天有昼夜，人有卧起，此人与天地相应者也。"而昼夜的变化又影响人体的阴阳变化，于是产生了睡眠觉醒现象与自然界变化相适应。

人体之神，有广义和狭义之分。广义之神是整个人体生命活动的主宰和总体现；狭义之神是指人的精神、意识、思维、情感活动等。心所藏之神，既是主宰人体生命活动的广义之神，又包括精神、意识、思维、情志等狭义之神。心藏神，又称主神明或主神志，是指心有统帅全身脏腑、经络、形体、官窍的生理活动和主司精神、意识、思维、情志等心理活动的功能。《素问·灵兰秘典论》：心者，君主之官，神明出焉。"明代张介宾在《类经·脏象类》进一步注解言："心者，君主之官，神明出焉。"心为一身之主，禀虚灵而含造化，具一理而万机，脏腑百骸，唯所是命，聪明智慧，莫不由之，故曰神明出焉。

《灵枢·邪客》云："心为五脏六腑之大主。"同时，心为神明之脏，主宰精神意识思维及情志活动，如《灵枢·本神》："所以任物者谓之心，心有所忆谓之意，意之所存谓之志，因志而存变谓之思，因思而远慕谓之虑，因虑而处物谓之智。"心是可接受外界客观事物并做出反应，进行心理、意识和思维活动的脏器，人体复杂的精神、思维活动实际上是在心神的主导下，由五脏协作共同完成的。人体

的脏腑、形体、官窍，各有不同的生理功能，但它们都必须在心的主宰和调节下，分工合作，共同完成整体生命活动。正是由于心所藏之神有如此重要的作用，若心不藏神，则神失安宁，营卫运行失常，跷脉推动无力，影响脾之化源、肺之输布、肝之疏泄、肾之升降，则人体正常之寐寤无从谈起。据此，认为心所藏之神在睡眠中起到主宰和调节作用。

引起失眠的原因很多，主要与七情内伤，饮食不节，劳逸失调，病后体虚等因素息息相关。七情内伤常常导致脏腑失调，其中主要与心、肝有关，或是由五志过极，心火内炽，扰动心神而不眠；或是情志不遂，暴怒伤肝，肝气郁结，肝郁化火，邪火扰动心神，神不安而不寐。至于饮食不节方面，《素问·逆调论》指出："胃不和则卧不安。"《张氏医通·不得卧》中进一步阐述："脉数滑有力不眠者，中有宿滞痰火，此为胃不和，则卧不安也。"饮食不节，宿食停滞胃府，酿生痰热，壅遏中焦，胃失和降，痰热上扰而卧不安。劳逸失调易使阴血暗耗，正如《景岳全书·不寐》）云："劳倦、思虑太过者，必致血液耗亡，神魂无主，所以不眠。"现代人生活节奏比较快，工作压力也较大，常常因劳倦思虑太过而伤心脾，心脾功能不足造成血虚，从而导致失眠。同时病后体虚常常导致心血不足，使心失所养，心神不安，神不守舍而不寐。如《景岳全书·不寐》所说："真阴精血不足，阴阳不交，而神有不安其室耳。"其主要为营血不足，阴虚不受阳纳，阴阳失交而不寐。

（二）营气、卫气循环无端乃寤寐之枢机

营气、卫气都属于人体的营养物质，源于脾胃运化所产生的水谷精微。其中精华部分化生为营气，并进入脉中运行全身。《素问·痹论》曰："营者，水谷之精气也。和调于五脏，洒陈于六腑，乃能入于脉也。故循脉上下，贯五脏，络六腑也。"可见，营气由水谷之精所化生，进入脉中，循脉运行全身，内入脏腑，外达肢节，终而复始，营周不休。水谷精微中剽悍滑利部分化生为卫气。《素问·痹论》曰："卫者，水谷之悍气也。其气慓疾滑利，不能入于脉也。故循皮肤之中，分肉之间，熏于肓膜，散于胸腹。"因此，卫气由水谷之精所化生，运行于脉外，外而皮肤肌腠，内而胸腹脏腑，布散全身。

《灵枢·营卫生会》曰："营卫之行，不失其常，故昼精而夜瞑。"卫气白天行于体表，夜晚则行于内脏，与营气相合，营气、卫气阴阳相贯，营周不休，循环

无端，共助五脏之精，以涵养五脏之神，如《灵枢·营卫生会》曰："昼行于阳二十五周，夜行于阴二十五周，周于五脏。"卫气这种有规律的行阳入阴，与自然界阳气的昼夜变化相一致，正如《素问·生气通天论》所言："故阳气者，一日而主外，平旦人气生，日中而阳气隆，日西而阳气已虚，气门乃闭。"从而保证了人体正常的作息机制，在生理上表现为白昼日张而寤，体表温热，功能旺盛，防御外邪能力亦较强，而夜晚则脏腑安和，瞑目而寐。所以《灵枢·口问》曰："卫气昼日行于阳，夜半行于阴，阴者主夜，夜者主卧。"又言："阳气尽，阴气盛，则瞑目；阴气尽而阳气盛，则寤矣。"《灵枢·营卫生会》曰："老人之不夜瞑者，何气使然？少壮之人不昼瞑者，何气使然？岐伯答曰：壮者之气血盛，其肌肉滑，气道通，营卫之行，不失其常，故昼精而夜瞑。老者之气血衰其肌肉枯，气道涩，五脏之气相搏，其营气衰少而卫气内伐，故昼不精，夜不眠。"明确提出营气衰少、卫气内伐是老年人失眠的病因。因气血亏虚，营气衰少，营卫不和，客伐于内，致卫气昼行于阳者少，表现为精神疲惫；营气失其常度而脏阴少，使神不安于舍，虽入夜，但不能眠，故而可见昼不精，夜不瞑。

可见，寤寐主要赖之于卫气与营气循行相会，并与外界阴阳变化相关，营气、卫气阴阳相贯，营周不休，循环无端，共同为寤寐之枢机。失眠病机是营卫失和，阴阳失调为本，或营血不足，阴虚不受阳纳，或邪气内扰，阳盛不得入阴。正如《灵枢·大惑论》所云："卫气不入于阴，常留于阳。留于阳则阳气满，阳气满则阳跷盛；不得入于阴则阴气虚，故目不瞑矣。"人体的营卫调和，阴阳平衡，睡眠乃佳。

（三）阳跷、阴跷气血盛衰乃寤寐之兆始

《难经·二十八难》曰："阳跷脉者，起于跟中，循外踝上行，入风池。阴跷脉者，亦起于跟中，循内踝上行，至咽喉，交贯冲脉。"且阴跷脉始于少阴，上循阴股，入阴而与厥阴相连，交贯冲脉；而阳跷脉又与手阳明、手少阳、任脉相会。

阴阳跷脉具有调节一身左右经络气血的作用，同时由于阴阳跷脉皆交会于目内眦，故认为跷脉有濡养眼目和司眼睑开合的作用。《灵枢·脉度》曰："跷脉者，少阴之别，入鼽，属目内眦，合于太阳。阳跷而上行，气并相还则为濡目，气不荣则目不合。"《灵枢·寒热病》中亦曰："足太阳有通项入于脑者，入脑乃别阴跷、阳跷，阴阳相交，阳入于阴，阴出阳，交于目锐眦，阳气盛则瞋目，阴气盛则瞑

目。"阴跷脉和阳跷脉属奇经八脉,阳跷脉为足太阳膀胱经之别,阴跷脉为足少阴肾经之别,平旦阳跷脉气盛,当卫气从足太阳膀胱经开始行于诸阳经时,阳跷脉渐盛,阳气出于睛明穴则寤,故目开而不能睡;夕酉之时阴跷脉气盛,当卫气从足少阴肾经开始行于诸阴经时,阴跷脉气盛,阳气于足少阴肾经之涌泉穴行于阴分,阳开阴合,故目合而熟睡。故曰:"阳气盛则目,阴气盛则瞑目。"若阴阳跷脉脉气不畅,推动无力,则营卫不和,卫气运行失常,阳不入阴则不寐,反之阴不出于阳则不寤。《灵枢·大惑论》:"病而不得卧者,卫气不得入于阴,常留于阳,留于阳则阳气满,阳气满则阳跷盛,不得入于阴则阴气虚,故目不瞑矣。"

阴阳跷脉是涉及人体阴阳二气的重要奇经,又通于脑及目,与睡眠关系密切,阴阳跷脉气之盛衰与寐寤有直接关系,阴阳跷脉脉气推动营卫二气运行,阳入于阴则寐,阴出于阳则寤,实乃寤寐之兆始。

(四)五脏藏精化气生神乃寐寤之根底

五脏作为一个系统整体概念,被确立为生命活动中枢,所以五脏与寤寐的关系是全方位的,五脏精气神各层次均关系寤寐。

五脏藏精,是人体一切生理活动的基础,也是睡眠活动的根底。先天之精化为人身,人身又生化后天之精。五脏所藏之精,实则为五脏之形质、皮肉筋脉骨躯体以及精血津液,无不是精之存在及其盛衰的体现。因此,五脏之精充盛,睡眠具备巨厚根基,精盛体壮,才能寤起神情充沛、寐息深沉酣畅。

五脏主气化,《灵枢·营卫生会》云:"人受气于谷,谷入于胃,以传于肺,五脏六腑,皆以受气,其清者为营,浊者为卫,营在脉中,卫在脉外,营周不休,五十而复大会,阴阳相贯,如环无端。"认为营卫源于胃所受纳的水谷之气,其生成和运行与心之主血脉、脾之化源、肺之输布、肝之疏泄、肾之升降密切相关。据此,只有脏腑功能正常,营卫的生成才不致乏源,运行才能有序,人才能实现正常的睡眠。

五脏生神,《灵枢·本神》:"肝藏血,血舍魂,脾藏营,营舍意,心藏脉,脉舍神,肺藏气,气舍魄,肾藏精,精舍志。"精藏于五脏之中而为五脏之精,五脏之精所化之气为五脏之气,五脏藏精化气而生神,推动和调控五脏的功能。可见,神的活动是由五脏共同参与完成的,神、魂、魄、意、志,此即后世所称五神,分藏于五脏之中,同时神的活动是五脏整体功能的反映,其安宁离不开五脏系统功能的正常与协调,而神在整个睡眠活动中起到主导作用。

因此，五脏所藏之精、气、神，在生命活动和睡眠活动中各有不同地位和作用，睡眠安宁有赖于脏腑功能的正常。五脏藏精、舍神，中有气化以沟通，建构了以五脏功能为寤寐基础的学术体系。

二、心藏神理论与睡眠学说

（一）血脉神明心所主，损则不眠

心主血脉，是指心气具有推动和调控血液在脉管中运行，流注全身，发挥营养和滋润作用的功能。心、脉、血三者组成一个循环于全身的系统，在这个系统中，心和脉直接相连，互相沟通，血液在心和脉中不停地流动，周而复始，循环往复，如环无端。

心藏神与心主血脉是密切相关的。《素问·灵兰秘典论》："主不明则十二官危，使道闭塞而不通，形乃大伤。"王冰注："使道，谓神气行使之道也，心为五脏六腑之大主，心君同脏腑十二官通过使道传达神气。"张介宾注："为脏腑相使之道。"张志聪注："为心主包络为臣使之官，代君行令而主脉。"脉者，血脉也。血者，神气也。神明昏乱，则血脉凝涩而使道闭塞矣。可见使道是由全身经脉、血脉及其心包络构成的心和脏腑联系的功能集合体，是神气出入之通道，心主血脉是心协调脏腑主宰生命活动的基础结构。

《黄帝内经》五脏藏神论认为，心所藏直言神，而其他四脏分言魄、魂、意、志等，可见心所藏之神居五神之首，总统魂魄，兼赅意志并统治七情五志。张介宾在《类经·藏象类》阐释道："人身之神，唯心所主，故本经曰：心藏神。又曰：心者君主之官，神明出焉。此即吾身之元神也。外如魂魄意志五神五志之类，孰匪元神所化而统乎一心？"《灵枢·本神》曰："心藏脉，脉舍神。"正是通过经脉以及血络的连属而联络脏腑百骸，传达神气以主持意识思维情感活动，而血脉亦充养心神，以维持神气的健运，通过经脉和血络的联系共同完成心主神和心主血脉的功能。故血与脉是心藏神的物质基础。

中医学认为，睡眠是人的精神意识思维活动表现之一，由于心藏神，为五脏六腑之大主，而心神又统摄着其他四脏所藏之魂、魄、志、意，因此睡眠实则由心神所控制。情志不遂，肝气郁结，肝郁化火，邪火扰动心神；思虑太过，损伤心脾，心血暗耗，神不守舍；或脾虚生化乏源，营血亏虚，不能奉养心神等，均可导致心神失养、心神不宁而不寐。

（二）养心安神宗古法，寤寐得行

中医睡眠理论历经数千年的发展渐趋丰富，逐步形成了营卫睡眠学说、阴阳睡眠学说、神主睡眠学说以及近代受西医学影响发展起来的脑主睡眠学说等。《黄帝内经》从中国古代哲学思维模式出发，从神明的产生、变化与脏腑功能的相互关系立论，明确在以五脏为中心的生命活动中，由心主宰神志活动，且祖国医学是以丰富的临床经验为理论基础的实践医学，心藏神理论所形成完整的体系贯彻于中医学的理、法、方、药诸方面，并有效指导临床实践。后世受此启发，亦多从心神角度出发，逐步建立了心神睡眠学说，认为睡眠由心神主导和控制，不寐的病位主要在心，辨证治疗当以养心安神为主。汉代张仲景在《伤寒杂病论》一书中，就体现出了以心为不寐病机中心的特点，创立了滋阴降火、交通心肾之黄连阿胶汤；养血清热、宁心安神之酸枣仁汤；清宣郁热、除烦安神证之栀子豉汤；温通心阳、镇惊安神之桂枝去芍药加蜀漆龙骨牡蛎救逆汤等，尽管仲景并未明确论及神志对于睡眠的主导作用，但从他对不寐证的辨证治疗来看，是非常重视养心、安神治法的。随着脏腑辨证体系的基本确立，晋唐时期的医家多从脏腑藏神的角度来认识脏腑功能对不寐证的直接影响，认为五脏所藏之神，既统摄精神意识思维活动，又主导着寐寤发生。宋代的《圣济总录》非常重视心神在治疗中的作用，其书卷四之治法条下首论治神的内容，作者全面细致地论述了心神在生理、病理和治疗中独一无二的重要作用，认为心主血、主神志，是生命活动的根本，是病理变化的枢机，也是诊察疾病之先导。《太平圣惠方》提出胆虚不得睡者，是五脏虚邪之气侵犯于心，强调心疾在失眠发病中的重要地位，同时列出益气宁神的系列方剂。明代张介宾在《景岳全书》中曰："不寐证虽病有不一，然唯知邪正二字，则尽之矣。盖寐本乎阴，神其主也，神安则寐，神不安则不寐。"又言："盖心藏神，为阳气之宅也，卫主气，司阳气之化也。凡卫气入阴则静，静则寐，正以阳有所归，是故神安而寐也。"因此，不寐由心神所主，卫气入阴而寐的机制也在于阳有所归，阳归于心，心神得安。寐由神所主，神安则寐，神不安则不寐。认为不寐证的发生，总由心神不安所致，不寐全由心神所主，确立了心神在不寐辨治中独一无二的地位。张介宾认为，虚证无邪不寐者，必由营血不足、无以养心引起，心虚则神不守舍。并提出：凡人以劳倦思虑太过者，必致血液耗亡，神魂无主，所以不寐，即有微痰微火，皆不必顾，只宜培养气血，血气复则诸症自退。若兼顾而杂治之，则十曝一寒，病必难愈，渐至元神俱竭而不可救者有矣，进一步明确了虚证不寐治必求其本，以补益气血、养心安神为主要治疗原则。至此，标志着中医学对心神睡眠理论的认识日臻完善，进一步确立了心神在睡眠理论中的地位。

《黄帝内经》对睡眠的论述虽失于简，却已形成了关于睡眠的较为完整的生理、病理理论，为后世对失眠证治的发展奠定了理论基调，成为现代认识失眠病机治法的纲领。随着现代医学科学的快速发展，《黄帝内经》睡眠理论有待于我们借助现代技术手段进一步挖掘其科学内涵和时代意义，造福于人类健康事业。

三、安神法常用药对

药对又称对药，是临床用药中相对固定的两味药物的配伍形式，在方剂配伍中能起到相辅相成的作用。研究单味药难以反映出其在复方中的真实作用，而复方由于药味多，作用关系复杂，对其研究也难以得出准确结论。"药对"作为药物配伍中的雏形，对其研究恰好可以弥补研究上的不足。

（一）清心安神药对

1. 黄连与肉桂

黄连与肉桂的配伍最早见于《韩氏医通》。黄连性苦寒，主入心经，擅泻心火以挫热势，肉桂性辛甘大热，主入肾经，引火归元，化气生津。肉桂、黄连二药合用，寒热并用，相辅相成，泻南补北，交通心肾。原方黄连的剂量为肉桂的 10倍，即黄连五钱、肉桂五分。一般用其主治水火不济，心火偏亢之证，临床表现为夜寐不安，或怔忡不宁，口舌生疮。

2. 栀子与灯心草

栀子性味苦寒，主归心、肺、三焦经，具有泻火除烦，清热利尿，凉血解毒之功，善于泻心肺之热，使其从小便而出，又善于解三焦之郁火而清热除烦。《名医别录》谓其"疗目热亦痛，胸心、大小肠大热，心中烦闷，胃中热气"。灯心草味甘、淡，性微寒，归心、肺、小肠经，其功专于清心火、利小便。善治心经热甚之心烦失眠，尿少涩痛，口舌生疮。《北方常用中草药手册》谓其"清热安神，利水通淋"。合用二药治疗心经热盛致烦躁不安，失眠多梦。此外还用栀子豉汤，用于治疗热扰胸膈之失眠多梦、躁扰不宁等。若心火亢盛，则用栀子配伍黄连；若心肝火旺，则黄连配夏枯草，或者合用上述清心安神的药对。

（二）养阴安神药对

百合与生地黄、知母：百合、生地黄即百合地黄汤，出自《金匮要略·百合狐阴阳毒病脉证治篇》，用于治疗百合病，其症见"……意欲食，复不能食，常默默，欲卧不能卧，欲行不能行，欲饮食，或有美食，或有不用闻食臭时，如寒无寒，如热无热，口苦，小便赤"。而百合、知母是仲景治疗百合病误用汗法后津液损伤更甚的疾患，若相互比较，百合知母汤主治心肺阴虚之症较百合地黄汤更甚。百合性味微寒而甘，主归肺、心经，既可清心热，又可养心阴，且具安神之功，故常用于治疗心阴不足、虚热上扰之失眠多梦、心神不安等症。《日华子本草》谓其"安心，定胆，益志，养五脏"。生地黄性味寒而甘苦，归心、肝、肾经，既能清热凉血又能滋养阴血，常用于治疗阴血不足兼有热象之心烦不眠等症。《日华子本草》谓其"助心胆气，安魂定魄"。用其治疗证属心肺阴虚之失眠，躁动不安。

（三）养血安神药对

1.酸枣仁与茯神

酸枣仁与茯神的配伍可以追溯到《伤寒杂病论》，主治"虚劳虚烦不得眠"。酸枣仁味甘、微酸而性平，归心、肝、胆经，主治心肝阴血亏虚、心失所养之虚烦不眠、惊悸怔忡、健忘多梦等症。贾所学《药品化义》谓："枣仁，仁主补，皮益心血，其气炒香，化为微温，藉香以透心气，得温以助心神。凡志苦伤血，用智损神，致心虚不足，精神失守，惊悸怔忡，恍惚多忘，虚汗烦渴，所当必用。又取香温以温肝、胆，若胆虚血少，心烦不寐，用此使肝、胆血足，则五脏安和，睡卧得宁……"茯神味甘、淡而性平，归心、肺、脾、肾经，功专健脾养心，利窍除湿，通心气于肾。《名医别录》谓其"安魂魄，养精神"，《本草药性大全》谓其"专理心经，善补心气"。二药伍用，以酸枣仁补心肝之阴，茯神上通心气，而后下交于肾，令其水火相济。临证可用其治心肝阴血不足兼有虚热内扰所引起的心神不宁，惊悸失眠，烦躁不安之症。

2.酸枣仁与夜交藤

夜交藤性味甘、微苦、平，入心、肝二经，有养心安神、通络祛风之效。《本草正义》谓其"治夜少安寐"，《饮片新参》谓其"养肝肾，止虚汗，安神催眠"。酸枣仁、夜交藤配伍可治疗气血不足引起的心悸气短、失眠多梦。

（四）舒郁安神药对

合欢皮与夜交藤（郁金）：合欢皮味甘、苦、性平，归心、肝经，《神农本草经》谓其"主安五脏，和心志，令人欢乐无忧"。合欢皮、夜交藤合用长于疏解肝郁而除烦、怡悦心志而安神。常用于治疗情志不遂引起的失眠、心神不宁等症。郁金味辛、苦，性寒，归心、肝、肺经，其功专于行气解郁、活血止痛、清心凉血。三药合用，以增强合欢皮、夜交藤舒郁安神之效，对于气郁较重的失眠患者可以三药同用。

（五）化痰安神药对

石菖蒲与远志：石菖蒲、远志的配伍可以追溯到《备急千金要方》中开心散，石菖蒲味辛、苦、性温，归心、肝、脾经，其功专于化湿开胃，开窍豁痰，醒神益智，临床上常用于治疗痰浊蒙蔽清窍之头晕失眠、痴呆健忘等症。《名医别录》谓："聪耳明目，益心智，高志不老。"远志味辛、苦、性温，归心、肺、肾经，入心经而宁心安神，通肾气而强志不忘，为安神定志之佳品，亦能祛痰涎、利心窍。《药性论》谓："治心神健忘，安魂魄……主梦邪。"二药配对一方面长于祛痰开窍，另一方面长于宁心强志。尤适用于痰蒙神窍、痰浊阻心之心神不宁、失眠多梦、痴呆健忘等。此药对配以它药可治疗肾虚痰阻、痰蒙神窍之心神不宁、失眠多梦、痴呆健忘等。

（六）重镇安神药对

龙骨与牡蛎：龙骨、牡蛎的配伍出自《伤寒杂病论》桂枝甘草龙骨牡蛎汤，《伤寒论》用其治疗伤寒表证误用火疗导致的"烦躁"，《金匮要略》用其治疗"少腹弦急，阴头痛，目眩，发落，脉极虚芤迟，为清谷、亡血、失精。脉得诸芤动微紧，男子失精，女子梦交"。龙骨，性平味甘涩，能镇惊安神、平肝潜阳、收敛固涩。牡蛎，性微寒味咸，能重镇安神，潜阳不阴，软坚散结。张锡纯谓"龙骨入肝以安魂，牡蛎入肺以安魄，魂魄者心神之左辅右弼也"。一般取等量，治疗痰湿内扰型失眠，或者阴虚阳亢型失眠、心神不宁、烦躁不安、健忘等症。

失眠是门诊常见的证候，追其因众多，在审证求因的基础上采用安神经验药对，达到标本同治的目的。临证时，对于气血不足、心脾两虚的失眠患者，在健脾养血的基础上采用养血安神药对，对于阴虚火旺、虚热扰神的失眠患者，在滋阴降火的基础上采用养阴安神药对；对于气郁痰阻的失眠患者，在理气化痰的基础上采用舒郁安神药对或化痰安神药对；对于阴虚阳亢的失眠患者，在滋阴潜阳的基础上采用重镇安神药对。失眠患者的病因归纳起来不外乎气、火、虚、痰、瘀，然而这些因素往往胶结在一起，因此，临证时常常合用失眠药对，如养血安神药对合用重镇安神药对。

四、验案举隅

（一）养血安神

病案1　患者，女，36岁，2014年7月22日初诊。诉3个月前因工作压力大，出现失眠，每日凌晨三四点即醒来，再难入睡。刻下症见：头晕欲睡，口干，咽干，四肢及颜面发热，体温正常，食欲可，大便不成形，日1次。舌质暗，苔薄白，舌边齿痕，脉细。治以酸枣仁汤合当归养血汤化裁。处方：枣仁30g、茯神15g、川芎15g、知母10g、当归10g、黄芪30g、白术15g、合欢皮15g、白芷10g、苍术10g、夜交藤20g、黄精15g、石斛10g、百合15g、枸杞子10g、旱莲草10g、菊花10g、炙甘草6g，7剂，水煎服。每日1剂，分2次服用。

9月7日二诊：患者诉睡眠改善，口中异物感，口苦，脱发。舌淡红，苔薄白，有瘀点，脉细。治以四物汤加味。处方：生熟地黄各15g、黄芪30g、当归10g、白芍15g、川芎10g、玄参15g、骨碎补15g、侧柏叶15g、百合15g、夜交藤20g、鸡血藤30g、石斛15g、炒栀子10g、黄柏10g、黄精20g、炙甘草6g，10剂，水煎服。服法同前。

9月21日三诊：患者诉失眠好转，无多梦，余无不适。舌淡红，苔薄白，脉细稍缓。治以补中益气汤合二至丸化裁。处方：生熟地黄各15g、黄芪30g、当归10g、白术15g、川芎10g、鸡血藤20g、黄连10g、阿胶10g、石斛15g、百合15g、生晒参5g、枸杞10g、苍术10g、炒栀子10g、合欢皮10g、黄精20g、女贞子15g、旱莲草10g、陈皮10g、升麻10g、桂枝10g、茯苓15g、焦山楂10g、焦神曲10g、炙甘草6g，8剂，制成小蜜丸。每日早晚各服1丸。

按：患者属典型因工作压力大，思虑太过，劳伤心脾，以致阴血暗耗，虚火内动，阳不入阴，而致失眠。诚如《景岳全书·不寐》曰："无邪而不寐者，必营气之不足也。营主血，血虚则无以养心，心虚则神不守舍。""劳倦、思虑太过者，必致血液耗亡，神魂无主，所以不眠。"治宜养心与补脾并举，益气与生血同施，心脾同治，使气旺血生、心神得养，则不寐自愈。酸枣仁汤是治疗心肝血虚证失眠的名方，主要用于肝血不足、虚火内扰心神所致的心烦、失眠等症。四物汤为补血的基础方，加人参、黄芪名圣愈汤，能升阳举陷，补气健脾，使后天生化有源，则神疲、发热等症自愈。女贞子、旱莲草伍用，名曰二至丸，具有补益肝肾、滋阴止血、壮筋骨、乌须发之功效。上述诸方辨证加减，既能补气养血，又可安神定志，故失眠可解。在剂型上，先用汤药荡之，以收速效，待病情缓解，则用丸剂缓图，以巩固疗效。

病案2　患者，女，52岁。2009年2月10日初诊。更年期综合征，精神欠佳，夜寐不安，早醒，醒后能入睡，白天犯困，疲乏无力，胸前不适，心电图及彩超未见明显异常，大便可，小腹坠胀感，舌尖红，苔薄黄，脉弦细缓。

此由肝血不足，虚热扰神所致。治以清热除烦，养血安神，宜用酸枣仁汤加减。酸枣仁30g，煅龙骨、煅牡蛎各15g，丹参20g，百合15g，当归10g，白芍10g，远志15g，川芎15g，柴胡10g，茯神15g，阿胶10g，苏叶15g，黄芩10g，浮小麦20g，炙甘草6g，黄芪20g。7剂，水煎服，1日1剂，分3次服用。

二诊：2009年2月20日。病史同前，现心烦，眠差，盗汗，胸闷不适，舌苔白腻，质暗。酸枣仁20g，黄芪20g，茯神15g，川芎15g，知母15g，丹参20g，当归10g，白芍10g，远志15g，柴胡10g，百合15g，煅龙骨、煅牡蛎各15g，苏叶15g，黄芩10g，浮小麦30g，砂仁10g，山药10g。7剂，水煎服，1日1剂，分3次服用。以后一直以上方稍作加减辨治，患者服药并无间断，1个半月后症状已近消失。

按：酸枣仁汤为养血调肝安神的代表方剂，并不只限于更年期综合征患者，其在临床应用极广，正如张仲景《金匮要略》中云："虚劳虚烦不得眠，酸枣仁汤主之。"凡是以虚烦不眠为主症者都可以加减本方灵活运用。本病案患者刚过七七，正值天癸将竭，任脉亏虚之时，其肝血亏虚，血不养心，虚热扰心，心神不宁而导致虚烦不眠、乏力、胸闷、多虑、情绪不稳定、易激动等一系列更年期综合征。故应养心安神，补血调肝，清热除烦，使肝血足，心神宁，虚烦除，诸症得解。方中重用酸枣仁，以其性味甘平，入心肝之经，养血补肝，宁心安神，为君药；茯神、远志、煅龙骨、煅牡蛎宁心安神；川芎、柴胡调畅气机，疏达肝气；知母、山药滋阴清热；白芍养血敛阴；当归、丹参、苏叶养血活血，除烦安神；百合养阴，清心安神；黄芩清热安神；浮小麦益气阴，除虚热；黄芪益气补血；砂仁行气宽中。诸药相伍，一则养肝血以宁心神，一则清内热以除虚烦。共奏养血安神，清热除烦之功。

病案3 患者，女，32岁。2006年11月12日初诊。人流手术后失眠3月余，多梦，易醒，醒后难以入睡，神疲食少，伴脱发。经前腹痛，月经量正常，且不能久立，腰酸痛。近1个月来夜间偶有心悸，心前区压痛，头昏，大便不干，舌红，苔薄，脉细。此由流产后气血亏虚，兼肝肾损伤，而致虚烦不眠。治以益气补血，佐以补肝肾，清热祛瘀。宜用归脾汤佐以补肝肾，清热祛瘀之品。药用党参15g，黄芪15g，白术15g，当归10g，酸枣仁30g，茯神15g，远志10g，杜仲15g，枸杞15g，丹参15g，栀子10g，生首乌20g，生地黄20g，延胡索16g，炙甘草6g。7剂，水煎服，1日1剂，分3次服用。

二诊：2006年11月19日。服完上方后仍有腰酸，多梦，余症好转。舌红，苔薄白，脉细。仍守上方加龙齿15g，柏子仁15g，菟丝子15g，鹿角胶10g（烊化）。服药15剂，水泛为丸，1日服3次。上方丸药服完后，患者精神转佳，诸症好转，但自述工作易劳累，时感乏力，再以补中益气丸两瓶口服。

按：心脾气血两虚证所致的失眠不只限于流产或分娩的患者，临床运用时应以心悸失眠，体倦食少或便血、崩漏，舌淡，脉细弱等为用药依据而灵活加减。妇女一般在产后（包括流产）有多虚多瘀的特点，多虚一是指气血耗损而虚，二是指肾虚，三是指阴虚；多瘀一般是指滞留在胞宫中的余血浊液瘀阻胞宫。本病案患者因为气血虚，血不养神而出现心悸，失眠；肾虚而脱发，腰酸；血瘀而经前腹痛。应以扶正为主，兼以祛邪，治以益气补血，佐以补肝肾，清热祛瘀。方中党参代替人参"补五脏，安精神，定魂魄"，可补气生血，养心益脾；黄芪、白术助党参益气补脾；当归滋养营血，养血补心；酸枣仁、茯神、远志宁心安神；杜仲、枸杞、生首乌补肝肾，益精血；栀子、生地黄清热泻火除烦；丹参、延胡索活血止痛；炙甘草益气补中，调和诸药。一诊后诸症好转，但仍有多梦，为心神失养之象，肾位于腰部主骨，肾虚则出现腰酸等症，故用龙齿镇惊安神；柏子仁养心安神；菟丝子、鹿角胶补肝肾，益精血。脾主运化，为后天之本，气血生化之源，补中益气汤在四君子汤的基础上，再加黄芪、升麻、柴胡、当归、陈皮等药组成，在益气健脾之中，又增升阳举陷之功，并可调理气血，为补中益气之经典方剂，患者后期主要以气虚为主，故用本方给予巩固。

（二）舒郁安神

患者，女，45岁，2014年5月11日初诊。诉失眠10年，服中药数年效果不佳，服安眠药可入睡。刻下症见：失眠多梦，头昏，脾气急躁。舌暗淡，苔薄白，有齿痕，脉弦细。治以柴胡疏肝散合越鞠丸加减。处方：黄芪30g，党参15g，白术15g，陈皮10g，制香附10g，川芎10g，苍术10g，神曲10g，柴胡10g，枳壳10g，百合15g，怀牛膝15g，夜交藤30g，枣仁30g，淫羊藿10g，白芍10g，龙齿30g，炙甘草6g，7剂，水煎服。每日1剂，分2次服用。

5月18日二诊：患者诉服药期间睡眠好转，入睡易，每晚能睡5～6h，多梦。舌暗淡，苔白，边有齿痕，脉细。治以前方去龙齿，加煅龙骨、煅牡蛎各30g，灯心草3g，龙眼肉15g，7剂。水煎服。三草安神胶囊2瓶，按说明书服用。

按：肝禀春木之性，性喜条达，主疏泄，藏血舍魂，主理一身情志活动。随着社会节奏的加快，人们在各方面的精神压力也随之增加，极易引起精神情志失常，直接影响肝主疏泄的功能。肝失疏泄，从而产生气滞、痰阻、火郁、血瘀、食积等病理产物而致不寐。柴胡疏肝散为疏肝理气之代表方剂，越鞠丸则以理气为主，通治六郁。加黄芪、党参、白术益气健脾，淫羊藿温补肾阳，先后天并补，健脾通阳，助周身气血运行，亦有"见肝之病，知肝传脾，当先实脾"之意。龙骨味甘涩，性平微凉，入心、肝、肾经。《名医别录》谓其"疗心腹烦满，四肢痿枯，汗出，夜卧自惊，……，养精神，定魂魄，安五藏"。牡蛎性味咸，性平微寒，入肝、胆、肾经。二药皆有平肝潜阳，镇心安神之功，相须为用，以达到潜阳敛阴，镇静安眠之效。正如张锡纯云："龙骨入肝以安魂，牡蛎入肺以定魄。魂魄者，心神之左辅右弼也。"患者以肝郁为主，但失眠仍为心血不足、神明受扰所致，所以治疗时配伍酸枣仁，取其味甘酸，性平，专入心、肝之经，养血补肝、宁心安神，佐以夜交藤养心宁神。

（三）化瘀安神

患者，男，53岁，2014年5月11日初诊。诉失眠数年，加重4年。近期出国归来眠差易醒，多梦，乏力，平素易紧张，自汗出，纳差，便溏。舌质暗红，苔薄白，舌底络脉青紫，脉弦细，尺脉弱。治以酸枣仁汤化裁。处方：枣仁30g，川芎10g，知母10g，茯神15g，百合15g，灯心草2g，煅龙骨、煅牡蛎各30g，浮小麦30g，苍术10g，白芷10g，制香附10g，神曲10g，龙眼肉15g，淫羊藿15g，丹参 10g，（另冲服）三七粉 2g，7 剂，水煎服。每日 1 剂，分 2 次服用。三草安神胶囊 2 瓶，按说明书服用。

5 月 20 日二诊：患者诉失眠缓解不明显，近期焦虑、紧张、心慌，易汗出，湿疹瘙痒。舌暗，边有齿痕，苔薄，舌底络脉青紫，脉弦细，尺脉弱。治以交泰丸合补中益气汤化裁。黄芪 40g，白术 15g，陈皮 10g，升麻 10g，当归 10g，丹参 10g，枣仁 30g，葛根 30g，白芷 10g，熟附子片 10g，黄连 10g，肉桂 10g，苍术 10g，夜交藤 30g，百合 15g，党参 15g，地肤子 15g，煅龙骨、煅牡蛎各 30g，炙甘草 6g，（另冲服）三七粉 2g，7 剂，水煎服。服法同前。

6 月 1 日三诊：患者诉睡眠改善，每晚能睡 6～7h，醒后可睡，乏力好转。舌质紫暗，苔薄白，后舌底络脉青紫好转，脉弦细。治以前方去白术，葛根，苍术，夜交藤，百合，地肤子，炙甘草，加焦白术 15g，砂仁 10g，焦山楂、焦神曲各 10g，栀子 10g，生甘草 6g，10 剂，水煎服。每日 1 剂，分 2 次服用。

按：黄连苦寒，善于清心热，泻心火；肉桂温热，擅长和心血，补命火。黄连、肉桂伍用，曰交泰丸，寒热并用，相反相成，并有泻南补北、交通心肾之妙用，故可治心肾不交、怔忡失眠。附子，辛、甘、热，上助心阳、中温脾阳、下补肾阳，为回阳救逆之要药。附子和肉桂均为温里药，有补火助阳、散寒止痛之功，但附子性烈，能回阳救逆，肉桂性缓，可引火归元。两药相须为用，温肾助阳，引火归元，而能振奋阳气，鼓舞血行。《医林改错》中有"不寐一证乃气血凝滞"之说。瘀血不去，则新血不生，血不能正常地发挥其濡养功能，以致心神失养，导致睡眠障碍。丹参功擅活血化瘀，又能凉血消痈、养血安神，有化瘀而不伤气血之特点；三七能止血化瘀、消肿止痛，有止血而不留瘀之特点。二药合用，相辅相成，使活血化瘀通络之力倍增。酸枣仁养心血、安心神，与丹参合用，清养与活血并举，共奏养血活血，清心除烦安神之效。补中益气汤一则补气健脾，使后天生化有源；一则升提中气，恢复中焦升降之功能。诸药相伍，攻补兼施、寒热并用、气血双调、先后天兼顾，既补气血之不足，又去瘀血之阻滞，使阴平阳秘，阴阳相交，气血调和，心神得养，卧寐得安。

治疗失眠应首辨病势缓急，对于失眠症状较重甚则彻夜难眠者，遵循"急则治其标"的原则，治以重镇安神，选用龙骨、牡蛎、琥珀等药，必要时配合使用镇静催眠类西药。当病情稳定，处于缓解期，或失眠不甚严重时，予以养心安神以治其本。在药物治疗的同时，重视精神调摄。《素问·上古天真论》："恬淡虚无，真气从之，精神内守，病安从来。"《素问·汤液醪醴论》："精神不进，志意不治，病乃不愈。"同时还需要注意精神治法，消除顾虑及紧张情绪，保持心情舒畅，也是治疗失眠的重要方法之一。在治疗过程中，要仔细问诊，认真倾听，了解失眠发生的原因，尤其是精神方面的诱因，耐心开解患者，不仅用药物治疗，还要进行心理疏导。嘱患者调畅情志，注意睡眠卫生，养成良好的睡眠习惯，适度锻炼，拓展兴趣范围等，多种疗法配合，效果明显。采取灵活的辨证论治不仅有利于缓解入睡困难、延长睡眠时间、改善睡眠质量，更有利于促进机体免疫功能的恢复、提高生活质量、减少并发症的产生。

（四）滋阴安神

患者，女，会计，52 岁。2006 年 9 月 13 日初诊。自述睡眠不佳，时好时坏，心烦尤甚，伴潮热盗汗。近期晨起自觉头昏，时有耳鸣，颈部偶有轻微掣痛。二便尚可，纳可，舌尖红，少苔，脉弦细。此由肾阴亏损，不能上济于心，心火炽盛，不能下交于肾。治以补心安神，滋阴清热。宜用天王补心丹加减。生地黄 15g，枣仁 30g，柏子仁 15g，百合 15g，远志 15g，法半夏 6g，厚朴 12g，太子参 15g，山药 15g，浮小麦 20g，龙齿 10g，沙参 10g。7 剂，水煎服，1 日 1 剂，分 3 次服用。

二诊：2006 年 9 月 27 日。服完上方后，诸症减轻，偶有头昏，舌尖红，苔薄白，脉弦细。仍守上方，去太子参，加丹参 15g，苍术 15g，龙眼肉 15g。5 剂，水煎服，1 日 1 剂，分 3 次服用。上方加减，服药 20 余剂，诸症平复，恢复日常工作。

按：患者年过七七，天癸将竭，肾精不足，加之职业为会计，平素思虑过度，易耗伤阴血，血少阴亏，阴虚生内热，虚火上扰心神，神不守舍而使心烦失眠，潮热。肾主骨，开窍于耳，肾虚则出现耳鸣等症状。舌尖红亦为心火上炎之象。方中生地黄能上养心血，下滋肾水，并可清泄虚火，使心神不为虚火所扰而宁静，使精关不为虚火所动而固秘；枣仁、柏子仁养心安神兼润燥；远志、龙齿安神定志；百合清心安神；沙参、山药滋阴清热，壮水制火；法半夏、厚朴燥湿健脾行气；浮小麦益气阴，除虚热。服上方后，患者偶有头昏，为心血不足，髓窍失养之故，加以龙眼肉补益心脾，养血安神；丹参补血和血，养心除烦；加以苍术燥湿健脾行气，使补而不滞，故去生津之太子参，防湿邪留滞。诸药合用，共奏滋养心血，益水降火，宁心安神之效。

　　失眠症给人们正常生活、工作、学习带来很大困扰，也会进一步导致心理和身体健康问题的发生。中医治疗失眠有独特的优势，探讨失眠的中医证治具有很大的临床价值。根据多年研究和临床经验，对于失眠的治疗主要从心入手，以调理肝、脾、肾为主，临床采用补心安神、健脾益气、调补肝肾的原则以调整人体脏腑气血的功能，使脏腑阴阳归于平衡。临证常以酸枣仁汤、归脾汤和天王补心丹为主方随症加减，使心神得养，肝、脾、肾得调。除此之外，还可根据患者具体情况灵活辨证用方，如肝郁化火者，多选用丹栀逍遥散加减；如心脾两虚以脾气虚为主者，多选用补中益气汤加减；如心肾不交以肾阴不足为主者，常选用六味地黄丸加减等。

第十二节　从脾肾论治学生不寐

　　"不寐"一词出自《难经·第四十六难》，不寐证在《黄帝内经》中被称为"目不瞑""不得眠""不得卧"。临床以不易入睡，睡后易醒，醒后不能再寐，时寐时醒或彻夜不寐为证候特点，日间可伴精神不振，反应迟钝，乏力烦躁等。此病多由阴血不足，心失所养，或心脾不和，或水火失济所引起，久病肾阳虚衰，阴阳离位。极少部分也由感受外邪，营卫失调，扰动心神而致。

　　不寐证在大学生中已然是高发证候，令学生处于"亚健康"状态。而今的大学生常常处于焦虑不安之中，被求学、求职、家庭等诸多因素困扰，忧虑过度，以致不寐证频发，且呈逐年上升趋势。学生不寐证的常见病因病机如下。

一、脾虚失养，心脾两虚

　　《景岳全书·不寐》指出："劳倦思虑太过者，必致血液耗亡，神魂无主，所以不眠。"思虑过度，脾虚血亏，心所失养，致心脾两虚。脾虚气血不足，无以奉养心神，心神不宁则致不寐。正如《景岳全书·不寐》中说："无邪而不寐者，必营血之不足也，营主血，血虚则无以养心，心虚则神不守舍。"故《医宗金鉴》云："中土为四运之轴，上输心肺，下益肝肾，外灌四旁，充养营卫，脾胃健运，则谷气充旺，可令五脏皆安。"

二、肾水不足，水火不济

由于各种原因（先天不足、房劳过度等）而致肾阴亏损，肾水不足，真阴亏虚，不能上济于心阴，心肾不交，水火不济而致不寐。《景岳全书·不寐》载："真阴精血之不足，阴阳不交，而神有不安其室耳。""有因肾水不足，真阴不升，而心阳独亢者，亦不得眠。"心主火，肾主水，心火下降，肾水上升，水火既济，心肾交通，睡眠才能正常。元代朱丹溪《格致余论》曰："人之有生，心为之火居上，肾为之水居下，水能升而火能降，一升一降，无有穷已，故生意存焉。"《清代名医医案精华·陈良夫医案》论述道："心火欲其下降，肾水欲其上升，斯寤寐如常矣。"又如清代《张聿青医案》云："水火不济，不能成寐。"

三、肾阳虚衰，阴阳离位

清代郑钦安《医法圆通》："不卧一证……因内伤而致者，由素秉阳衰，又因肾阳衰而不能启真水上升以交于心，心气即不得下降，故不卧。"清代汪蕴谷《杂症会心录》不仅阐明了"其人本体阳虚，虚阳浮越而不寐"，且提出治疗"又宜归脾、八味之属，阴阳相济，益火之源。盖阳生则阴长，逆治则火藏而心神自安其位耳"。说明肾阳虚衰，阴阳离位也是不寐证常见病因之一。

◇ **验案举隅：**

病案1　患者，女，20 岁，湖北人，学生，2014 年 11 月就诊。主诉：失眠 2 年余，加重 3 月余。患者诉 2 年前高三时因学业紧张，即出现夜间睡眠欠佳，未曾注意，渐行加重，曾多次到医院治疗，间断好转复又发作，后辗转多处求治，用过中药、西药，均效果欠佳。此次入学以来仍然入睡困难，或睡中多梦，或易醒，或醒后再难入睡；晨起乏力无神，精神萎靡，注意力下降，胃纳不香；近日发现体重也在下降，面色无华，便稀溏，1～2 次 /d；舌淡，苔薄白，脉沉细。详询患者主诉及求治过程，认为患者舌淡，苔薄白，脉象沉细无力，发病于高考前，当属思虑过度所致的"不寐证"中的心脾两虚型。治当补益心脾，养血安神，拟柴芍归脾汤加味，处方：太子参 30g，炙黄芪 30g，炒白术 20g，茯神 15g，炒酸枣仁 20g，木香 10g，当归 15g，远志 15g，夜交藤 12g，山药 20g，炒柴胡 15g，白芍 15g，炙甘草 10g，3 剂 /d。服用 7 剂后，病情好转。继服原方 20 剂，病愈。

按语：此患者学习压力大，思虑过度，脾虚心失所养，心脾两虚而发不寐。因此在治疗上采用了补养心脾、益气、安神之柴芍归脾汤加减治疗本病，取得了较好的效果。归脾汤是我国中医药中著名的补益剂，历经 70 余年，临床应用仍然效用不减。方中党参、白术、黄芪益气健脾；远志、炒酸枣仁、茯神、夜交藤养心安神；当归滋阴养血；木香、柴胡、白芍行气舒脾，使之补而不滞；甘草甘缓和中。其中强调酸枣仁需用炒的，立论源自《本草图经》云："睡多生用，不得睡炒熟。"全方以补气健脾为主，助阳而阴生，补气以生血，以达养心之目的。

病案 2　患者，男，21 岁，河南人，学生，2015 年 3 月初诊，主诉：眠差多梦 4 年余，加重 1 个月。诉初中时即有夜眠梦多，盗汗，记忆力下降等诸多不适，未曾求医。近 1 个月来因为考试，夜间伏案学习，甚而彻夜不休，导致无法入睡或入睡困难，梦多，日间出现头晕耳鸣，口燥咽干，精神萎靡，烦热健忘，时有梦遗，腰膝酸软。舌尖红，苔少，脉细数。追述病史后认为患者乃阴虚体质，加之长期熬夜，耗伤肾阴而致心肾不交的不寐证，此乃"心中烦，不得卧"。治宜滋阴降火，交通心肾，拟方黄连阿胶汤加味，处方：黄连 10g，炒黄芩 15g，白芍 15g，牡蛎（先煎）60g，生地黄 15g，丹皮 10g，鸡子黄（兑服）1 枚，阿胶（烊化）15g，每日 3 服。服用 3 剂后睡眠好转，再服 30 余剂，诸症自愈。并嘱其改变作息习惯，随访未再复发。

按语：黄连阿胶汤为治少阴热化证名方，出自《伤寒论》："少阴病，得之二三日以上，心中烦，不得卧，黄连阿胶汤主之。"陈修园谓："下焦水阴之气，不能上交于心火……上焦君火之气不能下入于水阴。"水亏于下，火炎于上，水不得上济于心，火不得下降以温肾，水火不能相济而致不寐。所以强调滋阴与清火并用，故选黄连阿胶汤加味。方中黄连、黄芩清心火，除烦安神；阿胶滋养肾水，吴鞠通曰："黄芩从黄连，外泄壮火而内坚贞阴；芍药、阿胶，内护真阴而外悍亢阳。"鸡子黄佐连、芩滋阴润燥，养血熄火；白芍和营，助鸡子黄、阿胶滋阴育肾；牡蛎潜阳安神；生地黄、丹皮滋肾降火，则水升火降，水火交，阴阳和，阴虚阳亢之浮阳潜藏，阴气滋生，而神自安。

病案 3　患者，女，26 岁，甘肃人，学生，自幼体弱怕冷，易感冒，1 年前因为考研焦虑过度，眠差，夜尿多，四肢冷，记忆力明显下降，未曾就医，自己购买中药口服，症状不减，至今冬症状日重，就诊时主诉眠差，甚至通宵不眠，夜尿每晚 2～3 次，面白，便溏，2～4 次 /d，畏寒肢冷，易腰膝酸痛，遇劳累则精神萎靡不振，舌质淡胖，脉细弱。追述病史后认为患者素体阳虚延治，舌质淡胖，脉细弱，乃肾阳久虚，阴阳离位而引起不寐诸证俱发。此乃命门火衰，阳气虚弱，心失温养之证。治宜振奋肾阳，温养心神，方用真武汤和桂枝加龙骨牡蛎汤加味。首方予：制附片（先煎 4h）10g，茯苓 15g，白芍 15g，炒白术 15g，桂枝 10g，煅龙骨（先煎）60g，煅牡蛎（先煎）60g，党参 15g，黄芪 15g，肉苁蓉 30g，生姜 2 片。首诊连服 10 剂，症状明显缓解，大便 1 次 /d，可以间断入睡，肢末渐暖。加炙远志 10g，再服 20 剂，诸症好转。

按语：本病阳虚日久，心神失养，阴阳因虚而移位发生不寐证。《难经》："阴在内，阳之守也，阳在外，阴之使也。"肾阳久虚，心阳不足，而致"阴乘阳位"。《素问·生气通天论》说："阳气者，精则养神。"真武汤出自《伤寒论》，有益阳气，散寒湿之功，是治疗脾肾阳虚的主要方剂；桂枝加龙骨牡蛎汤出自《金匮要略·血痹虚劳病脉证并治第六》，有调阴阳，和营卫，交通心肾之功效。本方中以附片为君药，温肾助阳，兼暖脾土；臣以党参、茯苓、黄芪及肉苁蓉，健脾益气、温心肾之阳；桂枝汤调阴阳，龙骨、牡蛎潜镇固涩安神，则阳能固、阴能守，《伤寒贯珠集》云桂枝、甘草可以复心阳之气，助阳可生阴；龙骨、牡蛎镇静安神；白芍亦为佐药，其义有四：一者利小便以行水气，《本经》言其能"利小便"，《名医别录》亦谓之"去水气，利膀胱"；二者柔肝缓急以止腹痛；三者敛阴舒筋以解筋肉眴动；四者可防止附子燥热伤阴，以利于久服缓治；佐以生姜之温散，又助附子以温阳祛寒，全方配伍使阳虚得补，心神得养，标本兼治。

历代医家对于失眠论治颇详，但学生的不寐证病因多为脾虚心失所养或肾阴虚水火不济或肾阳虚衰，最后均可累及于心。证候特点为本虚表实，本虚为营血不足，脑失所养或阴虚不能纳阳致阴阳不济或阳虚心神失于温养。《素问·灵兰秘典论》记载："心者，君主之官也，神明出焉。""心藏神"，心主神明，神安则寐，神不安则不寐。"血舍魂"，脾虚则血亏而至不寐，心神不安，如《景岳全书·不寐》云："劳倦思虑太过者，必致血液耗亡，神魂无主，所以不眠。"又如《类证治裁·不寐》说："思虑伤脾，脾血亏损，经年不寐。"故临证多见心脾两虚等。

对学生不寐证的辨证宜遵循以下几个重点：一是辨轻重，二是辨虚实，三是辨受病脏腑，四是注意舒畅情志。辨病辨证，证候结合，因时因地因人制宜，勤诊勤思则验效。

第十三节　从心肝论治不寐

不寐，现代医学称其为失眠，是指尽管有合适的睡眠机会和睡眠环境，依然对睡眠时间和（或）质量感到不满足，并且影响日间社会功能的一种主观体验，但也不能单纯依靠睡眠时间来判断是否存在失眠。目前，临床推荐使用的药物主要包括短、中效的苯二氮䓬类受体激动剂、褪黑素受体激动剂、具有镇静作用的抗抑郁药等。但是，其或多或少都会产生日间倦怠、头脑昏蒙、食欲不振、认知功能减退、潜在的依赖性等不良反应。而中医药治疗不寐有着数千年历史，如《黄帝内经》称不寐为"不得眠""不得卧""目不瞑"等，其《灵枢·邪客第七十一》就提出了对阴虚故目不瞑的治法，其云："补其不足，泻其有余，调其虚实，以通其道，而去其邪。饮以半夏汤一剂，阴阳已通，其卧立至。"此半夏汤是《黄帝内经》仅有的十三方之一，被后世习称为半夏秫米汤；《金匮要略》中有虚劳虚烦不得眠，酸枣仁汤主之，还有用桂枝龙骨牡蛎汤治疗不寐、梦交等症；《备急千金要方》中有温胆汤治疗痰热不眠等，后世医家治疗失眠症，多取之于此，其疗效确实，不良反应少，在不寐的辨证论治中发挥着重要的作用。

一、情志不畅、肝失疏泄是不寐的关键病因

《伤寒论·辨不可下病脉证并治》里"怅怏不得眠"所提到的"怅怏"，是关于不寐情志致病最早的文献记载。《张氏医通·不得卧》云："平人不得卧，多起于劳心思虑，喜怒惊恐。"不寐的发生与情志的失常息息相关。由于社会多方面的压力，人们容易出现焦虑、抑郁、担忧、恐慌等心理反应，常会因为宣泄不及而导致失眠。肝主疏泄，主藏血，肝之疏泄可调节气机，使人的心情豁达，气道通，则营卫之气各循其道，阴阳相贯，如环无端，昼明夜瞑。百病生于气也，倘若肝之疏泄失职，气机瘀滞，难以促进血行及津液的布散，形成气滞、火、痰、瘀等病理产物，干扰人体的正常功能，加深脏腑经络之气血津液的瘀滞程度，扰乱神明，就会引发不寐，当然，不寐日久，必致情志怅怏，又反过来加重肝郁，使病程延长，缠绵难愈。

二、心神不宁贯穿始终

七情太过或不及，个体生理、心理适应能力和调控能力低下，可直接伤及内脏，而心藏神，为五脏六腑之大主，故情志所伤首先影响心神，其本必归于心。《类经·疾病类·情志九气》云："情志之伤，虽五脏各有所属，然求其所由，则无不从心而发。"在生理情况下，心主血脉，脉舍神，阴血充足则神君安居其位，主宰人体的生命活动，包括情志的产生与调节，心理状态的宁静怡然，都离不开神的统帅。而血是机体精神活动的主要物质基础，若心血耗损，不能化神养神，血脉不利，神无所附，则心神不宁，贯穿不寐始终。

三、阳盛阴衰，阴阳失交是不寐的基本病机

《类证治裁》云："不寐者，病在阳不交阴也。"人的睡眠与天地昼夜节律相应，阴阳消长使然。肝体属阴，其用属阳，正常情况下，人静则血归于肝，肝为刚脏，内寄相火，需要肝阴肝血的滋养，约束肝气升发太过，削减其刚强急躁之性；人动则血运于诸经，肝血由营达卫，肝阳得以复动；由此，阴阳得以平衡，而昼精夜瞑，起卧如常。若肝阴不足，相火妄动，则阴阳失调，无以交泰，为不寐发病的根源。

四、心肝合治，魂藏神安则寐

心藏神，主宰意识、思维、情感等精神活动；肝主疏泄，调畅气机，维护情志的舒畅；二者共同维持正常的精神活动。肝藏血，血舍魂，魂乃神之变，魂发于心而受于肝，其活动"随神往来"，并以肝为居，以肝血为依托，随寤寐而有动静。张景岳在《黄帝内经》的基础上又指出："魂之为言，如梦寐恍惚，变幻游行之类皆是类也。"魂随神生，随神而灭，若魂不随神，神不安则不寐。而七情反应太过或不及，导致脏腑气机紊乱，气血运行失常，又可通过多种途径造成心神不安、阳不入阴而不得卧。因此，治疗时应适当加入养肝血、柔肝阴、敛肝气、潜肝阳之品以使肝木曲直，肝性柔和，并佐以养心安神之药，使魂藏神安而寐。

◇ **验案举隅：**

病案1　患者，女，27岁，2017年3月7日初诊。主诉：失眠1年余。患者诉婚后1年多来睡眠欠佳，入睡困难，易醒，醒后难复眠，素来性情急躁，易生气，月经周期规律，经量少，色稍暗，痛经，面色无华，纳可，大便偏干结，3d一行。舌红，苔薄微黄，脉细稍弦。西医诊断：失眠；中医诊断：不寐，证属

心肝血虚，治宜养血调肝，清心安神。方药：酸枣仁汤合柴胡疏肝散加减。柴胡15g，白芍15g，枳壳10g，川芎10g，当归10g，合欢皮15g，生晒参10g，丹参10g，炒栀子10g，苍术10g，焦麦芽、焦神曲、焦山楂各10g，酸枣仁30g，制香附10g，夜交藤20g，生地黄15g，百合15g，炙甘草6g，大枣15g。7剂，每日1剂，煎药取汁600mL，分3次温服。嘱其畅情志，慎起居。复诊时诉失眠有所改善，前方加减，再服35剂后，不寐乃愈。

按：《辨证录·不寐门》曰，"气郁既久，则肝气不舒，肝气不舒，则肝血必耗，肝血既耗，则木中之血上不能润于心，而下必取汲于肾。"青年女性患者情志不舒，宣泄不及，日久化火伤阴，血液亏耗而引起月经过少、便秘等症；气滞易形成血瘀，冲任受阻，导致痛经、经色暗。阴血损耗，心神失养，乃发不寐。方中重用酸枣仁养血补肝、宁心安神，夜交藤养心安神，同为君药；臣以生地黄、百合、当归滋养阴血，清心安神，柴胡、香附、枳壳疏肝解郁，行气调经，丹参、川芎调肝血，与酸枣仁相伍，寓散中有收、补中有行之意，栀子清透郁热，解郁除烦，《伤寒论》中就有栀子豉汤治"虚烦不得眠"的记载，合欢皮解郁安神，与夜交藤配伍，疏解肝郁而除烦，愉悦心志而安神，为常用舒郁安神药对，甘草、大枣调和药性，与白芍、酸枣仁相合酸甘化阴，养肝之体、利肝之用，且防辛香之品耗伤气血。追问病史，患者年前刚分娩，加以生晒参调补元气。全方共奏养血疏肝、清心安神之效。

病案2　患者，女，36岁，2017年9月26日初诊。主诉：失眠半年余。患者自诉半年来工作压力加大而出现夜眠欠安，入睡困难，易惊醒，醒来多在子丑时，醒后难以复眠，自觉焦虑心烦，月经血块多，色质尚可，纳可，二便调。舌边尖红，苔中根部略黄，边有齿印，脉弦细。西医诊断：失眠，中医诊断：不寐。证属肝火扰心，治宜平肝潜阳，清心安神。方药：柴胡加龙骨牡蛎汤加减。柴胡10g，枳壳10g，白芍10g，桂枝10g，郁金10g，百合15g，苍术10g，夜交藤20g，酸枣仁20g，生晒参10g，党参10g，太子参10g，沙参10g，煅龙骨15g，煅牡蛎15g，淫羊藿15g，焦山楂、焦麦芽、焦神曲各10g，龙眼肉15g，大枣10g，炙甘草6g。7剂，煎服法同上。

二诊（2017年10月8日）：服上方后睡眠较前改善，时好时差，日间精神欠佳，平素工作易紧张，食欲缺乏，二便如常。舌红，苔薄白，边稍有齿痕。处方：宗上方加川芎10g，生地黄15g，黄芪30g，当归10g，14剂，煎服法同上。

服药 2 周后，失眠较前改善明显，已能安然入睡至卯时（5：00—7：00），续方 7 剂痊愈。

按：《症因脉治·内伤不得卧》指出，"肝火不得卧之因，或因恼怒伤肝，肝气怫郁，或尽力谋虑，肝血有伤。肝主藏血，阳火扰动血室，则夜卧不宁矣。"患者由于工作压力大，易紧张焦虑，心中烦闷，神明受扰，其夜必辗转难眠，而子丑时肝胆经当令，此时易惊醒为相火妄动，阳盛阴衰，阴阳失交。《医宗金鉴》曰："心静则神藏，若为七情所伤，则心不得静而躁扰不宁也。"张介宾曾指出："心为事扰神动则不寐也。"然神气受损，则五脏精气随之流失不止，气血阴阳失和而不得眠。方中柴胡、枳壳一升一降，共奏升清降浊之功，桂枝、芍药调和营卫，与柴胡、酸枣仁相伍，平肝养阴安神，煅龙骨、煅牡蛎镇心安神，潜阳摄纳，百合、郁金清心安神，夜交藤养心安神；苍术、龙眼肉健脾益气，焦山楂、焦神曲、焦麦芽消积化滞，生晒参、太子参、党参、沙参、淫羊藿调和阴阳。二诊时热势已有下降之趋，气虚显现，阴血暗耗，遂加用当归补血汤补益气血，川芎活血行气，生地黄滋阴，疗效确著。

随着社会竞争的越发激烈，失眠的发病率也逐渐增高，据流行病学调查显示，大约有 90% 的人易受情志影响。情志所伤引发的失眠具有长期刺激或强烈刺激的特点，与患者自身情绪调节能力较差也有关。王孟英曾言："七情之病，必由肝起。"肝之病首发即为肝气之郁，日久则兼夹血虚、阴虚、血瘀、食积等，因此在治疗不寐时，处方用药在古方的基础上多有拓展，且十分重视补虚，强调"气血阴阳同调，心肝合治"；药物以外，适当运用"以情胜情"的方法，中医学认为情志既可致病，也可治病，如《素问·阴阳应象大论》中就有"怒伤肝，悲胜怒""喜伤心，恐胜喜"之说，据此也或有良效，这些都值得临床借鉴与应用。

第十四节　睡眠与抑郁症

睡眠是人类生活必不可少的生理活动。但是随着社会的迅速发展、环境的变化以及压力的增大，越来越多的人出现睡眠障碍，尤其是失眠，严重影响了人们的生活质量。抑郁症在我国乃至世界是高发性的精神疾病，而睡眠障碍是抑郁症最常见的伴随症状之一，主要表现为入睡困难、睡眠呼吸暂停、早醒以及总睡眠时间减少等。流行病学表示，睡眠质量差的人群有50%～90%被诊断患有抑郁症，此外，普通人群研究显示，有20%的抑郁症患者主观抱怨失眠。有文献报道，睡眠紊乱可增加抑郁症患者自杀的风险。故研究开发出治疗抑郁症的药物以及改善睡眠质量的方法极为迫切。

一、睡眠与抑郁症的关系

探讨抑郁症的睡眠问题成为人们讨论的热点，睡眠障碍是否会导致抑郁症的发生或者抑郁症是否会引起患者的睡眠紊乱，又或者睡眠紊乱与抑郁症是否同时存在，两者之间的关系尚未清楚。王彦芳等对202例伴发睡眠障碍患者、116例不伴发睡眠障碍患者和243名正常人进行认知功能损害评估，采用重复性成套神经心理状态测验与17项汉密尔顿抑郁量表，发现伴有睡眠障碍的抑郁症患者比不伴有睡眠障碍的抑郁症患者的抑郁症状更严重。另有调查显示，发生睡眠障碍的人患抑郁症的风险高于健康人群，抑郁症患者出现睡眠紊乱的频率高于正常人群。有研究发现，睡眠异常可能是抑郁症的发病机制之一，且通过改善抑郁症的睡眠结构可能改善抑郁症状。

（一）抑郁症的睡眠脑电图

目前，我们定义的睡眠分为两个时期：快动眼期（rapid eye movment，REM）和非快动眼期（non-rapid eye movment，NREM）。早在30多年前就有学者研究抑郁症患者的睡眠障碍问题，发现将抑郁症患者的睡眠时相提前可缓解并改善病情，而且与抗抑郁剂合用能缩短单用抗抑郁剂的生效时间并使疗效延长2～4倍。将睡眠时相提前来治疗抑郁症，其依据是将抑郁症的昼夜节律和REM提前。胡义秋等对15例原发性失眠、25例抑郁症和14名正常人进行多导睡眠研究，发现原发性失眠和抑郁症组的睡眠潜伏期、觉醒总时间、睡后觉醒次数较正常组长，睡眠总时间、睡眠维持率、睡眠效率较正常组低，且抑郁症组REM时间和REM百分比显著高于原发性失眠组。说明原发性失眠与抑郁症具有一定的特征性，原发性失眠与抑郁症的快波睡眠特征有差异。国外一篇对抑郁症患者连续3周脑电图的研究报道显示，抑郁症患者REM期睡眠明显减少、REM睡眠潜伏期减少、NREM期睡眠改变，这可作为抑郁症睡眠障碍的特征性改变。

综上，抑郁症与睡眠具有不可分割的联系，关注两者间的脑电图研究对于分析两者的关系尤为重要。

（二）抑郁症睡眠障碍的生理病理学

抑郁症与睡眠障碍在神经递质上表现出共性，有研究显示，中缝核头部的 5- 羟色胺能神经元可能触发非快动眼睡眠，其尾部的 5- 羟色胺能神经元可能与快动眼睡眠的产生和维持相关；杏仁核中的 5- 羟色胺有明显的促眠效应。5- 羟色胺与其受体结合调控睡眠 – 觉醒周期在脑中不同部位发挥着不同的作用，有着特定的功能机制。而抑郁症患者脑中的 5- 羟色胺能神经传递明显降低，临床上应用广泛的抗抑郁药——选择性 5- 羟色胺重摄取抑制剂能增加突触间隙 5- 羟色胺含量，增强大脑内 5- 羟色胺的神经传递，从而起到抗抑郁作用。

多巴胺（dopamine，DA）不仅调控睡眠 – 觉醒周期，也参与抑郁症的生理病变。有研究显示，抑郁症患者的脑脊液中 DA 代谢产物含量比正常人低。缰核主要是通过对多巴胺能神经元活性的抑制来达到激活目的，在抑郁模型中可检测到外侧缰核的活性增加，当毁损外侧缰核或抑制缰核的活性时，大鼠的抑郁症状可逆转。经过长期应激处理边缘系统的大鼠 D1 受体密度增加，而对于长期接受抗抑郁药物治疗的大鼠，其 D1 受体密度下降。这说明 DA 对于抑郁症的生理活动有着重要的作用，脑中 DA 含量越高，代谢越快，抑郁症的症状越轻。

去甲肾上腺素（noradrenaline，NE）在抑郁症的生理病变及治疗中具有重要作用。抑郁症患者的 NE 较正常人低，单胺氧化酶抑制剂与三环类抗抑郁药物通过提高突触后 NE 浓度而发挥抗抑郁作用。研究证实，快动眼睡眠剥夺可使大鼠蓝斑中的神经元活性增强，促进 NE 的合成与释放，使其转运体 mRNA 表达升高，说明快动眼睡眠剥夺抗抑郁的作用机制之一可能是增加 NE 转运体的表达。

睡眠障碍与抑郁症在基因水平上也表现出密切关系。研究表明，miRNA–182 基因与昼夜节律的调节密切相关。抑郁症患者血清中存在 miRNA–182 基因的表达，由于 T 等位基因的存在，miRNA–182 基因出现不成熟表达，导致机体出现昼夜节律紊乱，并且还发现携带 T 等位基因的重症抑郁症患者出现迟发性失眠的风险较高，这可能是抑郁症患者发生睡眠障碍的机制之一。由此可见，抑郁症与睡眠障碍在基因水平上存在密不可分的联系。

二、睡眠剥夺对抑郁症的干预和相关性

早在 20 世纪 80 年代就有研究者发现睡眠剥夺可以快速改善抑郁症患者的抑

郁状态，且不良反应较一般抗抑郁药物少，据研究发现，睡眠剥夺快速治疗抑郁症的有效率为 60%，患者在恢复睡眠后，抑郁症状也恢复。近年来，有学者认为睡眠剥夺有效改善抑郁症状的机制是增加抑郁症患者的睡眠压力。

腺苷是人体重要的内源性物质，维持着细胞内环境的稳定。腺苷可调节单胺类神经递质的释放，尤其是 5- 羟色胺，腺苷与 A1 受体结合抑制 5- 羟色胺的释放，与 A2a 受体结合促进 5- 羟色胺的释放。有文献报道，大鼠慢性应激后腺苷浓度降低，与受体结合的平衡被破坏，低浓度的腺苷主要与 A1 受体结合，抑制 5- 羟色胺的释放，导致大鼠出现抑郁状态。睡眠剥夺后，腺苷的含量升高，高浓度的腺苷与 A2a 受体结合，促进 5- 羟色胺的释放，从而改善大鼠的抑郁行为。

曾有学者检测抑郁模型大鼠血清皮质酮和促肾上腺皮质激素含量，较正常对照组明显升高，经过睡眠剥夺后，两者的含量均减少，抑郁症状减轻。这是由于对大鼠进行长期慢性轻度不可预见应激，可使下丘脑 - 垂体 - 肾上腺系统处于高度亢进状态，促进血清皮质醇的分泌，而高水平的皮质醇可损伤海马神经元及结构。睡眠剥夺后，下丘脑 - 垂体 - 肾上腺轴活性降低，血清皮质醇含量减少，其损伤海马的程度降低。

多个学者对抑郁模型大鼠进行睡眠剥夺后，采用免疫组化法检测海马区的 Bcl-xl、Bcl-2、GDNF、BDNF、CREB 含量，发现睡眠剥夺组的含量高于抑郁模型组，而 Bcl-xl、Bcl-2 可激活相关基因转录，调节相关蛋白的表达，影响神经可塑性，达到抗细胞凋亡的目的，说明睡眠剥夺可通过抑制细胞凋亡起到抗抑郁作用。睡眠剥夺通过调节机体内神经递质及内分泌激素等快速减轻抑郁症状，但其确切机制还有待进一步研究。

第十五节　昼夜节律的临床应用

昼夜节律通常是指周期时间接近 24h 的生物节律，是一种生物为适应自然环境如光照、气温等节律性变化的影响，在进化过程中逐渐形成的机体内在的生物节律。现代医学注意到，药物在体内的吸收、分布、代谢和排泄等过程均受到生理昼夜节律变化的影响，胃酸分泌量、胃排空时间、血浆蛋白结合率、肾小球滤过率、尿液 pH 值以及肝脏和肾脏某些酶类的活性等均显示出昼夜节律性变化，从而不同程度地影响药物的吸收代谢和患者对药物的敏感性，直接影响药物作用的发挥。中医学从天人相应、阴阳消长、五行更替等角度，对昼夜节律有深刻的认识和详尽的阐述。

一、旦慧、昼安、夕加、夜甚——说明疾病的变化规律

"夫百病者，多以旦慧、昼安、夕加、夜甚"是《灵枢·顺气一日分为四时》对疾病昼夜变化规律的精辟论述。自然界昼夜阴阳消长变化影响人体阴阳变化，从而对不同阴阳属性的疾病会产生不同的作用，使得疾病在昼夜间不同的时间点，体现出不同的时间病理特征。发病在白昼者，病多在阳分；发病在夜间者，病多在阴分。《证治汇补·眩晕》中有眩晕发作昼夜不同的记载："有早起眩晕，须臾自定，日以为常，谓之晨晕，此阳虚也；有日晡眩晕，得卧少可，谓之昏晕，此阴虚也。"《吴鞠通医案·滞下》也指出："凡病日轻夜重者，皆属阴邪。"

另外，也可以根据症状发生或加重的时间来判断证候在气或在血。例如，《证治汇补·头风》认为："血虚者，朝轻夕重，气虚者，朝重夕轻。"一般的规律是：阳盛证候多加重于午时过后；阴盛证候多加重于子时之前；阳虚证候多缓解于午时前后，加重于夜间尤其是子时之后；阴虚证候多缓解于子时前后，加重于白天尤其是午时前后。究其原因，赵献可在《医贯》中总结到："阳病则昼重夜轻，阳气与病气交旺也。阴病则昼轻夜重，阴气与病气交旺也。"

二、诊法常以平旦——指导疾病的诊断

《素问·脉要精微论》中论及诊脉的最佳时机："诊法常以平旦，阴气未动，阳气未散，饮食未进，经脉未盛，络脉调匀，气血未乱，故乃可诊有过之脉。"阐述了依据人体的昼夜节律选择最佳时间诊断疾病的意义，成为后世医家临床诊断疾病非常重视的基本原则之一。由于人体生理功能和病理变化的昼夜节律性，平旦之时自然界昼夜相交，人体阴阳匀平，气血调和，五脏匀平，情志安定，内外环境相对稳定。此时观察和分析疾病，不论是脉象，还是疾病的其他征象，都能够反映最真实的信息。尤其是此时患者的脉象是生理、病理信息最为直接且灵敏的反映，有助于医生了解患者脏腑气血盛衰、胃气的多寡及病邪之所在。

"诊法常以平旦"诊病原则的提出，对于昼夜节律的临床应用，提高临床诊断

准确率和治疗效果具有实际意义。现代医学的诊断方法也常常考虑到人体生命活动的昼夜节律，根据生理活动昼夜周期性变动来确定疾病检查所依据的生理常数或正常值。另外，有些特殊的检查明确规定检测时间，如检测血糖、基础代谢检查、肝功能、尿常规、血沉等生理生化指标，也多规定在清晨空腹采集标本和检测，这些做法也充分体现了中医诊断学"诊法常以平旦"原则的科学性。

三、早暮合其时而治——指导疾病的治疗

清代名医徐灵胎在其著作《慎疾刍言》中指出，治疗疾病如果不应用到昼夜节律，"早暮不合其时，不惟无益，反能有害"。注重昼夜节律在疾病治疗中的应用是中医治疗学的一大特色，《素问·六节藏象论》对此论述到："谨候其时，气可与期，失时反候，五治不分，邪僻内生。"指出治疗疾病要考虑到时间变化对治疗的影响，合理选择最佳的治疗时机。子午流注、灵龟八法都是按时取穴的针刺疗法，就药物治疗而言，根据昼夜变化择时用药是中医时间治疗学的重要内容，是昼夜节律应用于临床实践的目的所在。根据人体生理和不同疾病变化的昼夜节律，结合药物的药性特点和证候的性质，综合考虑选择最佳给药途径和给药时间，能够最大限度地增强药物疗效，同时可以减少用药量和药物的不良反应。

《伤寒杂病论》中记载的许多方剂在其用法中都明确规定了最佳服药时间，例如以十枣汤治疗悬饮证，必须要在"平旦服"，其目的是借助平旦阳气升发之际空腹服用，能够使药力迅速发挥，以达到攻逐水饮的目的。薛己在《校注妇人良方》中也认为，补中益气汤、金匮肾气丸、六君子汤等益气、温阳、健脾、补肾方药，在清晨至上午阳气生发之时服用效果最佳。再如《证治准绳》所载"鸡鸣散"功能祛湿化浊、行气解郁、通络除滞，顾名思义当在平旦鸡鸣时服用效果最佳。这些都是遵循昼夜阴阳消长节律，根据不同证型，选择最佳用药时机，以得"天地之旺时而祛邪"因时治疗的典范。应用昼夜节律进行择时用药的原则方法主要有以下几个方面。

（一）根据病位、病性择时用药

病在四肢者，药物宜在平旦空腹服用，因为早起后人体四肢血脉运行相对流畅，有利于药力抵达病所，从而较好、较快地发挥疗效。病在腰以上者，药物宜在饭后服用，因为饭后服药可减少药液渗入大肠，利于药力升浮而尽快地接近病灶。病在腰以下者，药物宜在饭前服用，因为饭前服药药物不被饮食阻滞，有利

于药性迅速下沉作用于病处。另外，选择合理的用药时间，疾病证候的性质特点也是要充分考虑的因素。针对阳虚或阴盛证候，用温阳或散寒的方药治疗，宜在平旦之后日中之前用药，可借助自然界和人体阳气的升发之势，增强药物温阳、祛寒的功效；而针对阴虚或阳亢证候，运用滋阴抑阳的方药治疗，宜在日入至夜半之间用药，方可得自然界和人体阴气相助，滋阴抑阳效果相对较好。

（二）根据药性、功效择时服药

一般而言，阳药用于自然界和人体阳气生发之时，阴药用于自然界和人体阴气生长之际。催吐药、利水渗湿药和攻逐水饮药宜在清晨服用，因为此时服药可以借助人体阳气上升外达之机，以加强药物上达外透之力，驱邪外出。对于治水药而言，由于此时人体胃肠空虚，便于药物在体内迅速吸收和发挥功效，同时，此时人体阳气呈升发之势，有助于气化水湿，以增强药效。发汗解表药和益气升阳药宜在午前服用，因为午前为阳中之阳，此时发汗可以增强药效。对于午前发汗的原则，王好古在《此事难知》中论述得十分详细："汗无太早，非预早之早，乃早晚之早也。谓当日午以前为阳之分，当发其汗。午后阴之分也，不当发汗。故曰汗无太早，汗不厌早，是为善攻。"益气升阳药宜在午前服用，有利于阳气的升发。滋养阴血药宜在入夜空腹服用，因为亥时人体肾脏最为空虚，是滋阴的最佳时机，同时，空腹服药也有利于滋腻药物的充分吸收。

（三）六经病的最佳服药时间

张仲景在《伤寒杂病论》中明确指出了六经证候的欲解和向愈时间，分别是太阳、阳明、少阳、太阴、少阴、厥阴经脉旺盛之时，因此于此时投药能够借助经气旺盛之力驱邪外出。例如，"太阳病欲解时，从巳至未上"，从最佳服药时间的选择来看，六经病欲解时的"上"应作"前"理解。因为未时阳气渐衰，已不是太阳主时，而且服药后还需要时间吸收发挥作用，所以未时已不是太阳病的最佳服药时间。综合考虑，六经病的最佳服药时间应该是：太阴病在巳、午时；阳明病在申、酉时；少阳病在寅、卯时；太阳病在亥、子时；少阴病在子、丑时；厥阴病在丑、寅时。

四、占死生之早暮——判断疾病的预后

《素问·玉机真脏论》中说："一日一夜五分之，此所以占死生之早暮也。"认

为疾病的判断预后也与昼夜节律密切相关。中医学将五行生克乘侮规律与昼夜干支五行节律相结合，用以分析脏腑疾病起病、相持、加重、好转和向愈的发展规律，推测判断疾病的转归和预后。《素问·藏气法时论》中有详细的关于五脏疾病在一天中病情变化规律的记载，例如，"心病者，愈在戊己，戊己不愈，加于壬癸，壬癸不死，持于甲乙，起于丙丁。心病者，日中慧，夜半甚，平旦静。"这些经文所提出的根据时间来推断患者病情发展规律的观点，值得进一步总结和研究。

此外，昼夜节律也应用到了中医养生学中。顺应四时变化养生是中医养生学的重要内容，而《灵枢·顺气一日分为四时》认为"朝则为春，日中为夏，日入为秋，夜半为冬"，故一天的生活作息也应该有类似四季的规律。中医养生之道倡导人们起居有常，劳逸结合，日出而作，日落而息，以顺应昼夜时辰的阴阳消长节律变化和人体本身"生物钟"的昼夜节律。

中医学将昼夜节律应用到了中医学理、法、方、药的各个层面，结合自然界和人体内在的昼夜节律，认识人体生命功能活动，解释疾病变化规律，并用以诊断疾病和选择最佳的时机防治疾病，其中所蕴含的深刻时间医学思想值得系统总结，加以发掘和研究。